一流本科专业建设系列教材·药学专业

药物分析实验与学习指导

主　编　沈报春　俞　捷
副主编　蒋孟圆　杨婉秋　杨兴鑫　李　霁
编　委（按姓氏笔画排列）

丁林芬（昆明医科大学）　　　　　杨璨瑜（昆明医科大学）

王　皎（云南中医药大学）　　　　吴双凤（昆明医科大学）

孙孔春（昆明医科大学）　　　　　沈报春（昆明医科大学）

李　霁（昆明医科大学）　　　　　张　美（云南中医药大学）

李艳红（云南民族大学）　　　　　张海珠（大理大学）

李维熙（云南中医药大学）　　　　赵明智（昆明医科大学海源学院）

杨兴鑫（云南中医药大学）　　　　俞　捷（云南中医药大学）

杨茜媚（昆明医科大学）　　　　　黄相中（云南民族大学）

杨婉秋（昆明学院）　　　　　　　蒋孟圆（云南民族大学）

科学出版社

北　京

内 容 简 介

本书由两部分内容组成，第一部分为药物分析实验，主要参照《中华人民共和国药典》（2020 年版）标准，选择代表性药物为分析对象，并根据云南省丰富的天然产物资源，选择特色的如三七、茯苓等道地药材的质量控制方法作为实验内容；其涉及化学分析、光谱分析、色谱分析及联用技术，包括化学制剂、中药材及制剂、生物体内样品分析。第二部分为药物分析学习指导与习题集，覆盖各类常用药物需要掌握的内容，提供了单选题、多选题、配伍题、简答题及计算题，并附答案解析，帮助学生检验学习效果，掌握学习重点和难点。

本书可供药学及相关专业的本科生、专科生的实验教学使用，并可以作为全国执业药师考试、专升本等自学考试的复习资料，也可作为从事药品生产、研究和检验的有关专业人员的参考资料。

图书在版编目（CIP）数据

药物分析实验与学习指导 / 沈报春，俞捷主编. —北京：科学出版社，2022.1

一流本科专业建设系列教材·药学专业

ISBN 978-7-03-068676-3

Ⅰ. ①药… Ⅱ. ①沈… ②俞… Ⅲ. ①药物分析-实验-高等学校-教学参考资料 Ⅳ. ①R917-33

中国版本图书馆 CIP 数据核字（2021）第 075266 号

责任编辑：李　植 / 责任校对：宁辉彩
责任印制：赵　博 / 封面设计：陈　敬

科学出版社出版

北京东黄城根北街 16 号
邮政编码：100717
http://www.sciencep.com

三河市春园印刷有限公司印刷

科学出版社发行　各地新华书店经销

*

2022 年 1 月第 一 版　开本：787×1092　1/16
2025 年 1 月第五次印刷　印张：13 3/4
字数：399 000

定价：55.00 元

（如有印装质量问题，我社负责调换）

前　言

药物分析是面向药学及相关专业学生开设的一门核心课程。通过学习药物分析课程，学生可以具备新药创制和全面提高药品质量所需的独立分析问题、解决问题的能力。药物分析是一门实践性很强的课程，实验教学是教学活动的有机组成部分，是培养高素质创新人才的重要环节，其地位无可替代。实验教材作为体现实验内容、教学方法和人才培养思想的重要载体，是改革实验教学、提高实验教学质量，以及培养创新型人才的重要保证。

在云南省高等教育跨越发展的新时期，根据落实云南省委省政府关于提高本科教育人才培养质量、推动学分制改革等重点工作，以提升大学生实践能力和创新能力的培养力度为目标，以提升大学生发现问题、分析问题、解决问题的思维与能力为导向，云南省多所开设药学及相关专业的高等院校，由长期从事药物分析教学、科研的一线教师，依据多年的教学经验，联合编写了本书。本书由两部分内容组成，第一部分为药物分析实验，主要参照《中华人民共和国药典》(《中国药典》)（2020 年版）标准，选择代表性药物为分析对象，并根据云南省丰富的天然产物资源，选择道地药材如三七、茯苓等的质量控制方法作为实验内容；其涉及化学分析、光谱分析、色谱分析及联用技术，包括化学制剂、中药材及制剂、生物体内样品分析。同时，为了提高学生的专业英语水平，部分实验内容以全英文编写。第二部分为药物分析学习指导与习题集，覆盖各类常用药物，提供各章的单选题、多选题、配伍题、简答题及计算题，并附答案解析，帮助学生检验学习效果，掌握学习重点和难点。本书可供药学及相关专业的本科生、专科生的实验教学使用，并可以作为全国执业药师考试、专升本等自学考试的复习资料，也可作为从事药品生产、研究和检验的有关专业人员的参考资料。

本书获得了国家级一流本科专业建设点（药学）项目的资助，得到了各参编单位领导和教师的大力支持，在此一并致以衷心的感谢！由于编者水平有限，内容难免有不妥之处，恳请广大教师、学生和读者予以批评指正，我们将不断总结、修正和完善。

沈报春　俞　捷

2020 年 5 月

目　　录

第一部分　药物分析实验

第二部分　药物分析学习指导与习题集

答 案 解 析

第一部分 药物分析实验

第一章 药物分析实验基本知识

一、药物分析实验基本要求

1. 确保实验安全 认真学习和掌握基本实验安全守则，务必清楚各种安全设备（洗眼喷淋器、灭火器等）的位置和操作，注意防爆和防火，发现事故苗头及时报告，安全及时地处理。

2. 尊重科学，尊重数据 课前预习，理解实验原理和操作步骤，明确实验的目的和要求。

在实验过程中要细心观察实验现象，及时做好完整而准确的原始记录。

取样必须科学、真实且具有代表性，做到均匀、合理，确保药物分析实验数据和结果的准确性及可追溯性。

3. 严格遵守药品分析实验规程 虚心接受教师的指导，认真按照指导手册的实验步骤和注意事项进行操作。进行指导手册指定内容以外的实验需先与教师商讨。

防止试剂和药品的污染。取用时应仔细观察标签和取用工具上的标志，杜绝错盖瓶盖或不随手加盖的现象发生。当不慎发生试剂污染时，应及时报告指导教师。公用试剂、药品应在指定位置取用。此外，取出的试剂、药品不能再倒回原瓶。

爱护仪器，小心使用。精密仪器须经指导教师同意，并在其指导下使用，用毕登记签名。破损仪器应及时登记报损。

二、药物分析实验记录与报告

1. 原始记录 实验必须要有完整的原始记录，记录要真实、完整、清晰、具体。应使用专用记录本，不得缺页或挖补，如有缺漏页，应详细说明原因。用钢笔或中性笔书写，一般不得涂改（写错之处应立即在原数据上划上单线或双线，然后在旁边改正重写）；实验记录应使用规范的专业术语，计量单位应采用国际标准计量单位，有效数字的取舍应符合实验要求；失败的实验也应详细记录，同时分析失败原因并记录在案。

2. 实验报告 实验报告要求文字简洁，内容完整，结论明确。实验报告的主要内容一般包括样品名称、规格、数量、来源、检验目的、检验项目、标准依据、取样日期、报告日期、检验结果（应列出具体数据或检验结果）、检验结论等。原始记录、原始图谱、照片要妥善保存以备查。

三、药物分析实验中的计算与误差

（一）有效数字及其运算规则

1. 有效数字（significant figure） 实际上能测量到的数字。定义为一个数据中全部可靠数字再加一位不确定数字。[1]

（1）有效数字的位数反映了测量的准确度和分析方法的准确度，记录测量数据和分析结果时，

本书内容依据《中国药典》2020年版。

保留几位有效数字不是随意的。

（2）有效数字是所有确定数字再加一位不确定数字，一般认为不确定数字的不确定性为±1个单位。

（3）有效数字的位数直接影响到测量的准确度，决定了测量值的误差，在测量的准确度范围内，有效数字的位数越多，测量就越准确。

例如，称取试样0.5g，分析天平记录为0.5000g；台秤记录为0.5g。

2. 位数确定

（1）非0数字记入有效数字：如54、43 181、2954中的全部数字。

（2）当0是普通数字的情况记入有效数字：如30.07中的0。

（3）当0起小数点的定位作用时不记入有效数字：如0.000 005中的0不计入有效数字，而15.000 00中的0记入有效数字。

（4）改变单位不能改变有效数字位数。

（5）计算公式中的自然数，如倍数、分数等，其有效数字的位数没有限制，需要几位就算几位。

（6）pH、pM、lg$K$等对数值，有效数字位数仅取决于小数部分（尾数）的位数，如pH = 10.28（两位）。

3. 有效数字的修约规则

（1）四舍六入五成双。

举例见表1-1，下列值修约为四位有效数字。

表1-1　有效数字修约示例

修约前	修约后
0.324 74	0.3247
0.324 75	0.3248
0.324 76	0.3248
0.324 85	0.3248
0.324 851	0.3249

（2）只允许对原测量值一次修约至所需位数，不能分次修约。

（3）大量数据运算时，可先多保留一位有效数字，运算后，再修约。

（二）误差与偏差

1. 真值（x_T）　某一物理量本身具有的客观存在的真实值。真值客观存在，但真值不可通过测量得到。

2. 误差（error）

（1）绝对误差（absolute error，E）：测量值与真值之差。

$$E = x - x_T \tag{1-1}$$

绝对误差有大、小，正、负之分；单位与测量值相同。

（2）相对误差（relative error，E_r）：绝对误差占真值的百分比。

$$E_r\% = \frac{E}{x_T} \times 100\% = \frac{x - x_T}{x_T} \times 100\% \tag{1-2}$$

相对误差有大、小，正、负之分，但量纲为1。

测量绝对误差相同的情况下，测量值越大，相对误差越小；要求相对误差相同，测量值越大，允许的绝对误差越大。

3. 误差分类　根据误差产生原因及其性质的不同分为系统误差与偶然误差。

（1）系统误差：由某种确定原因造成的，特点为重复性、单向性和可消除，其大小和方向在理论上是可以测定的，所以又称可测误差，可分为以下几类。①方法误差：分析方法本身不够完善。

②仪器误差：测量仪器不够精确。③试剂误差：水、试剂不纯。④操作误差：掌握的分析方法不够正确。⑤主观误差：个人主观原因。

（2）偶然误差：又称随机误差，由某些难以控制且无法避免的非人为偶然因素引起，不可测，无法避免，只能减少、不能消除。在不存在系统误差的情况下，可增加平行测定的次数，取平均值作为分析结果，测定次数越多其平均值越接近真值。一般平行测定 4～6 次。

（3）系统误差与偶然误差的比较，详细内容见表 1-2。

表 1-2　系统误差与偶然误差的比较

项目	系统误差	偶然误差
产生原因	固定因素，有时不存在	不定因素，总是存在
分类	方法误差、仪器误差、试剂误差、操作误差、主观误差	环境的变化因素、主观的变化因素等
性质	单向性、重复性、可消除	服从概率统计规律、不能消除
影响	准确度	精密度
消除或减小的方法	校正	增加测定次数，以平均值作为分析结果

4. 偏差（deviation）　设对一分析对象进行 n 次平行测定，个别测定值分别为 x_1、x_2、x_3、$\cdots$、x_n，这组数据的算术平均值为

$$\bar{x} = \frac{x_1 + x_2 + x_3 + \cdots + x_n}{n} = \frac{1}{n}\sum_{i=1}^{n} x_i \tag{1-3}$$

n 次测定得到 n 个偏差，偏差为测量值与算术平均值之差，有大小、正负之分。

标准偏差用 s 表示。

$$s = \sqrt{\frac{\sum_{i=1}^{n}(x_i - \bar{x})^2}{n-1}} \tag{1-4}$$

相对标准偏差用 RSD 表示。

$$RSD = \frac{s}{\bar{x}} \times 1000‰ \tag{1-5}$$

5. 准确度（accuracy）**与精密度**（precision）　准确度：测定结果与真值接近的程度，用误差衡量。准确度取决于测量中系统误差的大小。精密度：平行测定结果相互接近的程度，用偏差衡量。精密度取决于测量中偶然误差的大小。准确度高，精密度高，结果可靠。准确度低，精密度高，结果不可靠。准确度低，精密度低，结果不可靠。表观准确度高，精密度低，结果不可靠。

（三）提高分析结果准确度的方法

1. 选择合适的分析方法　化学分析法准确度高，灵敏度低，适合高含量组分的测定；仪器分析法灵敏度高，准确度低，适合低含量组分的测定。当组分含量不同时，应当选择合适的分析方法，详细项目见表 1-3。

表 1-3　不同组分含量对应的分析方法

分析方法	组分相对含量（%）
常量组分分析（major）	>1
微量组分分析（micro）	0.01～1
痕量组分分析（trace）	0.0001～0.01
超痕量组分分析（ultratrace）	≤0.0001

2. 减小测量误差

（1）合理地控制被测量值的大小，可减小测量误差。

（2）各测量值的误差应与分析方法的误差相适应。

3. 消除系统误差

（1）系统误差的检验

1）对照试验：与标准试样对照或是与标准方法对照。

2）加标回收试验，要求常量回收率>99%；微量回收率为90%～110%。

$$R = \frac{B - x}{A} \qquad （1\text{-}6）$$

式中，R 为回收率；x 为加入量；B 为测得量；A 为本底。

（2）消除系统误差：可通过进行空白试验、校正仪器及校正分析结果的方法消除系统误差。

4. 减小随机误差 可增加平行测定的次数，减小随机误差。

一般分析可平行测定 3～4 次；精密分析可平行测定 5～9 次；要求更高可平行测定 10～12 次。

（俞　捷）

第二章 验证性实验

实验一 苯巴比妥的鉴别

一、目 的 要 求

1. 掌握丙二酰脲类药物的鉴别原理。
2. 熟悉苯巴比妥鉴别的基本操作。

二、实 验 原 理

苯巴比妥（phenobarbital，结构见图 2-1），化学名为 5-乙基-5-苯基-2，4，6（1H，3H，5H）-嘧啶三酮；分子式为 $C_{12}H_{12}N_2O_3$，分子量为 232.24。本品为白色有光泽的结晶性粉末；无臭，味微苦。本品饱和水溶液呈酸性反应，在乙醇或乙醚中溶解，在氯仿中略溶，在水中极微溶解，在氢氧化钠或碳酸溶液中溶解。本品熔点为 174.5～178℃。苯巴比妥为长效巴比妥类药物，具有镇静、催眠、抗惊厥等作用。

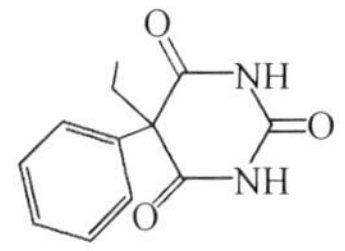

图 2-1　苯巴比妥

1. 与硫酸-亚硝酸钠的反应　苯巴比妥与硫酸和亚硝酸钠反应显橙黄色。本反应的原理可能为苯环上的亚硝基化反应，确切的机制尚不明了。本法对巴比妥不显色，因此本实验可用于区别苯巴比妥与巴比妥和其他不含芳环取代基的巴比妥类药物。

2. 与甲醛-硫酸反应　苯巴比妥与甲醛-硫酸反应，生成玫瑰红色产物。巴比妥和其他无芳环取代基的巴比妥类药物无此反应，可供区别。

3. 本品显丙二酰脲类的鉴别反应

（1）苯巴比妥的环状丙二酰脲结构由酮式转变为烯醇式而呈酸性，在碳酸钠溶液中生成钠盐而溶解。滴加硝酸银时，先生成可溶性的一银盐，继续滴加硝酸银溶液，过量的银离子与药物形成难溶的二银盐。

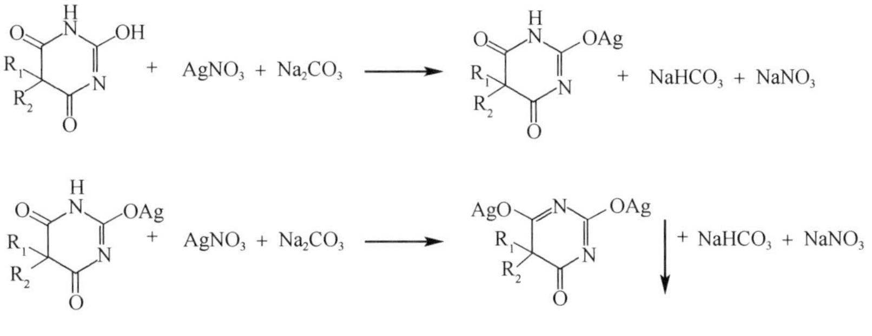

（2）巴比妥类药物在吡啶溶液中生成烯醇式异构体，可与吡啶试剂反应形成稳定的配位化合物，产生类似双缩脲的呈色反应。

在此反应中，巴比妥类药物呈紫堇色或产生紫色沉淀，含硫巴比妥药物呈绿色。因此该反应可用于鉴别巴比妥类药物，也可以用来区别巴比妥类药物和硫代巴比妥类药物。

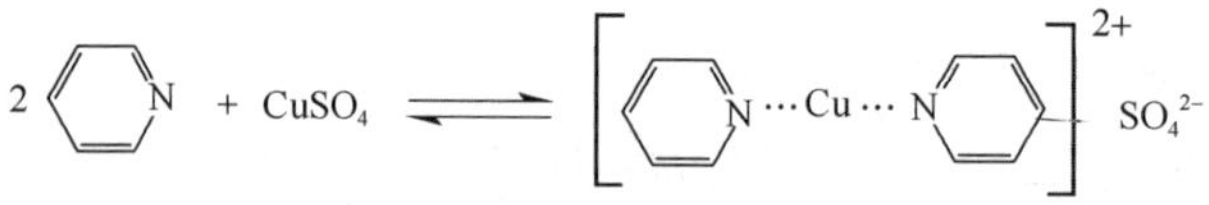

铜吡啶试剂

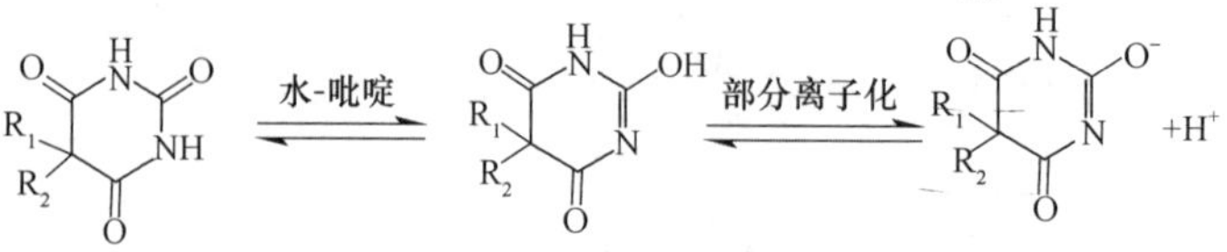

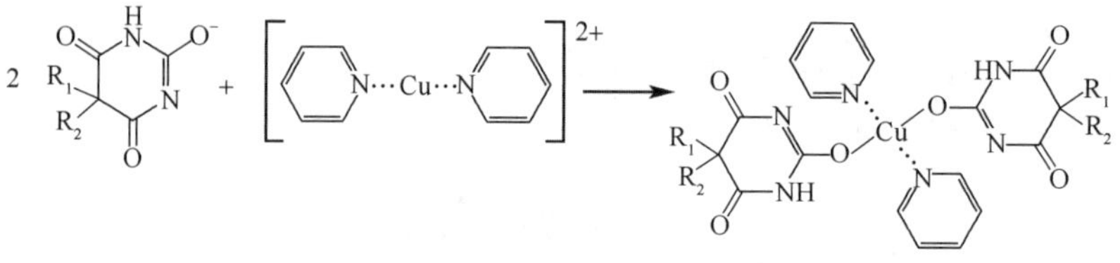

三、仪器、试剂及试样

仪器：分析天平；烧杯；试管；玻棒；容量瓶；量筒；滴管；水浴锅；温度计；试管夹；试管架；漏斗；滤纸；石棉网；蒸发皿等。

试剂：亚硝酸钠；一水合碳酸钠或无水碳酸钠；甲醛；硝酸银；吡啶；硫酸铜；硫酸；蒸馏水等。

试样：苯巴比妥等。

四、实验方法

1. 溶液配制

（1）甲醛试液的配制：精密量取甲醛适量，加蒸馏水制成每 1ml 中含甲醛 0.1mg 的溶液。

（2）碳酸钠试液的配制：取一水合碳酸钠 12.5g 或无水碳酸钠 10.5g，加蒸馏水使溶解成 100ml，即得。

（3）硝酸银试液的配制：取硝酸银 17.5g，加蒸馏水适量使溶解成 1000ml，摇匀即得。

（4）铜吡啶试液的配制：取硫酸铜 4g，加蒸馏水 90ml 溶解后，加吡啶 30ml，即得。本液应临用新制。

（5）吡啶溶液（1→10）的配制：取吡啶 10ml 溶解到 100ml 蒸馏水中。

2. 鉴别实验

（1）与硫酸-亚硝酸钠的反应：取苯巴比妥约 10mg 置试管中，加硫酸 2 滴与亚硝酸钠约 5mg，混匀，观察并记录实验现象。

（2）与甲醛-硫酸反应：取苯巴比妥约 50mg，置试管中，加甲醛试液 1ml，加热煮沸，冷却，沿管壁缓缓加硫酸 0.5ml，使成两液层，置水浴中加热，观察并记录实验现象。

（3）银盐反应：取苯巴比妥约 0.1g，加碳酸钠试液 1ml 与蒸馏水 10ml，振摇 2min，滤过，滤液中逐滴加入硝酸银试液，即生成白色沉淀，振摇，沉淀即溶解；继续滴加过量的硝酸银试液，观察并记录实验现象。

（4）铜盐反应：取苯巴比妥约 50mg，加吡啶溶液（1→10）5ml，溶解后，加铜吡啶试液 1ml，观察并记录实验现象。

五、结果与讨论

1. 苯巴比妥与含硫巴比妥类药物的区别是什么？
2. 苯巴比妥与不含苯环取代的巴比妥类药物的区别是什么？

3. 苯巴比妥与银盐和铜盐的反应机制是什么?

六、思　考　题

1. 《中华人民共和国药典》(以下简称《中国药典》)中的水浴是指多少度?
2. 铜吡啶试液为什么需要临用新制?
3. 区别苯巴比妥和硫喷妥钠可采用什么方法?

(蒋孟圆)

实验二　硫酸链霉素的鉴别

一、目 的 要 求

1. 掌握硫酸链霉素的鉴别方法和原理。
2. 熟悉硫酸链霉素的化学分子结构。
3. 了解硫酸链霉素的其他鉴别方法。

二、实 验 原 理

链霉素(streptomycin)是由一分子链霉胍和一分子链霉双糖胺结合而成的碱性苷。其中链霉双糖胺由链霉糖与 N-甲基-L-葡萄糖胺组成。链霉胍与链霉双糖胺相连的苷键结合较弱,而链霉糖与 N-甲基-L-葡萄糖胺的苷键结合相对较牢。链霉素易溶于水,不溶于大多数有机溶剂,在强酸、强碱条件下不稳定。链霉素能与酸形成盐,临床上多用其硫酸盐。

链霉素的鉴别反应有三种,分别是坂口(Sakaguchi)反应、麦芽酚(Matol)反应和 N-甲基葡萄糖胺反应。

1. 坂口反应　链霉素水溶液中加入氢氧化钠试液,可使链霉素水解生成链霉胍。链霉胍和 8-羟基喹啉(或 α-萘酚)分别同次溴酸钠反应,其各自产物再相互作用生成橙红色化合物。

2. 麦芽酚反应　麦芽酚反应是鉴别链霉素的特征反应。链霉素在碱性溶液中,2 个苷键水解断键,其中生成的链霉糖经分子重排,扩环形成六元环的麦芽酚。麦芽酚可在微酸性条件下与高价铁离子形成紫红色配位化合物。

3. N-甲基葡萄糖胺反应　链霉素经水解产生的 N-甲基葡萄糖胺,在碱性溶液中与乙酰丙酮缩合成吡咯衍生物,再与对二甲氨基苯甲醛的酸性醇溶液(Ehrlich 试剂)反应,生产樱桃红色的缩合物。

硫酸链霉素是《中国药典》收载的氨基糖苷类抗生素,除了鉴别链霉素外,还应进行硫酸盐的鉴别试验。

（1）与氯化钡反应：本品溶液与氯化钡试液反应生成硫酸钡的白色沉淀；沉淀在盐酸或硝酸中均不溶解。

（2）与乙酸铅反应：本品溶液与乙酸铅试液反应生成乙酸铅的白色沉淀；沉淀在乙酸铵试液或氢氧化钠试液中溶解。

$$Pb^{2+}+SO_4^{2-} \longrightarrow PbSO_4 \downarrow （白色）$$

$$PbSO_4+4HO^- \longrightarrow SO_4^{2-}+PbO_2^{2-}+2H_2O$$

$$或\ PbSO_4+2CH_3COO^- \rightleftharpoons SO_4^{2-}+(CH_3COO)_2Pb$$

（3）与盐酸反应：本品溶液与盐酸不生成白色沉淀，从而与硫代硫酸盐区别。

三、仪器、试剂及试样

仪器：分析天平；烧杯；量筒；水浴锅；滴管；移液管；离心机；1.5ml 离心管等。

试剂：氢氧化钠；氯化钡；硫酸铁铵；0.5mol/L 硫酸；盐酸；蒸馏水等。

试样：硫酸链霉素等。

四、实 验 方 法

1. 试剂的配制

（1）氢氧化钠试液：取氢氧化钠 4.3g，加蒸馏水溶解成 100ml，即得。

（2）氯化钡试液：取氯化钡的细粉 5g，加蒸馏水使溶解成 100ml，即得。

（3）硫酸铁铵溶液：取硫酸铁铵 0.1g，加 5ml 0.5mol/L 硫酸溶液使其溶解，即得。

2. 麦芽酚反应 取本品约 20mg，加蒸馏水 5ml 溶解后，加氢氧化钠试液 0.3ml，水浴加热 5min，加硫酸铁铵溶液 0.5ml，观察并记录实验现象。

3. 硫酸盐的鉴别试验 取本品约 10mg 于 1.5ml 离心管中，加蒸馏水 1ml 溶解后，滴加氯化钡试液，即生成白色沉淀；使用离心机分离出沉淀物，沉淀物在盐酸或硝酸中均不溶解。

五、结果与讨论

根据试验现象，判断药物是否是标签上所标示的药物。

六、思 考 题

1. 硫酸盐的鉴别反应有哪些？

2. 链霉素的鉴别方法有哪几种？试简单阐述各方法的鉴别原理。

3. 药物的一般鉴别试验和专属鉴别试验有何异同点？

（李艳红）

实验三　药物的红外光谱鉴别

一、目 的 要 求

1. 掌握红外光谱法鉴别阿司匹林原料药的原理和方法。

2. 熟悉红外光谱仪的构造和使用。

3. 了解红外光谱仪在药物分析中的应用。

二、实 验 原 理

红外线（或红外辐射）是指波长为 0.76～1000μm 的电磁辐射。通常习惯上将红外线划分为近红外区（波长为 0.76～2.5μm，波数为 13 158～4000cm^{-1}）、中红外区（波长为 2.5～25μm，波数为 4000～400cm^{-1}）和远红外区（波长为 25～1000μm，波数为 400～10cm^{-1}），其中中红外区是研究分子振动能级跃迁最多、应用最广的区域。

红外吸收光谱法是以连续波长的红外线为光源照射样品引起分子振动能级之间的跃迁而产生红外吸收光谱，根据化合物的红外吸收光谱进行定性、定量及结构分析的方法。不同的化学键或官能团，其振动能级从基态跃迁到激发态所需的能量不同，因此吸收不同的红外线，将在不同波长处出现吸收峰，从而形成红外吸收光谱。

红外吸收光谱法具有专属性强、应用范围广（适用于固体、液体、气体样品）的特点，除光学异构体及长链烷烃同系物外，几乎没有两种化合物有完全相同的红外吸收光谱，因此红外吸收光谱法是鉴别药物的重要方法之一，主要用于组分单一、结构明确的原料药的鉴别。红外吸收光谱的纵坐标多用百分透光率（$T\%$），横坐标用波数（σ，单位 cm^{-1}）或波长（λ，单位 μm）表示。

《药品红外光谱集》收载的光谱图，在分辨率为 2cm^{-1} 条件下绘制，基线一般控制在 90% 透光率以上，供试品取用量一般控制在使其最强吸收峰在 10% 透光率以下。鉴别时，应按《药品红外光谱集》各卷中收载的各光谱图所规定的方法制备样品，再与相应的标准图谱比较，应一致。

三、仪器及试样

仪器：傅里叶变换红外光谱仪；压片机；压膜；红外灯；玛瑙研钵；药匙；干燥器；电吹风；聚苯乙烯薄膜等。

试样：阿司匹林原料药；光谱纯溴化钾等。

四、实 验 方 法

1. 实验前准备　将所有的压膜擦拭干净，用电吹风吹干后在红外灯下烘烤。

2. 仪器的校正　用聚苯乙烯薄膜（厚度约为 0.04mm）校正仪器，绘制其光谱图，用 3027cm^{-1}、2851cm^{-1}、1601cm^{-1}、1028cm^{-1}、907cm^{-1} 处的吸收峰对仪器的波数进行校正，傅里叶变换红外光谱仪在 3000cm^{-1} 附近的波数误差应不大于 ±5cm^{-1}，在 1000cm^{-1} 附近的波数误差应不大于 ±1cm^{-1}。用聚苯乙烯薄膜校正时，仪器的分辨率要求在 3110～2850cm^{-1} 范围内应能清晰地分辨出 7 个峰，峰 2851cm^{-1} 与谷 2870cm^{-1} 之间的分辨深度不小于 18% 透光率，峰 1583cm^{-1} 与谷 1589cm^{-1} 之间的分辨深度不小于 12% 透光率。仪器的标称分辨率，除另有规定外，应不低于 2cm^{-1}。

3. 试样的制备 取供试品约 1mg，置玛瑙研钵中，加入干燥的光谱纯溴化钾约 200mg，充分研磨混匀，直至粉末颗粒足够小。移置于直径为 13mm 的压模中，使铺布均匀，抽真空约 2min 后，加压至 0.8～1GPa，保持 2～5min，除去真空，取出制成的供试片，目视检查应均匀透明，无明显颗粒。同法压制空白溴化钾片。

4. 背景采集 用空白溴化钾片录制光谱图，基线应大于 75%透光率；除在 3440cm^{-1} 和 1630cm^{-1} 附近因残留和附着水而呈现一定的吸收峰外，其他区域不应出现大于基线 3%透过率的吸收谱带。

5. 试样光谱图采集 在采集背景之后将供试片置于仪器的样品光路中，并扣除用同法制成的空白溴化钾片的背景，录制光谱图。

五、结果与讨论

所采集试样的红外吸收光谱图应与对照图谱（《药品红外光谱集》2015 版，5 图）一致。

六、思 考 题

1. 如果没有把水分完全除去，在测定固体的红外光谱图时对实验结果有什么影响？
2. 为什么可以用溴化钾作为基质？
3. 若盐酸盐样品与溴化钾之间发生离子交换，制片时应采用何种物质作为基质？

注：采用固体制样技术时，最常碰到的问题是多晶现象，固体样品的晶型不同，其红外光谱也会产生差异。当供试品的实测光谱与《药品红外光谱集》所收载的标准光谱不一致时，在排除各种可能影响光谱的外在或人为因素后，应按该药品光谱图中备注的方法或各品种项下规定的方法进行预处理，再绘制光谱，比对。如未规定该品种供药用的晶型或预处理方法，则可使用对照品，并采用适当的溶剂对供试品与对照品在相同的条件下同时进行重结晶，然后依法绘制光谱，比对。如已规定特定的药用晶型，则应采用相应晶型的对照品依法比对。

（杨璨瑜）

实验四　中药制剂的定性鉴别
一、目 的 要 求

1. 掌握薄层色谱（TLC）的鉴别方法。
2. 熟悉中药制剂的常规定性分析方法及相关实验操作。

二、实 验 原 理

牛黄解毒片是我国传统的复方制剂，处方始载于明《证治准绳·幼科》，原名为牛黄解毒丸。《中国药典》中处方为人工牛黄 5g，雄黄 50g，石膏 200g，冰片 25g，桔梗 100g，大黄 200g，黄芩 150g，甘草 50g，具有清热解毒的功效，用于火热内盛、咽喉肿痛、牙龈肿痛、口舌生疮、目赤肿痛。

原处方中牛黄稀少难得，资源匮乏且价格昂贵，难以满足临床需求。1972 年起，国家药品监督管理部门陆续批准了 3 种牛黄代用品，即人工牛黄、培植牛黄和体外培育牛黄。人工牛黄是由牛胆粉、胆酸、猪去氧胆酸、牛磺酸、胆红素、胆固醇和微量元素等加工而成。体外培育牛黄是以牛科动物牛的新鲜胆汁为母液，加入去氧胆酸、胆酸、复合胆红素钙等制成。培植牛黄是利用活牛体，以外科手术的方法在牛的胆囊内插入致黄因子，使之生成牛黄。《中国药典》分析人工牛黄中是否含有胆酸，就是以胆酸为对照品，展开、取出、晾干、喷洒显色剂、加热显色、置紫外灯（365nm）下检视，在与对照品色谱相应的位置上，样品显相同颜色的荧光。

本实验通过显微鉴别法、化学定性鉴别法和薄层色谱鉴别法对牛黄解毒片中的各味组成药材进行鉴别。

三、仪器、试剂及试样

仪器：紫外灯；显微镜；载玻片；盖玻片；吸水纸；过滤装置；硅胶 G 薄层板；烘箱等。

试剂：乙醇溶液；三氯甲烷；正己烷；乙酸乙酯；甲醇；乙酸；水合氯醛试液；稀甘油；镁粉；盐酸；30%过氧化氢溶液；新制的 1%香草醛硫酸溶液；10%硫酸乙醇溶液等。

试样：牛黄解毒片；胆酸对照品。

四、实 验 方 法

1. 牛黄解毒片的显微鉴别　取牛黄解毒片片心，研成粉末，取少许置载玻片上，滴加适量水合氯醛试液，透化后加稀甘油 1 滴，盖上盖玻片，用吸水纸吸干周围透出液，置显微镜下观察。

（1）草酸钙簇晶大，直径为 60～140μm。

（2）不规则碎块呈金黄色或橙黄色，有光泽。

2. 牛黄解毒片的化学定性鉴别

（1）取牛黄解毒片片心 1 片，研细，进行微量升华，所得的白色升华物，加新制的 1%香草醛硫酸溶液 1～2 滴，液滴边缘渐显玫瑰红色。

（2）取牛黄解毒片片心 6 片，研细，加乙醇溶液 10ml，温热 10min，滤过，取滤液 5ml，加少量镁粉与盐酸 0.5ml，加热，即显红色，再加 30%过氧化氢溶液，红色不消失，加酸使成酸性时，则红色变黄色。

3. 牛黄解毒片的薄层色谱鉴别

（1）供试品溶液的制备：取牛黄解毒片片心 2 片，粉碎，加三氯甲烷 10ml 研磨，滤过，滤液蒸干，残渣加乙醇 0.5ml 使溶解，作为供试品溶液。

（2）对照品溶液的制备：取胆酸对照品，加乙醇制成每 1ml 含 1mg 的溶液，作为对照品溶液。

（3）点样与展开：吸取上述 2 种溶液，分别点于同一硅胶 G 薄层板上，以正己烷-乙酸乙酯-甲醇-乙酸（20∶25∶3∶2）作为展开剂，展开，取出，晾干，喷 10%硫酸乙醇溶液显色后，于 105℃烘约 10min。置紫外灯（365nm）下检视，供试品色谱与对照品色谱在相应的位置上，显相同的荧光斑点。

五、结果与讨论

以上鉴别方法，分别是鉴别牛黄解毒片中哪种中药材？

六、思 考 题

1. 牛黄解毒片的显微鉴别中，所观察到的显微特征，分别代表哪种中药材？
2. 牛黄解毒片的 2 种化学定性鉴别，其原理分别是什么？

（王 皎）

实验五　药物的杂质检查
一、目 的 要 求

1. 掌握药物杂质检查的原理、方法及杂质限量的计算方法。
2. 熟悉标准溶液的制备方法和杂质检查的操作及应严格遵循的原则。
3. 了解药物杂质检查的目的、意义及药物中杂质的来源、分类的概念。

二、实 验 原 理

在药物的生产和储藏过程中，常常会将一些药物自身之外的其他物质引入药物中，而使药物的纯度受到影响。《中国药典》将影响药品纯度的物质均称为杂质。药物中的杂质无治疗作用，会影响药物的稳定性和疗效，甚至损害人们的健康，因此，必须对药物中的杂质进行研究、检查和限度控制，以保证药品质量和临床用药安全有效。

本实验对酸碱度、澄清度、碘化物、硫酸盐、钡盐、钙盐、重金属和砷盐等杂质进行检查，以上属于药物的一般杂质检查，各项检查的实验原理如下所示。

1. 酸碱度的检查　检查药物中的酸碱性杂质的存在情况。在一定指示液下，用酸或碱与供试品溶液中的碱性或酸性杂质反应，以消耗酸或碱的量作为限度指标。

2. 溶液澄清度的检查　检查药物溶液中的微量不溶性杂质的存在情况。

3. 碘化物的检查　药物中微量的碘化物与淀粉混合液中的亚硝酸钠试液，在酸性条件下反应，生成碘单质，遇淀粉指示剂显蓝色，根据是否产生蓝色痕迹，来判断供试品中碘化物是否符合限量规定。

$$2NaNO_2+4I^-+4H^+\longrightarrow 2NO+I_2+2NaI+2H_2O$$

4. 硫酸盐的检查（对照法）　药物中微量硫酸盐在稀盐酸酸性条件下与氯化钡反应，生成硫酸钡微粒，溶液显白色浑浊，与一定量标准硫酸钾溶液在相同条件下生成的浑浊程度进行比浊，判定供试品中硫酸盐是否符合限量规定。

$$SO_4^{2-}+BaCl_2\xrightarrow{HCl}BaSO_4\downarrow（白色）+2Cl^-$$

5. 钡盐的检查　药物中的微量钡盐与稀硫酸溶液反应，生成硫酸钡微粒，溶液显白色浑浊，与标准钡盐在相同条件下产生的浑浊度进行比较，以判断供试品中钡盐是否符合限量规定。

$$Ba^{2+}+SO_4^{2-}\longrightarrow BaSO_4\downarrow（白色）$$

6. 钙盐的检查　药物中微量钙盐在氨试液中与草酸铵试液反应，生成草酸钙微粒，观察 5min 内是否产生浑浊，以判断供试品中钙盐是否符合限量规定。

$$Ca^{2+}+C_2O_4^{2-}\longrightarrow CaC_2O_4\downarrow（白色）$$

7. 重金属的检查（硫代乙酰胺法）　以铅为代表。硫代乙酰胺在弱酸性溶液（pH 3.5 乙酸盐缓冲液）中水解，产生硫化氢，与微量重金属离子作用，生成黄色到棕黑色的硫化物混悬液，与一定量标准铅溶液经同法处理后所呈颜色比较，判定供试品中重金属是否符合限量规定。

$$CH_3CSNH_2+H_2O\xrightarrow{pH\,3.5}CH_3CONH_2+H_2S\uparrow$$
$$Pb^{2+}+H_2S\longrightarrow PbS\downarrow（黄\rightarrow棕黑）+2H^+$$

8. 砷盐的检查（古蔡氏法）　金属锌与酸作用产生新生态的氢，与药物中的微量砷盐反应生成具挥发性的砷化氢气体。砷化氢气体遇溴化汞试纸，产生黄色到棕色的砷斑，与一定量标准砷溶液所生成的标准砷斑比较，可判断供试品中砷盐是否符合限量规定。

$$As^{3+}+3Zn+3H^+\longrightarrow 3Zn^{2+}+AsH_3\uparrow$$
$$AsO_3^{3-}+3Zn+9H^+\longrightarrow 3Zn^{2+}+3H_2O+AsH_3\uparrow$$
$$AsH_3+3HgBr_2\longrightarrow 3HBr+As（HgBr）_3（黄色）$$
$$2As（HgBr）_3+AsH_3\longrightarrow 3AsH（HgBr）_2（棕色）$$
$$As（HgBr）_3+AsH_3\longrightarrow 3HBr+As_2Hg_3（黑色）$$

三、仪器、试剂及试样

仪器：分析天平；药用天平；药匙；称量纸；称量瓶；纳氏比色管；比色管架；刻度吸管；容量瓶；烧杯；量筒；洗瓶；滤纸；研钵；瓷蒸发皿；滴管；试管；古蔡氏法仪器；细玻棒等。

试剂：硫酸钾；硝酸铅；三氧化二砷；溴麝香草酚蓝指示剂；可溶性淀粉；亚硝酸钠试液；0.02mol/L 盐酸溶液；硝酸；稀硫酸；25%氯化钡溶液；氨试液；草酸铵试液；冰醋酸；硫代乙酰胺试液；溴化汞试纸；碘化钾试液；乙酸铅棉花；酸性氯化亚锡试液；锌粒；去离子水；20%氢氧化钠溶液；0.02mol/L 氢氧化钠溶液；0.025mol/L 硫酸溶液；稀盐酸；乙酸盐缓冲液（pH 3.5）等。

试样：氯化钠。

四、实 验 方 法

（一）标准溶液的配制

1. 标准硫酸钾溶液的制备 准确称取 0.181g 硫酸钾，置 1000ml 容量瓶中，加少量去离子水溶解并稀释至刻度，摇匀即得，每 1ml 相当于 100μg 的 SO_4^{2-}。

2. 标准铅溶液的制备 准确称取 0.160g 硝酸铅，置 1000ml 容量瓶中，加硝酸 5ml 和去离子水 50ml 溶解后，用去离子水稀释至刻度，摇匀后作储备液。临用前，精密量取储备液 10ml，置 100ml 容量瓶中，加去离子水稀释至刻度，摇匀即得，每 1ml 相当于 10μg 的 Pb^{2+}。

3. 标准砷溶液的制备 准确称取 0.132g 三氧化二砷，置 1000ml 容量瓶中，加 5ml 20%氢氧化钠溶液溶解后，用适量的稀硫酸中和后再加 10ml 稀硫酸，用去离子水稀释至刻度，摇匀后作储备液。临用前，精密量取储备液 1ml，置 100ml 容量瓶中，加稀硫酸 1ml，用去离子水稀释至刻度，摇匀即得，每 1ml 相当于 1μg 的 As^{3+}。

（二）氯化钠的杂质检查

1. 酸碱度 取试样 5.0g，加新沸并放冷至室温的去离子水 50ml 溶解后，加溴麝香草酚蓝指示剂 2 滴。

（1）如显黄色，加 0.02mol/L 氢氧化钠溶液 0.1ml，应变为蓝色。

（2）如显蓝色或绿色，加 0.02mol/L 盐酸溶液 0.2ml，应变为黄色。

2. 溶液的澄清度（目视法） 取试样 5.0g，加入 25ml 去离子水溶解后，溶液应澄清。

3. 碘化物 淀粉混合液配制：取可溶性淀粉 0.25g，加去离子水 2ml 搅匀，再加沸水至 25ml，并搅拌，放冷后加 0.025mol/L 硫酸溶液 2ml，亚硝酸钠试液 3 滴及去离子水 25ml，混匀即得。

取试样的细粉 5.0g，置瓷蒸发皿中，滴加新配制的淀粉混合液适量使之湿润，置日光下（或日光灯下）观察，5min 内晶粒不得显蓝色。

4. 硫酸盐 取试样 5.0g，加去离子水溶解至大约 40ml，置 50ml 纳氏比色管中，加稀盐酸 2ml，摇匀即得供试溶液。另取标准硫酸钾溶液 1.0ml 置 50ml 纳氏比色管中，加 39ml 去离子水，加稀盐酸 2ml 摇匀即得对照溶液。于供试溶液和对照溶液中分别加入 25%氯化钡溶液 5ml，用去离子水稀释至 50ml，充分摇匀后放置 10min，同置于黑色背景上，从比色管上方往下观察，比较，供试管不得更浓（0.002%）。

5. 钡盐 取试样 4.0g，加去离子水 20ml，溶解后滤过，将滤液分为 2 等份，一份中加稀硫酸 2ml，另一份中加去离子水 2ml，静置 15min，两液应同样澄清。

6. 钙盐 取试样 2.0g，加去离子水 10ml 溶解后加氨试液 1ml，摇匀，加草酸铵试液 1ml，5min 内不得产生浑浊。

7. 重金属 取试样 5.0g，加去离子水 20ml 后，置 25ml 纳氏比色管中，加乙酸盐缓冲液（pH 3.5）2ml，与去离子水适量使成 25ml，加硫代乙酰胺试液 2ml，摇匀，放置 2min，置白纸上，自上向下观察，如显色，立即与由 1.0ml 标准铅溶液用同一方法制成的对照液比较，不得更深（0.0002%）。

8. 砷盐 古蔡氏法仪器装置如图 2-2 所示：A 是 100ml 磨口锥形瓶；B 是中空的磨口塞，上连导气管 C（外径 8.0mm，内径 6.0mm），长约 180mm；D 是具孔的有机玻璃旋塞，上部为圆形平面，中央有一圆孔，孔径

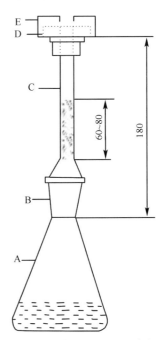

图 2-2 古蔡氏法仪器装置图（单位：mm）

与 C 的内径相同，下部孔径与 C 的外径相适应，将 C 的顶端导入旋塞下部孔内，并使管壁与旋塞圆孔相吻合，黏合固定；E 是中央具有圆孔（$\Phi6.0$mm）的有机玻璃旋塞，与 D 相吻合。测定时，取乙酸铅棉花适量（60～100mg）撕成疏松状，每次少量，用细玻棒均匀地装入导气管 C 中，松紧要适度，装管高度 60～80mm。夹取溴化汞试纸 1 片（其大小以覆盖 D 端口径而不露出平面外为宜），置旋塞 D 顶端平面上，盖住孔径，盖上旋塞 E 并旋紧。

标准砷斑的制备：精密量取标准砷溶液 2ml，置 A 瓶中，加盐酸 5ml，去离子水 21ml，碘化钾试液 5ml 及酸性氯化亚锡试液 5 滴，室温放置 10min 后，加锌粒 2g，立即将按上法装妥的导气管 C 密塞于 A 瓶上，并将 A 瓶置 25～40℃水浴中，反应 45min，取出溴化汞试纸，即得。

检查时，取试样 5.0g，置 A 瓶中，加去离子水 23ml 溶解后，加稀盐酸 5ml，按照标准砷斑的制备，从"加碘化钾试液 5ml"起，依上法操作，将生成的砷斑与标准砷斑比较，不得更深（0.000 04%）。

（三）说明

1. 药物的杂质检查必须严格遵守平行原则，即样品与标准品必须在同样条件下进行反应和比较。

2. 杂质限量是指药物中杂质的最大允许量。其计算公式为

$$\text{杂质限量} = \frac{\text{杂质最大允许量}}{\text{供试品量}} \times 100\% \tag{2-1}$$

3. 药物的杂质检查一般是限量检查，合格者只说明所含杂质量在药品质量标准允许范围内，并不指药品中不含该项杂质。

4. 药物的杂质检查，只有合格或不合格的区别。

五、结果与讨论

根据实验现象，按照《中国药典》规定，判定试样氯化钠各项检查是否合格。

六、思 考 题

1. 杂质检查的意义是什么？

2. 药物中杂质的主要来源有哪些？什么是一般杂质？什么是特殊杂质？

3. 药物杂质检查应严格遵循什么原则？为什么？

4. 计算氯化钠中硫酸盐、重金属和砷盐的限量。

5. 取某药物 0.5g 进行重金属检查，《中国药典》规定其限量为 10mg/kg，应取多少毫升标准铅溶液（10μg/ml）？

6. 《中国药典》规定某一药物砷盐限量为 4mg/kg，取标准砷溶液（1μg/ml）2ml 作对照，应取供试品多少克？

（吴双凤）

实验六 脆碎度和重量差异检查

一、目 的 要 求

1. 掌握脆碎度和重量差异检查的意义、检查方法及结果判定方法。

2. 了解脆碎度测定仪的工作原理。

二、实 验 原 理

1. 片剂脆碎度检查法 脆碎度是指片剂经过振荡、碰撞而引起的破碎程度。脆碎度反映片剂

抗磨损的能力，是片剂质量标准检查的重要项目。

脆碎度常用脆碎度测定仪进行检查。仪器装置内径约为286mm，深度约为39mm，内壁抛光，一边为可打开的透明耐磨塑料圆筒。筒内有一自中心轴套向外壁延伸的弧形隔片（内径为80mm±1mm，内弧表面与轴套外壁相切），使圆筒转动时，片剂产生滚动（图2-3）。圆筒固定于同轴的水平转轴上，转轴与电动机相连，转速为每分钟25转±1转。每转动一圈，片剂滚动或滑动至筒壁或其他片剂上。

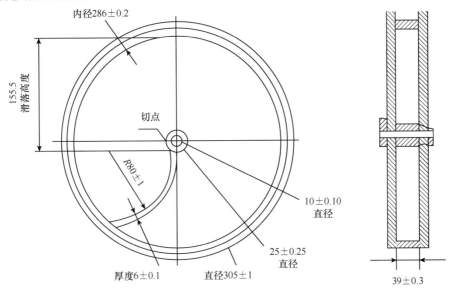

图2-3 片剂脆碎度检查仪（单位：mm）

片重为0.65g或以下者取若干片，使其总重约为6.5g；片重大于0.65g者取10片。用吹风机吹去片剂脱落的粉末，精密称重，置圆筒中，转动100次。取出，同法除去粉末，精密称重，减失重量不得过1%，且不得检出断裂、龟裂及粉碎的片剂。本实验一般仅作1次。如减失重量超过1%时，应复测2次，3次的平均减失重量不得过1%，且不得检出断裂、龟裂及粉碎的片。

如供试品的形状或大小使片剂在圆筒中形成不规则滚动时，可调节圆筒的底座，使与桌面成约10°的角，实验时片剂不再聚集，能顺利下落。若供试品的形状或大小使片剂在圆筒中形成严重不规则滚动或特殊工艺生产的片剂，不适于本法检查，可不进行脆碎度检查。

对易吸水的制剂，操作时应注意防止吸湿（通常控制相对湿度小于40%）。

2. 重量差异 片剂的重量差异是指每片的重量与标示片重相比，无标示片重的，与平均片重相比。

在片剂生产中，颗粒的均匀度和流动性，以及工艺、设备和管理等原因，都会引起片剂重量差异。本项检查的目的在于控制各片重量的一致性，保证用药剂量的准确。

每片重量与平均片重比较（凡无含量测定的片剂或有标示片重的中药片剂，每片重量应与标示片重比较），按表2-1的规定，超出重量差异限度的不得多于2片，并不得有1片超出限度1倍。

表2-1 《中国药典》片剂的重量差异检查

平均片重或标示片重	重量差异限度
0.30g以下	±7.5%
0.30g及0.30g以上	±5%

三、仪器、试剂及试样

仪器：脆碎度测定仪；分析天平；称量瓶；镊子；吹风机等。
试剂：乙醇（分析纯）。
试样：酚氨咖敏片。

四、实 验 方 法

1. 脆碎度检查法
（1）本实验酚氨咖敏片每片片重 0.4g，取 17 片，用吹风机吹去片剂脱落的粉末。
（2）精密称重，记录总重量为 W_1。
（3）将称重后的片剂置圆筒中，转动 100 次。
（4）取出片剂，用吹风机除去表面粉末。
（5）精密称重，记录重量 W_2。
（6）计算并判断结果。

2. 重量差异
（1）取试样 20 片放入称量瓶，精密称定总重量 $W_总$。
（2）计算平均片重 $\overline{W}$。
（3）从已称定总重量的 20 片供试品中，依次用镊子取出 1 片，分别精密称定重量，计算各片与平均片重之差 $W_i - \overline{W}$。
（4）计算及判定结果。

五、结果与讨论

1. 脆碎度 减失重量即 $(W_1 - W_2)/W_1$ 不得超过 1%，且不得检出断裂、龟裂及粉碎的片。本实验一般仅作 1 次。如减失重量超过 1% 时，应复测 2 次，3 次的平均减失重量不得过 1%，且不得检出断裂、龟裂及粉碎的片。
2. 重量差异 见表 2-2。

表 2-2　重量差异结果

序号	每片重量（g）	重量差异（%）	序号	每片重量（g）	重量差异（%）
1			11		
2			12		
3			13		
4			14		
5			15		
6			16		
7			17		
8			18		
9			19		
10			20		

总重量 $W_总$：

平均片重 $\overline{W}$：

本次重量差异限度检查标准：

是否符合标准：

六、思 考 题

1. 称量过程中，能否用手直接接触试样？已取出的药片，能不能再放回原包装容器内？
2. 如检出超出重量差异限度的药片，该如何处理？
3. 糖衣片应在包衣前还是包衣后检查重量差异？糖衣片应如何去掉外层包衣？

（蒋孟圆）

实验七 酚氨咖敏片崩解时限检查

一、目 的 要 求

1. 掌握片剂崩解时限检查的意义、操作及判断标准。
2. 熟悉崩解时限测试仪的基本装置。

二、实 验 原 理

崩解时限是指固体制剂在规定的介质中，以规定的方法检查全部崩解溶散或崩解成碎粒并通过筛网所需时间是否符合规定。除另有规定外，凡规定检查溶出度、释放度或分散均匀性的制剂，不再进行崩解时限检查。

1. 仪器装置 仪器装置采用升降式崩解仪，主要结构为能升降的金属支架与下端镶有筛网的吊篮，并附有挡板。升降的金属支架上下移动距离为55mm±2mm，往返频率为每分钟30～32次。

（1）吊篮：玻璃管6根，管长77.5mm±2.5mm，内径21.5mm，壁厚2mm；透明塑料板2块，直径90mm，厚6mm，板面有6个孔，孔径26mm；不锈钢板1块（放在上面一块塑料板上），直径90mm，厚1mm，板面有6个孔，孔径22mm，不锈钢丝筛网1张（放在下面一块塑料板下），直径90mm，筛孔内径2.0mm；不锈钢轴1根（固定在上面一块塑料板与不锈钢板上），长80mm。将上述玻璃管6根垂直置于2块塑料板的孔中，并用3只螺丝将不锈钢板、塑料板和不锈钢丝筛网固定，如图2-4。

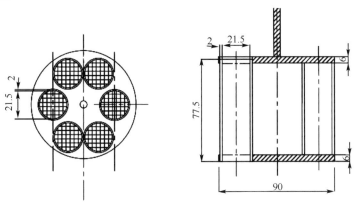

图2-4 升降式崩解仪吊篮结构（单位：mm）

（2）挡板：为一平整光滑的透明塑料块，相对密度1.18～1.20，直径20.7mm±0.15mm，厚9.5mm±0.15mm；挡板共有5个孔，孔径2mm，中央1个孔，其余4个孔距中心6mm，各孔间距相等；挡板侧边有4个等距离的V形槽，V形槽上端宽9.5mm，深2.55mm，底部开口处的宽与深度均为1.6mm（图2-5）。

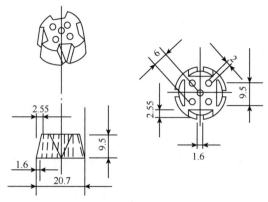

图 2-5　升降式崩解仪结构（单位：mm）

2. 工作原理　将吊篮通过上端的不锈钢轴悬挂于支架上，浸入 1000ml 烧杯中，并调节吊篮位置使其下降至低点时筛网距烧杯底部 25mm，烧杯内盛有温度为 37℃±1℃的水，调节水位高度使吊篮上升至高点时筛网在水面下 15mm 处，吊篮顶部不可浸没于溶液中。仪器工作时，吊篮跟随支架上下移动，放置于吊篮中的供试品崩解。

三、仪器、试剂及试样

仪器：崩解时限测试仪。
试剂：蒸馏水。
试样：酚氨咖敏片。

四、实 验 方 法

1. 在水浴箱中加水，将水浴温度设定为 37℃。
2. 将吊篮通过上端的不锈钢轴悬挂于支架上，浸入盛有温度为 37℃±1℃的蒸馏水的 1000ml 烧杯中，并调节吊篮位置，使其下降时筛网距烧杯底部 25mm，上升时距离水面下 15mm，往返频率为每分钟 30～32 次。注意吊篮顶部不可浸没于溶液中。
3. 取供试品 6 片，分别置于上述吊篮的 6 个玻璃管中，加挡板。
4. 启动崩解仪进行检查，观察供试品崩解情况，并记录。
5. 结果判定。

五、结果与讨论

除另有规定外，每次实验取供试品 6 片，普通片各片均应在 15min 内全部崩解。如有 1 片不能完全崩解，应另取 6 片复试，均应符合规定。如有少量不能通过筛网，但已软化或轻质上漂且无硬心者，可作符合规定论。

不同制剂其崩解时限不同。例如，中药浸膏片、半浸膏片各片均应在 1h 内全部崩解。全粉片各片均应在 30min 内全部崩解。化学药物薄膜衣片应在 30min 内全部崩解。中药薄膜衣片各片均应在 1h 内全部崩解。含片，除另有规定外，按上述装置和方法检查，各片均不应在 10min 内全部崩解或溶化。舌下片，除另有规定外，按上述装置和方法检查，各片均应在 5min 内全部崩解并溶化。可溶片，除另有规定外，水温为 20℃±5℃，按上述装置和方法检查，各片均应在 3min 内全部崩解并溶化。泡腾片，取 1 片置 250ml 烧杯（内有 200ml 温度为 20℃±5℃的蒸馏水）中，即有许多气泡放出，当片剂或碎片周围的气体停止逸出时，片剂应溶解或分散在蒸馏水中，无聚集的颗粒剩留。除另有规定外，同法检查 6 片，各片均应在 5min 内崩解。如有 1 片不能完全崩解，应另取 6 片复试，均应符合规定。肠溶片如果供试品黏附挡板，应另取 6 片，不加挡板进行检查，应符合规定。

不同制剂使用的溶剂不同。普通片剂用蒸馏水。薄膜衣片，可改在盐酸溶液（9→1000）中进行检查。肠溶片，先在盐酸溶液（9→1000）中检查 2h，然后将吊篮取出，用少量水洗涤后，每管加入挡板 1 块，再在磷酸盐缓冲液（pH 6.8）中进行检查。

实验数据记录在表 2-3 中并处理。

表 2-3 片剂崩解时限记录表

	片剂序号	崩解时限（min）		片剂序号	崩解时限（min）
初试	1		复试	1	
	2			2	
	3			3	
	4			4	
	5			5	
	6			6	

结果判定：

六、思　考　题

1. 进行片剂崩解时限检查有何意义？
2. 崩解时限检查时应注意什么问题？

（黄相中）

实验八　附子理中丸中乌头碱限量检查

一、目　的　要　求

1. 掌握中药制剂中乌头碱限量检查的基本操作步骤和技能。
2. 熟悉薄层色谱法的操作及原理。
3. 了解薄层色谱法在检查药物杂质中的应用。

二、实　验　原　理

附子理中丸由 100g 附子（制），200g 党参，150g 炒白术，100g 干姜和 100g 甘草共粉碎成细粉、过筛、混匀加炼蜜制作而成，具有温中健脾的功效。本品中的一味中药附子为毛茛科植物乌头 *Aconitum carmichaelii* Debx.的子根，含有多种生物碱，其中乌头碱型生物碱是一种双酯型生物碱，亲脂性强，毒性大（如乌头碱、美沙乌头碱等）。口服纯乌头碱 0.2mg 即可中毒，3～5mg 可致死。因此附子必须要经过炮制加工降低其毒性，方可药用。为保证用药安全，《中国药典》采用薄层色谱法对其乌头碱进行限量检查。

薄层色谱法是快速分离和定性分析少量物质的一种很重要的实验技术，可用于进行药品的鉴别、杂质检查或含量的测定等。药物中各成分对同一吸附剂吸附能力不同，使其在流动相（溶剂）流过固定相（吸附剂）的过程中，连续地进行吸附、解吸附、再吸附、再解吸附，从而达到各成分互相分离的目的。薄层色谱法应用于限量检查：取待检杂质的对照物质，根据杂质限量规定配成对照液；另取一定量供试品配成供试液，将两种溶液点样于同一薄层板上，展开后检查。

三、仪器、试剂及试样

仪器：硅胶 G 薄层板或硅胶 GF$_{254}$ 薄层板；展开槽；毛细管；微量注射器；分析天平等。

试剂：无水乙醇；甲醇；氨试液；稀碘化铋钾试液；蒸馏水；二氯甲烷（以无水硫酸钠脱水处理）；三氯甲烷（经无水硫酸钠脱水处理）；丙酮等。

试样：附子理中丸；乌头碱对照品。

四、实 验 方 法

1. 供试品溶液的制备 取附子理中丸适量，研碎，取 25g，加氨试液 4ml，拌匀，放置 2h，加无水乙醇 60ml，振摇 1h，放置 24h，滤过，滤液蒸干，残渣用无水乙醇溶解使成 1ml，作为供试品溶液。

2. 对照品溶液的制备 取乌头碱对照品适量，精密称定，加无水乙醇制成每 1ml 含 1mg 的溶液，作为对照品溶液。

3. 薄层色谱分析

（1）色谱条件：采用硅胶 G 薄层板，以二氯甲烷（经无水硫酸钠脱水处理）-丙酮-甲醇（6：1：1）为展开剂（《中国药典》2020 版规定的方法）。或者采用硅胶 GF$_{254}$ 薄层板，以三氯甲烷（经无水硫酸钠脱水处理）-甲醇（5：1）为展开剂。

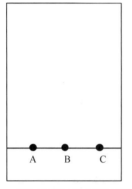

（2）测定法：照薄层色谱法（通则 0502）试验，吸取供试品溶液 12μl、对照品溶液 5μl，分别点于同一硅胶 G 薄层板或硅胶 GF$_{254}$ 薄层板上，展开，取出，晾干，喷以稀碘化铋钾试液使显色。或者采用图 2-6 的点样方法，A 点为供试品溶液，B 点为供试品与对照品的混合液，C 点为对照品溶液。点一个混合点 B，目的是较明显地分辨出对照品与供试品的斑点位置。

（3）结果判定：对比供试品色谱与对照品色谱相应位置上出现的斑点大小。供试品色谱中，在与对照品色谱相应位置上出现的斑点应小于对照品的斑点，或不出现斑点。

图 2-6 薄层色谱法进行附子理中丸中乌头碱限量检查点样示意图

五、结果与讨论

根据试验记录和结果，对本品检查做出结论。

六、思 考 题

1. 制备供试品溶液时，样品中为什么先加氨试液搅拌放置？
2. 在薄层展开前，在层析缸口涂凡士林的目的是什么？
3. 为什么要对药品中的乌头碱进行限量检查？

（黄相中）

实验九 石膏中砷盐的限量检查

一、目 的 要 求

1. 掌握砷盐的检测方法——古蔡氏法。
2. 了解中药材、中药制剂含砷量的检测方法及操作步骤。

二、实 验 原 理

本法为《中国药典》规定的砷盐检查第一法。利用金属锌与酸作用产生新生态的氢与药品中微量亚砷酸盐反应生成具有挥发性的砷化氢，遇溴化汞试纸产生黄色至棕色的砷斑，与相同条件下定量标准砷溶液所产生的砷斑比较，以判定砷盐的限量。其反应式见实验五。

三、仪器、试剂及试样

仪器：古蔡氏法仪器。
试剂：标准砷溶液；溴化汞试纸；乙酸铅棉花；碘化钾试液；酸性氯化亚锡试液；锌粒；盐酸；蒸馏水等。
1. 标准砷溶液 见实验五。
2. 锌粒 以能通过 1 号筛的细粒无砷锌为宜，如使用锌粒较大时，用量酌情增加，反应时间亦应延长为 1h。
试样：药用生石膏。

四、实 验 方 法

1. 仪器装置 装置图见图 2-2。
2. 操作方法
（1）标准砷斑的制备：见实验五。
（2）样品测定：取药用生石膏 1g，加盐酸 5ml，加蒸馏水至 23ml，加热使溶解，放冷后制成的供试液，置 A 瓶中，照标准砷斑的制备，自"再加碘化钾试液 5ml"起依法操作。将生成的砷斑与标准砷斑比较，即得。

五、结 果 与 讨 论

若供试液生成的砷斑比标准砷斑色浅，判为符合规定，反之，则不合格。

六、思 考 题

1. 导气管中塞乙酸铅棉花的目的是什么？
2. 古蔡氏法检测砷盐的关键步骤是什么？

（王 皎）

实验十 维生素 A 软胶囊的含量测定

一、目 的 要 求

1. 掌握紫外-可见分光光度法测定维生素 A 含量的原理和方法。
2. 了解胶丸剂分析的特点及操作。

二、实 验 原 理

维生素 A（vitamin A，图 2-7）是脂溶性维生素，包括维生素 A_1、维生素 A_2（去氢维生素 A）

和维生素 A_3（去水维生素 A）等，其分子结构具有一个共轭多烯醇侧链的环己烯，在 325～328nm 处有最大吸收，可用于含量测定。

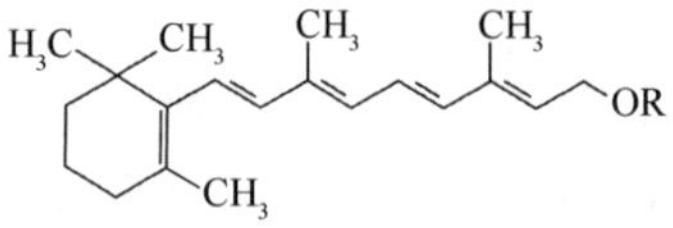

图 2-7　维生素 A 的结构

维生素 A 的含量测定可采用紫外-可见分光光度法、高效液相色谱法、三氯化锑比色法等，测定结果以国际单位（IU）表示，每 1IU 相当于全反式维生素 A 乙酸酯 0.344μg 或全反式维生素 A 醇 0.300μg。由于维生素 A 原料药中混有其他杂质及制剂中含有稀释用油，采用紫外-可见分光光度法测得的吸光度不是维生素 A 独有的吸光度。在规定条件下，非维生素 A 物质的无关吸收所引入的误差可以用校正公式校正，以便得到正确结果。校正公式采用三点法，除其中一点是在吸收峰波长处测得外，其他两点分别在吸收峰两侧的波长处测定。

通常维生素 A 和维生素 A 软胶囊含量测定使用紫外-可见分光光度法，维生素 AD 软胶囊和维生素 AD 滴剂中维生素 A 的含量测定使用高效液相色谱法。

三、仪器、试剂及试样

仪器：紫外-可见分光光度计；高效液相色谱仪；皂化瓶；水浴装置；冷凝回流装置；分液漏斗；脱脂棉；滤器；容量瓶；蒸发皿等。

试剂：环己烷；乙醚；异丙醇；50%氢氧化钾溶液；乙醇；甘油淀粉润滑剂；无水硫酸钠；甲醇；乙腈；纯化水等。

试样：维生素 A 软胶囊。

四、实　验　方　法

1. 紫外-可见分光光度三点校正——直接测定法　取维生素 A 软胶囊 20 粒，精密称定，用注射器抽出内容物后，切开胶囊壳，用乙醚洗涤胶囊壳 3～5 次，洗净后置于通风处挥干乙醚，精密称定囊壳重量，求出内容物平均装量。

称取维生素 A 内容物适量，精密称定，加环己烷溶解并定量稀释制成每 1ml 中含 9～15IU 的溶液，作为供试品溶液。

以环己烷溶液作为参比溶液，制作 300～360nm 波长范围紫外吸收基线；将供试品溶液在 300～360nm 波长范围进行紫外吸收扫描，测定其吸收峰的波长（λ_{max}），如果在 326～329nm 范围内，则分别测定 300nm、316nm、328nm、340nm、360nm 波长处的吸光度，计算各吸光度与波长 328nm 处吸光度的比值，并和规定吸光度比值进行比较（表 2-4）。

表 2-4　维生素 A 软胶囊内容物吸光度

	波长（nm）				
	300	316	328	340	360
规定吸光度比值	0.555	0.907	1.000	0.811	0.299
测定吸光度					
测定吸光度比值					
比值差					

所测得各波长吸光度比值不超过表 2-4 中规定吸光度比值的 ±0.02，则使用测得 A_{328} 计算 $E_{1cm}^{1\%}$。

若所测得各波长吸光度比值有一个或几个超过表 2-4 中规定吸光度比值的 ±0.02，则使用测得 $A_{328(校正)}$ 计算 $E_{1cm}^{1\%}$。

$$E_{1cm(328)}^{1\%} = \frac{A_{328}}{c \times l} = \frac{A_{328}}{\dfrac{W}{D} \times 100 \times 1} \tag{2-2}$$

式中，A_{328} 为 328nm 处测得吸光度；c 为供试品溶液浓度（g/ml）；l 为吸收池厚度（cm）；W 为供试品取样量（g）；D 为供试品溶液体积（ml）。

$$A_{328(校正)} = 3.52 \times (2A_{328} - A_{316} - A_{340}) \tag{2-3}$$

如果 $A_{328(校正)}$ 与 A_{328} 相差（f）不超过 ±3%，则不用校正，仍以 A_{328} 计算含量；如果 f 为 –15%～ –3%，则以 $A_{328(校正)}$ 计算含量，计算方法同 $E_{1cm}^{1\%}$。

$$f = \frac{A_{328(校正)} - A_{328}}{A_{328}} \times 100\% \tag{2-4}$$

如果 f 超出 –15%～3%，或者 λ_{max} 吸收峰波长不在 326～329nm 内，则供试品须按皂化法测定。计算供试品中维生素 A 的效价和标示量百分含量。

$$标示量\% = \frac{E_{1cm(328)}^{1\%} \times 1900 \times \overline{W}}{标示量} \times 100\% \tag{2-5}$$

式中，$\overline{W}$ 为平均装量（g）；1900 为维生素 A 乙酸酯的换算因子 [（IU/g）/$E_{1cm(328)}^{1\%}$]，标示量单位为（IU）。

每粒维生素 A 软胶囊含维生素 A 应为标示量的 90.0%～120.0%。

2. 紫外-可见分光光度三点校正——皂化法 精密称取供试品适量（约相当于维生素 A 总量 500IU 以上，重量不多于 2g），置于皂化瓶中，加入 30ml 乙醇与 3ml 50%氢氧化钾溶液，置于水浴中煮沸回流 30min，冷却后，自冷凝管顶端加纯化水 10ml 冲洗冷凝管内部管壁，将皂化液移至分液漏斗中（分液漏斗活塞涂以甘油淀粉润滑剂），皂化瓶用纯化水 60～100ml 分数次洗涤，洗液并入分液漏斗中，用不含过氧化物的乙醚振摇提取 4 次，每次振摇约 5min，第一次 60ml，以后各次 40ml，合并乙醚液，用纯化水缓缓旋动洗涤数次，每次用纯化水约 100ml，避免发生乳化，直至水层遇酚酞指示液不再显红色，乙醚液以铺有脱脂棉与无水硫酸钠的滤器滤过干燥,滤器用乙醚洗涤,洗液与乙醚液合并，置 250ml 容量瓶中，用乙醚稀释至刻度，摇匀。

精密量取乙醚溶液适量，置蒸发皿内，微温挥去乙醚，迅速加入异丙醇溶解并定量稀释成每 1ml 中含维生素 A 9～15IU 的溶液，作为供试品溶液。

照紫外-可见分光光度法，测定 300nm、310nm、325nm 与 334nm 4 个波长处吸光度，并测定吸收峰的波长。吸收峰的波长应在 323～327nm 内，且 300mn 波长处的吸光度与 325nm 波长处的吸光度的比值应不超过 0.73，按下式计算校正吸光度：

$$A_{325(校正)} = 6.815A_{325} - 2.555A_{310} - 4.260A_{334} \tag{2-6}$$

$$每1g供试品中维生素A的含量 = E_{1cm,325(校正)}^{1\%} \times 1830 \tag{2-7}$$

如果 $A_{325(校正)}$ 在 A_{325} 的 97%～103%内，则仍以 A_{325} 计算含量。

如果吸收峰的波长不在 323～327nm 内，或 300nm 波长处的吸光度与 325nm 波长处的吸光度的比值超过 0.73，则应自上述皂化后的乙醚提取液 250ml 中，另精密量取适量（相当于维生素 A 300～400IU），微温挥去乙醚至约剩 5ml，再在氮气流下吹干，立即精密加入甲醇 3ml，溶解后，精密量取溶解后溶液 500μl，注入以十八烷基硅烷键合硅胶为填充剂的液相色谱柱，以甲醇-乙腈-纯化水（50：50：2）为流动相进行分离，检测波长为 254nm，记录色谱图。准确收集含有维生素 A 的全部流出液，用氮气流迅速吹干，迅速加异丙醇溶解，并定量稀释成每 1 ml 中含维生素 A 9～15IU 的溶液，作为供试品溶液。而后照上述方法测定紫外吸收，并计算维生素 A 含量。

每粒维生素 A 软胶囊含维生素 A 应为标示量的 90.0%～120.0%。

五、结果与讨论

紫外分光光度法计算维生素 A 软胶囊中维生素 A 含量的原理。

六、思 考 题

1. 三点校正测定维生素 A 含量，有什么特点？
2. 紫外-可见分光光度法测定维生素 A 含量，以什么溶液作为参比溶液？如何使用参比溶液？

七、附 录

1. 维生素 A 含量测定第二法（高效液相色谱法） 本法适用于维生素 A 乙酸酯原料及其制剂中维生素 A 的含量测定。

（1）供试品溶液：精密称取供试品适量（约相当于 15mg 维生素 A 乙酸酯），置 100ml 容量瓶中，用正己烷稀释至刻度，摇匀，精密量取 5ml，置 50ml 容量瓶中，用正己烷稀释至刻度，摇匀，即得。

（2）对照品溶液：取维生素 A 对照品约 15mg，精密称定，置 100ml 容量瓶中，用正己烷稀释至刻度，摇匀，精密量取 5ml，置 50ml 容量瓶中，用正己烷稀释至刻度，摇匀，即得。

（3）色谱条件：以硅胶为填充剂；以正己烷-异丙醇（997∶3）为流动相；检测波长为 325nm。进样体积 10μl。

（4）系统适用性要求：取系统适用性试验溶液 10μl，注入液相色谱仪，调整色谱系统，维生素 A 乙酸酯峰与其顺式异构体峰的分离度应大于 3.0。精密量取对照品溶液 10μl，注入液相色谱仪，连续进样 5 次，主成分峰面积的相对标准偏差不得过 3.0%。

（5）系统适用性试验溶液的制备：取维生素 A 对照品适量（约相当于维生素 A 乙酸酯 300mg），置烧杯中，加入碘试液 0.2ml，混匀，放置约 10min，定量转移至 200ml 容量瓶中，用正己烷稀释至刻度，摇匀，精密量取 1ml，置 100ml 容量瓶中，用正己烷稀释至刻度，摇匀。

（6）测定法：精密量取供试品溶液与对照品溶液，分别注入液相色谱仪，记录色谱图，按外标法以峰面积计算。

2. 附注

（1）甘油淀粉润滑剂：取甘油 22g，加入可溶性淀粉 9g，加热至 140℃，保持 30min 并不断搅拌，放冷，即得。

（2）不含过氧化物的乙醚：照麻醉乙醚项下的过氧化物检查，如不符合规定，可用 5% 硫代硫酸钠溶液振摇，静置，分取乙醚层，再用纯化水振摇洗涤 1 次，重蒸，弃去首尾 5% 部分，馏出的乙醚再检查过氧化物，应符合规定。

（杨婉秋）

实验十一 高效液相色谱外标法测定复方磺胺甲噁唑片的含量

一、目 的 要 求

1. 掌握高效液相色谱外标法测定药物含量的方法。
2. 熟悉高效液相色谱仪的构造和使用。
3. 了解高效液相色谱法在药物分析中的应用。

二、实验原理

高效液相色谱法主要用于复杂混合成分混合物的分离、定性与定量。由于高效液相色谱法分析样品的范围不受沸点、热稳定性、分子量大小及有机与无机物的限制，一般来说只要能制成溶液就可分析，因此高效液相色谱法的分析范围远较气相色谱法广泛。对于药物分析工作者而言，主要用于各种有机混合物的分离分析，对纳克级水平以上的绝大多数有机物都能达到分离分析的要求。高效液相色谱法具有适用范围广、分离性能好、分析速度快、流动相可选择性范围宽、灵敏度高、色谱柱可反复使用、流出组分容易收集、安全等特点。

外标法是用待测组分的纯品作为对照品，比较在相同条件下对对照品与样品中待测组分的色谱峰面积或峰高进行定量的方法。按各品种项下的规定，精密称（量）取对照品和供试品，分别配制成对照品溶液和供试品溶液，分别精密取一定量，注入仪器，记录色谱图，测量对照品溶液和供试品溶液中待测组分的峰面积（或峰高），按下式计算含量。

$$含量（c_X）= c_R \times \frac{A_X}{A_R} \qquad (2\text{-}8)$$

式中，A_X 为供试品峰面积（或峰高）；c_X 为供试品浓度；c_R、A_R 分别为对照品的浓度和峰面积（或峰高）。

复方磺胺甲噁唑片是《中国药典》收载的磺胺类抗菌药，是磺胺甲噁唑（SMZ）与增效剂甲氧苄啶（TMP）的复方制剂。磺胺甲噁唑与甲氧苄啶结构式见图2-8。

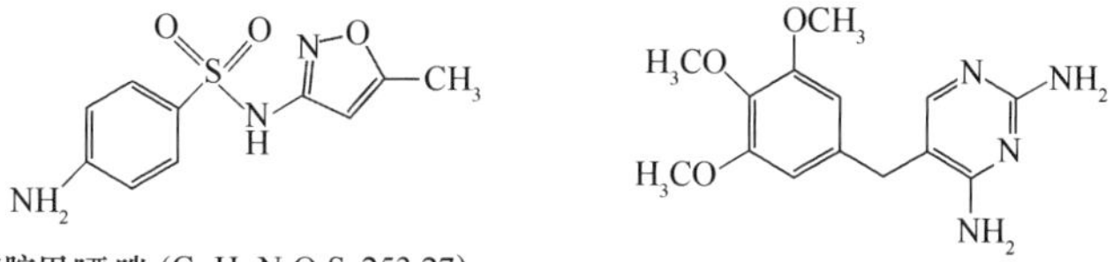

磺胺甲噁唑（$C_{10}H_{11}N_3O_3S$，253.27）　　　甲氧苄啶（$C_{14}H_{18}N_4O_3$，290.32）

图2-8　磺胺甲噁唑与甲氧苄啶的结构

三、仪器、试剂及试样

仪器：高效液相色谱仪；研钵；称量装置；容量瓶；滤膜等。

试剂：乙腈；三乙胺；氢氧化钠试液；冰醋酸；0.1mol/L盐酸溶液；纯化水等。

试样：复方磺胺甲噁唑片；磺胺甲噁唑对照品；甲氧苄啶。

四、实验方法

含量测定照高效液相色谱法测定。

1. 供试品溶液　取复方磺胺甲噁唑片10片，精密称定，充分研细，精密称取适量（约相当于磺胺甲噁唑44mg），置100ml容量瓶中，加0.1mol/L盐酸溶液振摇使主成分溶解并稀释至刻度，摇匀，滤膜滤过，取续滤液，即得。

2. 对照品溶液　取磺胺甲噁唑对照品，精密称定，加0.1mol/L盐酸溶液溶解并定量稀释制成每1ml中含0.44mg的溶液；取甲氧苄啶作对照品，精密称定，加0.1mol/L盐酸溶液溶解并定量稀释制成每1ml中含89μg的溶液。

3. 色谱条件　用十八烷基硅烷键合硅胶为填充剂，以纯化水-乙腈-三乙胺（799∶200∶1）（用氢氧化钠试液或冰醋酸调节pH至5.9）为流动相；检测波长为240nm，温度为室温；流速为1.0ml/min，进样体积为10μl。

4. 系统适用性要求　理论板数按甲氧苄啶峰计算不低于4000，磺胺甲噁唑峰与甲氧苄啶峰的分离度应符合要求。

5. 测定法 精密量取供试品溶液与对照品溶液，分别注入高效液相色谱仪，记录色谱图。按外标法以峰面积计算，即得。

$$标示量\% = \frac{c_R \times A_X \times D \times \overline{W}}{A_R \times W \times B} \times 100\% \tag{2-9}$$

式中，W 为称样量；$\overline{W}$ 为平均片重；D 为供试品溶液的稀释体积；B 为标示量。

五、结果与讨论

外标法计算复方磺胺甲噁唑胶囊中磺胺甲噁唑和甲氧苄啶的含量。

六、思 考 题

1. 高效液相色谱法与气相色谱法比较，有哪些优点？
2. 高效液相色谱分析中有哪几种定量方法？试简单阐述各方法的优缺点。
3. 色谱系统适用性实验的目的与指标是什么？

（沈报春）

实验十二　高效液相色谱内标法测定对乙酰氨基酚片的含量

一、目 的 要 求

1. 掌握高效液相色谱内标法测定药物含量的方法。
2. 掌握高效液相色谱仪的构造和使用。
3. 熟悉高效液相色谱法在药物分析中的应用。

二、实 验 原 理

内标法是以一定量的纯物质作为标准物，加入准确称取的试样中，混匀后进样分析，根据试样和内标物的量及其在色谱图上相应的峰面积比，求出某组分的含量。内标物可以消除由于仪器与操作条件变化而引起的误差，所以分析准确度高。该法对进样量准确度的要求相对较低。

在实际工作中，内标物的选择很重要。对内标物的要求：①内标物应是在试样中不存在的组分；②内标物色谱峰位于被测组分色谱峰的附近，或几个被测组分色谱峰中间，并与这些组分完全分离；③内标物必须是纯度合乎要求的纯物质。

本实验采用内标加校正因子测定对乙酰氨基酚片中对乙酰氨基酚的含量。精密称量对照品和内标物，分别配成溶液，精密量取各溶液，配成校正因子测定用的对照溶液。取一定量注入仪器，记录色谱图。测量对照品和内标物的峰面积或峰高，按式（2-10）计算校正因子：

$$f = \frac{A_S / c_S}{A_R / c_R} \tag{2-10}$$

式中，A_S、c_S 分别为内标物的峰面积（或峰高）和浓度；A_R、c_R 分别为对照品的峰面积（或峰高）和浓度。

再取各品种项下含有内标物的供试品溶液，注入仪器，记录色谱图，测量供试品中待测组分和内标物的峰高或峰面积，按式（2-11）计算含量：

$$c_X = f \times \frac{A_X}{A_S' / c_S'} \tag{2-11}$$

式中，A_X 为供试品峰面积（或峰高）；c_X 为供试品浓度；f 为校正因子；A_S' 和 c_S' 分别为内标物的峰面积（或峰高）和浓度。

对乙酰氨基酚片用于治疗普通感冒或流行性感冒引起的发热，也用于缓解轻至中度疼痛如头痛、关节痛、偏头痛、牙痛、肌肉痛、神经痛、痛经。对乙酰氨基酚的结构式见图2-9。

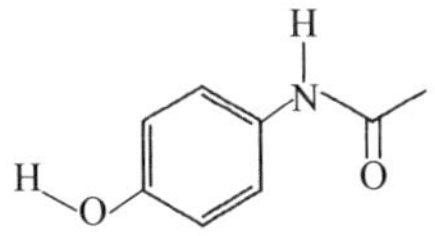

图2-9　对乙酰氨基酚（$C_8H_9NO_2$，151.16）

三、仪器、试剂及试样

仪器：高效液相色谱仪；称量装置；容量瓶等。

试剂：0.05mol/L 乙酸铵溶液；甲醇；纯化水等。

试样：对乙酰氨基酚片；茶碱；对乙酰氨基酚对照品。

四、实验方法

本品含量测定照高效液相色谱法。

1. 内标溶液　取茶碱，精密称定，加纯化水溶解并定量稀释制成每1ml中含1.0mg的溶液。

2. 供试品溶液　取对乙酰氨基酚片20片，精密称定，充分研细，精密称取适量（约相当于对乙酰氨基酚60mg），置100ml容量瓶中，加纯化水振摇使对乙酰氨基酚溶解并稀释至刻度，摇匀，滤膜滤过，精密量取续滤液5ml与内标溶液5ml，置50ml容量瓶中，用纯化水稀释至刻度，摇匀，作为供试品溶液。

3. 对照品溶液　取对乙酰氨基酚对照品，精密称定，加纯化水溶解并定量稀释制成每1ml中含0.6mg的溶液，摇匀，精密量取5ml与内标溶液5ml，置50ml容量瓶中，用纯化水稀释至刻度，摇匀，作为对照品溶液。

4. 色谱条件　十八烷基硅烷键合硅胶为填充剂，以0.05mol/L乙酸铵溶液-甲醇（85∶15）为流动相；检测波长为257nm；温度为室温；流速1.0ml/min；进样体积10μl。

5. 系统适用性要求　理论板数按对乙酰氨基酚计算应不低于5000，对乙酰氨基酚峰与内标物峰的分离度应符合要求。

6. 校正因子的测定　精密量取对照品溶液，注入液相色谱仪，记录色谱图，按照式（2-10）计算校正因子。

7. 测定法　精密量取供试品溶液，注入液相色谱仪，记录色谱图。按内标法以峰面积按式（2-11）和式（2-12）计算，即得。

$$标示量\%=\frac{c_X \times D \times \bar{W}}{W \times B} \times 100\% \qquad （2-12）$$

式中，W为称样量；$\bar{W}$为平均片重；D为供试品溶液的稀释体积；B为标示量。

五、结果与讨论

用内标法按式（2-12）计算对乙酰氨基酚片的标示量%。

六、思考题

1. 由于操作不当，系统中混入了气泡，则对测定有何影响？如何排除气泡？

2. 内标物应具备哪些条件？

3. 内标法和外标法相比，有哪些优缺点？

（杨璨瑜）

实验十三　高效液相色谱法检查有关物质（主成分自身对照法）

一、目 的 要 求

1. 掌握高效液相色谱法检查有关物质的原理和操作方法。
2. 熟悉高效液相色谱法在药物杂质检查中的应用。
3. 了解高效液相色谱仪的构造和使用。

二、实 验 原 理

影响药物纯度的物质统称为杂质。杂质的研究是药品研发的一项重要内容。它包括选择合适的分析方法，准确地分辨与测定杂质的含量并综合药学、毒理学及临床研究的结果确定杂质的合理限度。这一研究贯穿于药品研发的整个过程。由于药品在临床使用中产生的不良反应除了与药品本身的药理活性有关外，有时与药品中存在的杂质也有很大关系。例如，青霉素等抗生素中的多聚物等高分子杂质是引起过敏的主要原因。所以规范地进行杂质的研究，并将其控制在一个安全、合理的限度范围之内，将直接关系到上市药品的质量及安全性。

在生产过程中带入的起始原料、中间体、聚合体、副反应产物，以及储藏过程中的降解产物统称为有关物质。有关物质研究是药品质量研究中关键项目之一，其含量是反映药品纯度的直接指标。对药品的纯度要求，应基于安全性和生产实际情况两方面的考虑，对有关物质限量进行控制。

本实验采用供试品溶液自身稀释法检查药物中有关物质的限量，将一定浓度供试品溶液进行稀释并作为对照溶液，然后与供试品溶液在相同色谱条件下分析，以对照溶液中主成分的峰面积与供试品溶液中的杂质峰面积之和进行对比，以此控制药物中有关物质的限量。

三、仪器、试剂及试样

仪器：高效液相色谱仪；100μl 和 1000μl 移液枪等。
试剂：甲醇；水；0.05mol/L 乙酸铵溶液；乙醇等。
试样：对乙酰氨基酚对照品。

四、实 验 方 法

有关物质限量照高效液相色谱法测定。

1. 供试品溶液　取试样，精密称定，加乙醇溶解并定量稀释制成每 1ml 中含 1.0mg 的溶液。

2. 对照溶液　精密量取供试品溶液 10μl，用乙醇稀释至 1000μl。

3. 色谱条件　以十八烷基硅烷键合硅胶为填充剂；0.05mol/L 乙酸铵溶液：甲醇（85：15）为流动相，检测波长为 257nm，温度为室温；流速为 1ml/min，进样体积 10μl。

4. 系统适用性要求　系统适用性溶液色谱图中，理论板数按对乙酰氨基酚峰计算不低于 5000，对乙酰氨基酚峰与杂质峰的分离度应符合要求。

5. 测定法　精密量取供试品溶液、对照溶液并分别注入液相色谱仪，记录色谱图。

6. 限度　供试品溶液的色谱图中，其他单个杂质峰面积不得大于对照溶液主峰面积（1%），其他各杂质峰面积的和不得大于对照溶液主峰面积。

五、结果与讨论

以对照溶液中主峰面积与供试品溶液中所有杂质峰面积之和进行对比,如果对照溶液中主峰面积大于供试品溶液中所有杂质峰面积之和,表明供试品中杂质在限量范围之内;反之,供试品中的杂质超出了限量范围。

六、思　考　题

1. 药物中杂质能否全部去除? 如果不能, 如何控制药物的杂质?
2. 高效液相色谱法检查药物杂质, 常用的方法有哪些?
3. 计算供试品中杂质限量。

（孙孔春）

实验十四　维生素 E 的含量测定

一、目 的 要 求

1. 掌握气相色谱内标法测定药物含量的方法。
2. 熟悉气相色谱仪的构造和使用。
3. 了解气相色谱法在药物分析中的应用。

二、实 验 原 理

维生素 E（图 2-10）含量测定可采用硫酸铈直接滴定法、气相色谱法、液相色谱法、荧光分光光度法等,《中国药典》采用气相色谱法对其含量进行测定。

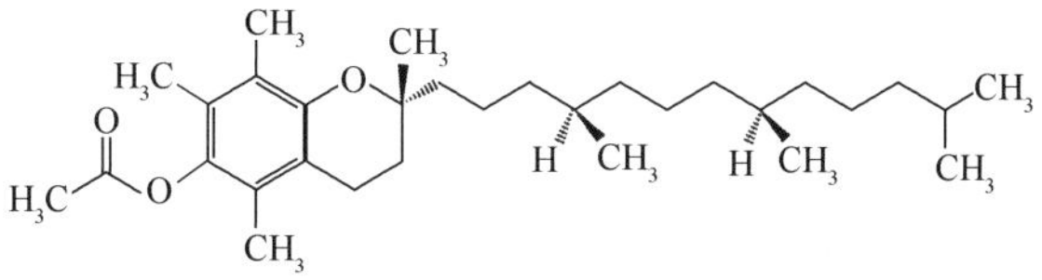

图 2-10　维生素 E（$C_{31}H_{52}O_3$, 472.75）

气相色谱法是物质或其衍生物气化后,被气体流动相（载气）带入装有填充剂的色谱柱进行分离测定的色谱方法,对挥发性或者半挥发性的物质或其衍生物有较好的分离检测能力,可用于分离测定具有挥发性或半挥发性的药品或其衍生物。由于气相色谱法的进样量小,一般仅为数微升,为减小进样误差,通常采用内标法定量,尤其进样方式为手工进样时。

内标法,也称为内标加校正因子法,可有效地避免因供试品前处理及进样体积误差对测定结果的影响。该法是精密称（量）取对照品和内标物,分别配成溶液,各精密量取适量,混合配成校正因子测定用的对照溶液,取一定量进样,记录色谱图,测量对照品和内标物的峰面积或峰高,计算校正因子 (f)。再取含有内标物的供试品溶液,进样,记录色谱图,测量供试品中待测成分和内标物的峰面积或峰高,按内标加校正因子法计算供试品含量（c_X）。

$$f = \frac{A_S / c_S}{A_R / c_R} \tag{2-13}$$

$$c_X = f \times \frac{A_X}{A_S' / c_S'} \tag{2-14}$$

式中，f 为校正因子；A_S 为对照溶液中内标物的峰面积或峰高；A_R 为对照品的峰面积或峰高；c_S 为对照溶液中加入内标物的浓度；c_R 为加入对照品的浓度；c_X 为供试品的浓度；A_X 为供试品（或其杂质）峰面积或峰高；A_S' 为供试品溶液中内标物的峰面积或峰高；c_S' 为供试品溶液中加入内标物的浓度。

三、仪器、试剂及试样

仪器：气相色谱仪；棕色具塞瓶；注射器等。

试剂：维生素 E 对照品；正三十二烷；正己烷；乙醚；硅酮（OV-17）或 100%二甲基聚硅氧烷等。

试样：维生素 E 原料药；维生素 E 软胶囊。

四、实 验 方 法

本品含量照气相色谱法测定。

1. 内标溶液　取正三十二烷适量，加正己烷溶解并稀释成每 1ml 中含正三十二烷 1.0mg 的溶液，即得。

2. 供试品（维生素 E 原料药）溶液　取维生素 E 原料药约 20mg，精密称定，置棕色具塞瓶中，精密加内标溶液 10ml，密塞，振摇使溶解，即得。

3. 供试品（维生素 E 软胶囊）溶液　取维生素 E 软胶囊 20 粒，精密称定，用注射器抽出内容物后，切开胶囊壳，用乙醚洗涤胶囊壳 3～5 次，洗净后置于通风处挥干乙醚，精密称定囊壳重量，求出内容物平均装量。将内容物混合均匀，取适量（约相当于维生素 E 20mg），精密称定，精密加内标溶液 10ml，密塞，振摇使溶解，即得。

4. 对照溶液　取维生素 E 对照品约 20mg，精密称定，置棕色具塞瓶中，精密加内标溶液 10ml，密塞，振摇使溶解，即得。

5. 色谱条件　用硅酮（OV-17）为固定液，涂布浓度为 2%的填充柱，或用 100% 二甲基聚硅氧烷为固定液的毛细管柱；柱温为 265℃。进样体积 1～3μl。

6. 系统适用性要求　理论板数按维生素 E 峰计算不低于 500（填充柱）或 5000（毛细管柱），维生素 E 峰与内标物峰的分离度应符合要求，即维生素 E 与内标物色谱峰与相邻色谱峰之间的分离度（R）应大于 1.5。

7. 校正因子的测定　分别取对照溶液 1～3μl，连续 3 次注入气相色谱仪，计算校正因子。

8. 测定法　分别取供试品溶液连续 3 次注入气相色谱仪，测定，按内标法以峰面积计算，即得。

五、结果与讨论

按内标法计算维生素 E 及其软胶囊的含量。

六、思 考 题

1. 气相色谱分析中有哪几种定量方法？试简单阐述各方法的优缺点。
2. 色谱系统适用试验的目的与指标是什么？
3. 内标法定量时，内标物的选择原则有哪些？

七、附　　录

1. 气相色谱以气体为流动相（载气），填充柱或毛细管柱为色谱柱，由柱温箱精密控制色谱柱温度，以保证色谱分析结果的重现性，进样方式一般有溶液直接进样、自动进样或顶空进样，常用检测器有火焰离子化检测器（FID）、热导检测器（TCD）、氮磷检测器（NPD）、火焰光度检测器（FPD）、电子捕获检测器（ECD）、质谱检测器（MS）等。

2. 在不含内标物的供试溶液的色谱图中，内标物峰的位置处应不出现杂质峰。

3. 标准溶液与供试溶液连续 3 次进样所得各次校正因子与其相应的平均值的相对偏差，均不得大于 1.5%，否则应重新测定。

4. 色谱柱的理论塔板数（n）计算公式为

$$n=5.54\left(t_R/W_{h/2}\right)^2$$

式中，t_R 为供试品主成分或内标物峰的保留时间；$W_{h/2}$ 为半高峰宽。

5. 分离度（R）的计算公式为

$$R=\frac{2\times(t_{R_2}-t_{R_1})}{W_1+W_2}$$

式中，t_{R_2} 为相邻后一峰的保留时间；t_{R_1} 为相邻前一峰的保留时间；W_1、W_2 为此相邻二峰的基线峰宽。除另有规定外，分离度应大于 1.5。

（杨婉秋）

实验十五　头孢氨苄胶囊的含量测定

一、目　的　要　求

1. 掌握高效液相色谱外标法测定药物含量的方法。
2. 熟悉高效液相色谱仪的构造和使用。
3. 了解高效液相色谱法在药物分析中的应用。

二、实　验　原　理

头孢氨苄（图 2-11）为 β-内酰胺类抗生素，常用高效液相色谱法对其原料药及各类制剂进行含量测定。

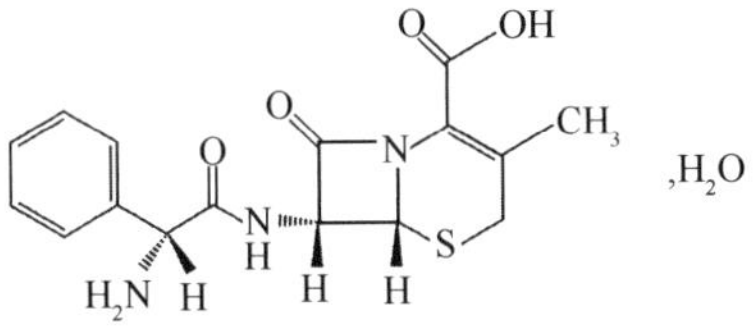

图 2-11　头孢氨苄（$C_{16}H_{17}N_3O_4S\cdot H_2O$，365.4）

高效液相色谱法是在经典液相色谱法基础上，引入了气相色谱法的理论，采用了高压泵、高效固定相和高灵敏度检测器，具备速度快、效率高、灵敏度高、操作自动化等特点，目前广泛应用于各类药物的分析。

高效液相色谱法定量分析时根据组分检测响应信号大小，定量测定试样中各个组分的相对含量。定量分析的依据是每个组分的量（重量或体积）与色谱检测器产生的检测响应值成正比，一般来说即与峰高或峰面积响应成正比。

利用高效液相色谱法，应用外标法进行含量测定。以供试品溶液主峰面积（或峰高）与对照品溶液主峰面积（或峰高）的比值等于供试品溶液浓度与对照品溶液浓度的比值进行计算，计算方式见式 2-15。

$$c_X=c_R\times\frac{A_X}{A_R}$$

（2-15）

式中，A_X 为供试品峰面积（或峰高）；c_X 为供试品浓度；A_R 为对照品的峰面积（或峰高）；c_R 为对照品的浓度。

三、仪器、试剂及试样

仪器：高效液相色谱仪；称量装置；容量瓶；0.45μm 微孔滤膜；水浴装置等。
试剂：头孢氨苄对照品；纯化水；甲醇；3.86%乙酸钠溶液；4%乙酸溶液等。
试样：头孢氨苄胶囊。

四、实 验 方 法

本品含量照高效液相色谱法测定。

1. 供试品溶液的制备 取头孢氨苄胶囊 20 粒，精密称定，倾出内容物（不得损失囊壳），硬胶囊囊壳用小刷或其他适宜用具拭净；再精密称定囊壳重量，求出平均装量。

取装量差异项下的内容物，混合均匀，精密称取适量（约相当于头孢氨苄，按 $C_{16}H_{17}N_3O_4S$ 计 0.1g），置于 100ml 容量瓶中，加入流动相[纯化水-甲醇-3.86%乙酸钠溶液-4%乙酸溶液（742：240：15：3）]适量，充分振摇，使头孢氨苄完全溶解，再用流动相稀释至刻度，摇匀，滤过，弃初滤液，精密量取续滤液 10ml 置于 50ml 容量瓶中，用流动相稀释至刻度，摇匀，过 0.45μm 微孔滤膜，过滤，取续滤液作为供试品溶液。

2. 对照品溶液的制备 取头孢氨苄对照品适量（约 50mg），精密称定，置 50ml 容量瓶中，加流动相溶解并稀释至刻度，摇匀，精密量取 10ml，置 50ml 容量瓶中，用流动相稀释至刻度，摇匀，即得。

3. 色谱条件 十八烷基硅烷键合硅胶为填充剂；纯化水-甲醇-3.86%乙酸钠溶液-4%乙酸溶液（742：240：15：3）为流动相；流速为每分钟 1.0ml；检测波长为 254nm；进样体积 10μl。

4. 系统适用性要求 照高效液相色谱法测定，取供试品溶液适量，在 80℃水浴中加热 60min，冷却，注入液相色谱仪，记录色谱图，头孢氨苄峰与相邻杂质峰间的分离度应符合要求。

5. 测定法 分别精密量取对照品溶液及供试品溶液注入液相色谱仪，记录色谱图。按外标法以峰面积计算，即得。

头孢氨苄胶囊按 $C_{16}H_{17}N_3O_4S$ 计，应为标示量的 90%～110%。

五、结果与讨论

按外标法计算头孢氨苄胶囊中头孢氨苄的标示量。

六、思 考 题

1. 头孢氨苄定量分析有哪些方法？试简单描述各方法的优缺点。
2. 高效液相色谱定量分析有哪些方法？试简单描述各方法的优缺点。

（杨婉秋）

实验十六　气相色谱法测定混合溶剂的含量
一、目 的 要 求

1. 掌握气相色谱归一化法测定混合溶剂的方法。
2. 熟悉气相色谱仪的构造和使用。

3. 了解气相色谱仪在药物分析中的应用。

二、实 验 原 理

气相色谱法系采用气体为流动相（载气）流经装有填充剂的色谱柱进行分离测定的色谱方法。主要用于分离分析易挥发的物质，具有高效能、高选择性、高灵敏度、分析速度快、操作简单等特点，广泛应用于药物的分离、定性和定量分析中。物质或其衍生物气化后，被载气带入色谱柱进行分离，各组分先后进入检测器，用数据处理系统记录色谱信号。

气相色谱仪一般由气路系统、进样系统、色谱柱系统、检测和记录系统及控制系统五个部分组成。

本实验采用归一化法测定混合溶剂的含量。归一化法指的是组分 i 的质量分数（ω_i）等于它的色谱峰面积（A_i）在总峰面积中所占的百分比。考虑到检测器对不同物质的响应不同，峰面积需经校正，故组分 i 的质量分数可按式（2-16）计算。

$$\omega_i\% = \frac{A_i f_i}{A_1 f_1 + A_2 f_2 + A_3 f_3 + \cdots + A_n f_n} \times 100\% \qquad (2\text{-}16)$$

式中，f_i 为相对重量校正因子。

归一化法的优点是简便、定量结果与进样量无关、操作条件变化时对结果影响较小。缺点是所有组分必须在一个分析周期内都能流出色谱柱，而且检测器对它们都产生信号。该法不适用于微量杂质的含量测定。

三、仪 器、试 剂

仪器：气相色谱仪；天平等。

试剂：正丁醇；乙醇；正庚烷；混合溶剂（正丁醇和乙醇按一定比例混合）；100%二甲基聚硅氧烷等。

四、实 验 方 法

混合溶剂含量照气相色谱法测定。

1. 混合溶剂 将乙醇和正丁醇以一定比例混合，摇匀。

2. 色谱条件 用 100%二甲基聚硅氧烷为固定液的毛细管柱；柱温为 120℃；进样器温度为 150℃；检测器温度为 180℃；载气流速为 30ml/min；进样量为 0.1μl。

3. 系统适用性要求 理论板数按乙醇峰计算不低于 5000，正丁醇峰和乙醇峰的分离度应符合要求。

4. 相对重量校正因子的测定 选用正庚烷作为标准物质，用分析天平称取重量为 m_i 和 m_s 的被测物质 i 和标准物质 s，配成混合溶液后进样分析，根据所得峰面积分别，采用式 2-17 计算正丁醇和乙醇的相对重量校正因子。

$$f_i = \frac{f_i'}{f_s'} = \frac{A_s m_i}{A_i m_s} \qquad (2\text{-}17)$$

式中，A_i、A_s、m_i 和 m_s 分别代表物质 i 与标准物质 s 的峰面积和重量；f_i' 和 f_s' 分别代表物质 i 与标准物质 s 的绝对校正因子。

5. 测定法 精密量取配制好的正丁醇和乙醇的混合溶剂，注入气相色谱仪，记录色谱图，计算，即得。

五、结 果 与 讨 论

将混合溶剂中正丁醇和乙醇的色谱峰面积代入式（2-17）中计算，得到二者的质量分数。

六、思 考 题

气相色谱常用的定量方法有哪些？简述其优缺点。

（杨璨瑜）

Experiment 17　Assay of norgestrel and quinestrol compound preparation using HPLC internal standard method

1. Objectives

1.1 To control the principles of high performance liquid chromatography (HPLC) and its application in pharmaceutical analysis.

1.2 To familiar with the principles and procedures for assay of norgestrel and quinestrol tablets by HPLC internal standard method.

2. Principles

Internal standard method is an accurate quantitative method in chromatographic analysis, which can avert the influence on determination result due to the sample pretreatment and the injection volume errors.

Prepare solutions containing an accurately weighed quantity of the reference substance and the internal standard substance respectively as specified in the monograph. Precisely measure each solution, mix and prepare the reference solution for the determination of the correction factor. Inject a certain number of solutions into the chromatograph instrument and record the chromatogram. Measure the peak area (or peak height) of the reference substance and the internal standard substance. Calculate the correction factor as follows, formula 2-18.

$$f = \frac{A_S / c_S}{A_R / c_R} \qquad \text{formula 2-18}$$

A_S is the peak area (or peak height) of the internal standard substance; c_S is the concentration of the internal standard substance; A_R is the peak area (or peak height) of the reference substance; c_R is the concentration of the reference substance.

Prepare the test solutions containing the internal standard substance as specified in the monograph. Inject a certain amount of solutions into the chromatograph instrument and record the chromatogram. Measure the peak area(or peak height)of the test substance and the internal standard substance. Calculate the content as follows, formula 2-19.

$$c_X = f \times \frac{A_X}{A_S' / c_S'} \qquad \text{formula 2-19}$$

A_X is the peak area (or peak height) of the test substance; c_X is the concentration of the test substance; f is the correction factor; A_S' is the peak area(or peak height)of the internal standard substance; c_S' is the concentration of the internal standard substance.

Norgestrel and quinestrol compound preparation, has the function of inhibiting ovulation. The prescription is 12g of norgestrel and 3g of quinestrol to make 1000 tablets. As sugar-coated or film-coated tablets, with almost white or slight white cores when the sugar coating removed.

Norgestrel is a white or almost white crystalline powder and odorless. It is soluble in chloroform, slightly soluble in methanol, and practically insoluble in water. The molecular formula is $C_{21}H_{28}O_2$ and the molecular weight is 312.45. The structure of norgestrel（Fig.2-12）is as follows.

Quinestrol is a white or almost white crystal or crystalline powder. It is soluble in ethanol，acetone，ethyl acetate or chloroform，almost insoluble in water. The molecular formula is $C_{25}H_{32}O_2$ and the molecular weight is 364.50. The structure of quinestrol（Fig.2-12）is as follows.

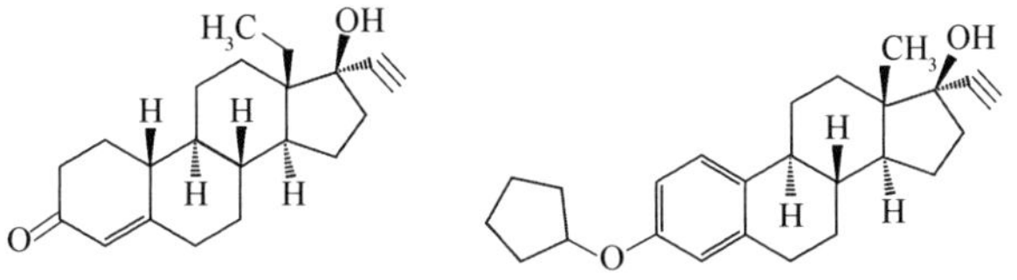

Norgestrel($C_{21}H_{28}O_2$，312.45)　　　Quinestrol($C_{25}H_{32}O_2$，364.50)

Fig.2-12. Structures of norgestrel and quinestrol

Hydroxyprogesterone caproate is a white or almost white crystalline powder and odorless. It is soluble in ethanol，acetone or ether，slightly soluble in tea oil or castor oil，and practically insoluble in water. The molecular formula is $C_{27}H_{40}O_4$ and the molecular weight is 428.62. The structure of hydroxyprogesterone caproate（Fig.2-13）is as follows. In this experiment hydroxyprogesterone caproate is used as the internal standard.

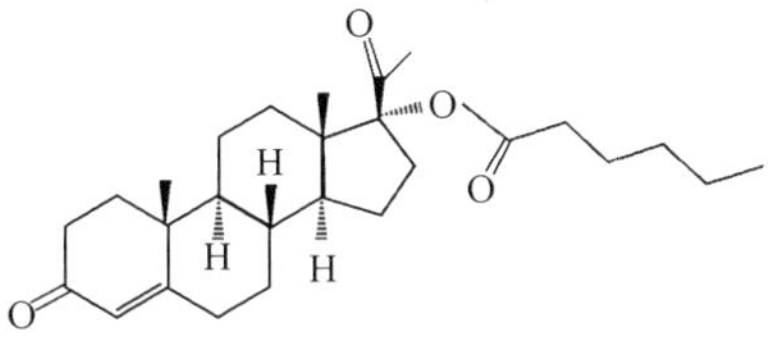

Fig.2-13. Structure of hydroxyprogesterone caproate（$C_{27}H_{40}O_4$，428.62）

3. Instruments and chemical reagents

3.1 Instruments

HPLC，analytical balance，volumetric flask（50ml），ultrasonic cleaning instrument.

3.2 Chemical reagents

Norgestrel and quinestrol tablets，hydroxyprogesterone caproate reference substance，norgestrel reference substance，quinestrol reference substance，acetonitrile（HPLC），deionized water.

4. Procedures and methods

4.1 Test solution preparation

Weigh 20 tablets accurately and porphyrized. Weigh accurately the powder equivalent to about 12mg of norgestrel into a 50ml volumetric flask，add mobile phase，dissolve norgestrel and quinestrol by ultrasonic，stand to room temperature，dilute with mobile phase to volume，mix well and filter.

4.2 Reference solution preparation

Weigh accurately norgestrel and quinestrol reference substance respectively，dissolve and dilute with mobile phase to produce solutions of norgestrel（0.24mg/ml）and quinestrol（0.06mg/ml）.

4.3 Internal standard solution preparation

Weigh accurately hydroxyprogesterone caproate reference substance，dissolve and dilute with acetonitrile to produce solution of 0.12mg/ml.

4.4 Chromatographic condition

Use octadecylsilane bonded silica gel as the stationary phase and acetonitrile：water（80：20）as the mobile phase. The detection wavelength is 220nm and injection volume is 20ul.

4.5 System suitability

The number of theoretical plates of the column is not less than 3000, calculated with reference to the peak of the norgestrel. The resolution（R）of the test substance peak and the internal standard substance peak should comply with the requirements.

4.6 Assay

Precisely measure 1ml of the test solution successive filtrate and internal standard solution respectively, mix well, inject into the chromatograph instrument and record the chromatogram. Accurately measure 1ml of the reference solution and the internal standard solution respectively, mix well and repeat the operation. Calculate the content of norgestrel and quinestrol with respect to the peak area obtained in the chromatogram by the internal standard method.

5. Results and disscussions

Norgestrel and quinestrol compound preparation contain not less than 90.0 percent and not more than 115.0 percent of the labelled amount of norgestrel（$C_{21}H_{28}O_2$）, and not less than 94.0 percent and not more than 115.0 percent of the labelled amount of quinestrol（$C_{25}H_{32}O_2$）.

6. Questions

6.1 How to optimize chromatographic conditions of HPLC?

6.2 What are the advantages of the internal standard method of HPLC?

6.3 How to select the internal standard substance?

（丁林芬）

Experiment 18　Assay of diazepam tablet using HPLC external standard method

1. Objectives

1.1 To control the principles of high performance liquid chromatography（HPLC）and its application in pharmaceutical analysis.

1.2 To control the principles and procedures for assay of diazepam tablets by HPLC external standard method.

2. Principles

External standard method is a useful quantitative method in chromatographic analysis. Prepare solutions containing an accurately weighed quantity of the reference substance and the test substance respectively as specified in the monograph. Inject a certain number of each solution into the chromatograph instrument and record the chromatogram. Measure the peak area（or peak height）of the reference substance and the test substance. Calculate the content according to the following formula 2-20.

$$c_X = c_R \times \frac{A_X}{A_R}$$
formula 2-20

c_X is the concentration of the test substance; A_X is the peak area (or peak height) of the test substance; c_R is the concentration of the reference substance; A_R is the peak area (or peak height) of the reference substance.

Diazepam is 7-chloro-1, 3-dihydro-1-methyl-5-phenyl-2H-1, 4-benzodiazepin-2- one, also known as valium, the most widely used sedative-hypnotic drug. The molecular formula is $C_{16}H_{13}ClN_2O$ and the molecular weight is 284.74. Diazepam occurs as a white or almost white crystalline powder and odorless. It is freely soluble in acetone or chloroform, soluble in ethanol, and practically insoluble in water. Diazepam is a benzodiazepine that exerts anxiolytic, sedative, musclerelaxant, anticonvulsant, and amnestic effects. Most of these effects are thought to result from a facilitation of the action of gamma aminobutyric acid (GABA), an inhibitory neurotransmitter in the central nervous system. Diazepam tablets are white. The structure of diazepam (Fig.2-14) is as follows.

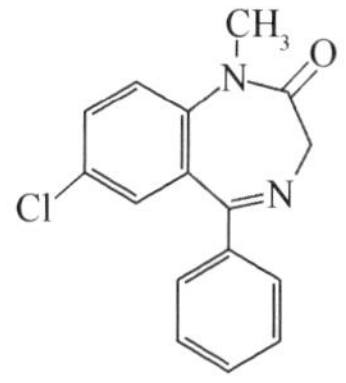

Fig.2-14. Structure of diazepam (C_{16}H_{13}ClN_2O, 284.74)

3. Instruments and chemical reagents

3.1 Instruments

HPLC, analytical balance, volumetric flask (50ml), ultrasonic cleaning instrument.

3.2 Chemical reagents

Diazepam tablets, diazepam reference substance, methanol (HPLC), deionized water.

4. Procedures and methods

4.1 Test solution preparation

Weigh 20 tablets accurately and porphyrized. Weigh accurately the powdered tablets equivalent to about 10mg of diazepam and dissolve it into a 50ml volumetric flask with amount of methanol and shake for a few minutes, then dilute with methanol to volume, mix well, filter and use the successive filtrate as the test solution.

4.2 Reference solution preparation

Weigh accurately diazepam reference substance about 10mg and dissolve it into a 50ml volumetric flask with amount of methanol and shake for a few minutes, then dilute with methanol to volume, mix well, filter and use the successive filtrate as the test solution.

4.3 Chromatographic condition

Use octadecylsilane bonded silica gel as the stationary phase and methanol：water (70：30) as the mobile phase. The detection wavelength is 254nm and injection volume is 10ul.

4.4　System suitability

The number of theoretical plates of the column is not less than 1500, calculated with reference to the peak of the diazepam.

4.5　Assay

Precisely measure and inject the test solution and the reference solution into the chromatograph instrument, and record the chromatogram, respectively. Calculate the content of diazepam with respect to the peak area obtained in the chromatogram by the external standard method.

5. Results and disscussions

Diazepam tablets contain not less than 90.0 percent and not more than 110.0 percent of the labelled amount of diazepam ($C_{16}H_{13}ClN_2O$) .

6. Questions

6.1　What are the differences between the internal standard method and the external standard method?

6.2　What are the contents of the system suitability test for HPLC?

6.3　In addition to HPLC, what other methods are there for the assay of diazepam tablets? Give an explanation on the features of each method?

（丁林芬）

第三章 综合性实验

实验十九 阿司匹林原料药与肠溶片的质量分析

一、目 的 要 求

1. 掌握阿司匹林原料药与肠溶片的鉴别与含量测定的操作。
2. 熟悉阿司匹林原料药与肠溶片的杂质检查的原理与方法。
3. 了解阿司匹林肠溶片片剂项下规定的其他检查项目。

二、实 验 原 理

阿司匹林（图 3-1），化学名为乙酰水杨酸（acetylsalicylic acid），白色结晶或结晶性粉末，无臭或微带乙酸味，是一种非常普遍的治疗感冒的芳酸类药物，有解热止痛作用，同时还可软化血管。本品在乙醇中易溶，在三氯甲烷或乙醚中溶解，在水或无水乙醚中微溶；在氢氧化钠溶液或碳酸钠溶液中溶解，但同时分解。固体药物的溶出是药物吸收的前提。阿司匹林微溶于水，属于难溶性药物，其肠溶片的溶出度是重要的质控指标。

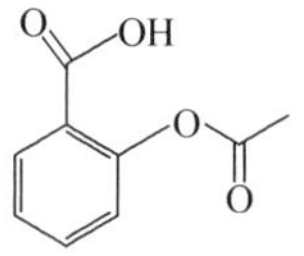

图 3-1 阿司匹林（$C_9H_8O_4$，180.16）的结构

阿司匹林水解后，结构中出现酚羟基，可以直接与三氯化铁试液反应，显紫堇色。阿司匹林还可与碳酸钠试液加热水解，产生水杨酸钠及乙酸钠，加入过量稀硫酸酸化后，生成白色水杨酸沉淀，并发生乙酸臭气。

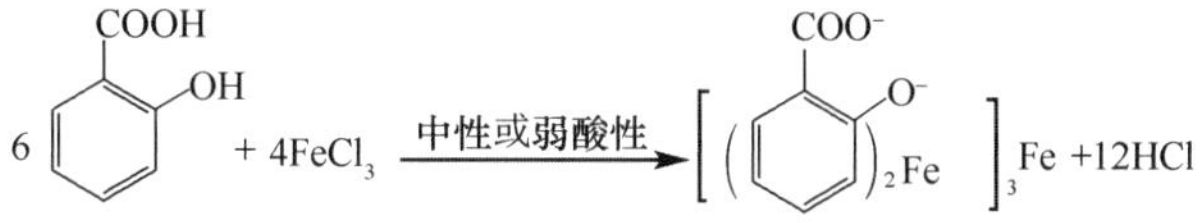

阿司匹林原料药在制备过程中，会存在未反应完全的酚类，或水杨酸精制时温度过高，产生脱羧副反应的苯酚，以及合成中由副反应生成的乙酸苯酯、水杨酸苯酯和乙酰水杨酸苯酯等杂质，检查本品溶液的澄清度可在一定限度上控制杂质限量。其原理是利用阿司匹林分子含羧基，可溶于碳酸钠试液，而其杂质苯酚、乙酸苯酯、水杨酸苯酯及乙酰水杨酸苯酯等不溶的特性。

阿司匹林原料药干燥失重不得超过 0.5%，炽灼残渣不得超过 0.1%。易炭化物检查法是检查药物中夹杂有遇硫酸易炭化或易氧化而呈色的有机杂质。检查时，将一定量的供试品加入硫酸中溶解后，静置，产生的颜色与标准比色液（比色用重铬酸钾溶液、比色用硫酸铜溶液或比色用氯化钴溶液配制的对照液）比较，以控制易炭化物限量。此外，阿司匹林中重金属的存在会影响药物的稳定性及安全性。药物中的重金属在一定实验条件下能与硫代乙酰胺或硫化钠作用而显色。在药物生产过程中遇到铅的机会较多，且铅易在体内积蓄中毒，所以检查时以铅为代表，以铅的限量表示重金属的限度。硫代乙酰胺法是最常用的药物重金属检查方法，适用于溶于水、稀酸和乙醇的药物。硫代乙酰胺在弱酸性条件下水解，产生硫化氢，与重金属离子生成黄色到棕黑色的硫化物混悬液，与一定量标准铅溶液经同法处理后所呈颜色比较即得供试品铅含量。

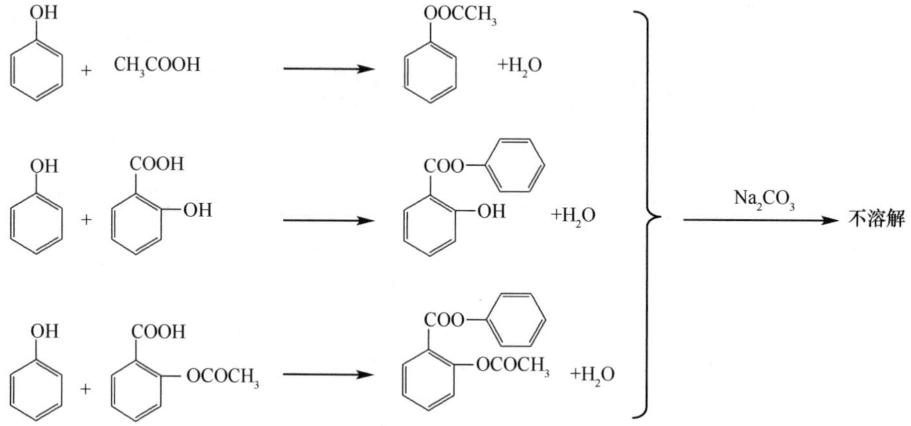

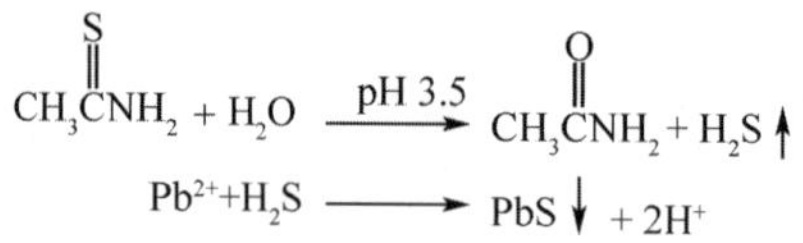

阿司匹林在生产过程中乙酰化不完全或储藏过程中水解产生水杨酸。水杨酸对人体有毒性，而且分子中的酚羟基在空气中被逐渐氧化成一系列醌型有色（如淡黄、红棕甚至深棕色）物质，使阿司匹林成品变色，因而需加以控制。《中国药典》规定阿司匹林制剂均按照原料药方法与色谱条件检查水杨酸，阿司匹林原料药和肠溶片中游离水杨酸的限量分别不得超过 0.1% 和 1.5%。

阿司匹林在过量氢氧化钠介质中，定量水解为水杨酸钠，其水溶液在 290～300nm 处有较强的紫外吸收，且吸光度在一定条件下，与阿司匹林的浓度呈线性关系，则可从标准曲线上求出相当于阿司匹林的含量。因此，在合适条件下，可用紫外分光光度法测定阿司匹林的含量。阿司匹林肠溶片外有一层包衣，需要除去包衣，才可使用紫外分光光度法测定其含量，但误差较大。根据《中国药典》规定，阿司匹林肠溶片的含量测定使用高效液相色谱法。

三、仪器、试剂及试样

仪器：分析天平；扁形称量瓶；烧杯；移液管；量筒；恒温干燥箱；干燥器；马弗炉；紫外-可见分光光度计；溶出度测试仪；高效液相色谱仪；纳氏比色管；容量瓶；坩埚；白纸；玻棒；胶头滴管；水浴装置；滤膜；研钵等。

试剂：碳酸钠试液；冰醋酸；1%冰醋酸的甲醇溶液；乙腈；四氢呋喃；比色用氯化钴液；比色用重铬酸钾液；比色用硫酸铜液；硝酸铅；硝酸；无水乙醇；氢氧化钠固体；稀硫酸；0.1mol/L 盐酸溶液；乙酸钠；硫代乙酰胺试液；纯化水；三氯化铁试液；乙酸盐缓冲液（pH 3.5）；0.2mol/L 磷酸钠溶液；2mol/L 盐酸溶液或 2mol/L 氢氧化钠溶液等。

试样：阿司匹林原料药；阿司匹林肠溶片；水杨酸。

四、实 验 方 法

（一）阿司匹林原料药的质量分析

1. 鉴别

（1）取本品约 0.1g，加纯化水 10ml，煮沸，放冷，加三氯化铁试液 1 滴，观察并记录实验现象。

（2）取本品约 0.5g，加入碳酸钠试液 10ml，煮沸 2min 后，放冷，加入过量的稀硫酸，观察并记录实验现象。

2. 检查

（1）溶液的澄清度：取本品 0.50g，加约 45℃的碳酸钠试液 10ml 溶解后，观察溶液是否澄清。

（2）游离水杨酸及相关物

1）有关物质：照高效液相色谱法测定。

2）供试品溶液：取本品约 0.1g，精密称定，置 10ml 容量瓶中，加 1%冰醋酸的甲醇溶液适量，振摇使溶解，并稀释至刻度，摇匀，作为供试品溶液。

3）对照溶液：精密量取供试品 1ml，置 200ml 容量瓶中，用 1%冰醋酸的甲醇溶液稀释至刻度，摇匀，作为对照溶液；精密量取对照溶液 1ml，置 10ml 容量瓶中，用 1%冰醋酸的甲醇溶液稀释至刻度，摇匀，作为灵敏度溶液；取水杨酸约 10mg，精密称定，置 100ml 容量瓶中，加 1%冰醋酸的甲醇溶液适量使溶解并稀释至刻度，摇匀，精密量取 5ml，置 50ml 容量瓶中，用 1%冰醋酸的甲醇溶液稀释至刻度，摇匀，作为水杨酸对照品溶液。

4）色谱条件：用十八烷基硅烷键合硅胶为填充剂；以乙腈-四氢呋喃-冰醋酸-纯化水（20：5：5：70）为流动相；检测波长为 303nm。

5）系统适用性要求：系统适用性溶液色谱图中，理论板数按水杨酸峰计算不低于 5000，阿司匹林峰与水杨酸峰的分离度应符合要求。

6）测定法：精密量取对照溶液与供试品溶液各 10μl，分别注入液相色谱仪，记录色谱图。供试品溶液色谱图中如有与水杨酸峰保留时间一致的色谱峰，按外标法（附注）以峰面积计算游离水杨酸的含量。

以乙腈-四氢呋喃-冰醋酸-纯化水（20：5：5：70）为流动相 A，乙腈为流动相 B，按表 3-1 中的条件进行梯度洗脱；检测波长为 276nm。阿司匹林峰的保留时间约为 8min，阿司匹林峰与水杨酸峰的分离度应符合要求。分别精密量取供试品溶液、对照溶液、灵敏度溶液与水杨酸对照品溶液各 10μl，注入液相色谱仪，记录色谱图。供试品溶液色谱图中如有杂质峰，除水杨酸峰外，其他各杂质峰面积之和不得大于对照溶液主峰面积。供试品溶液色谱图中小于灵敏度溶液主峰面积的色谱峰忽略不计。

表 3-1 有关物检查的高效液相色谱条件

时间（min）	流动相 A（%）	流动相 B（%）
0	100	0
60	20	80

（3）易炭化物：取比色用氯化钴液 0.25ml、比色用重铬酸钾液 0.25ml、比色用硫酸铜液 0.40ml，分别加纯化水稀释使成 5ml，作为对照液。将本品 0.5g 加入 5ml 稀硫酸中，轻摇使其溶解，静置 15min 后，如显色，与对照液比较，观察并记录实验现象。

（4）干燥失重：取本品约 1g，平铺在 130℃干燥至恒重的扁形称量瓶中，厚度不可超过 5mm，精密称定。将瓶盖取下，置于称量瓶旁或将瓶盖半开，置恒温干燥箱内 105℃干燥 2～3h 后，将瓶盖盖好，取出，置以变色硅胶为干燥剂的干燥器中 40min 后称定重量，并记录。依上述方法重复操作，至恒重为止。从减失的重量和取样量计算供试品的干燥失重。

（5）炽灼残渣：取本品 1.0～2.0g，置已炽灼至恒重的坩埚中，精密称定，缓缓炽灼至完全炭化，放冷；除另有规定外，加稀硫酸 0.5～1ml 使湿润，低温加热至硫酸蒸气除尽后，在 700～800℃炽灼使完全灰化，移置干燥器内，放冷，精密称定后，再在 700～800℃炽灼至恒重，从减失的重量和取样量计算供试品的残渣重量。

（6）重金属：取硝酸铅 0.160g，置 1000ml 容量瓶中，加硝酸 5ml 与纯化水 50ml 溶解后，用纯化水稀释至刻度，摇匀，作为储备液。临用前精密量取储备液 10ml 置 100ml 容量瓶中，加纯化水稀释至刻度，摇匀，即得标准铅溶液（每 1ml 相当于 10μg 的 Pb）。

取 50ml 纳氏比色管 3 支，编号甲、乙、丙。甲管中加标准铅溶液 1ml 与乙酸盐缓冲液（pH 3.5）2ml 后，加无水乙醇稀释成 50ml；乙管中加入阿司匹林 1.0g，加无水乙醇 23ml 溶解后，加乙酸盐缓冲液（pH 3.5）2ml，加无水乙醇稀释成 50ml；丙管中加入与乙管相同重量的供试品，加配制供试品溶液的溶剂适量使溶解，再加与甲管相同量的标准铅溶液与乙酸盐缓冲液（pH 3.5）2ml 后，用无水乙醇稀释成 25ml；再在甲、乙、丙三管中分别加硫代乙酰胺试液各 2ml，摇匀，放置 2min，同置白纸上，自上向下透视，当丙管中显出的颜色不浅于甲管时，乙管中显示的颜色与甲管比较，不得更深。

3. 含量测定

（1）对照品溶液：准确称量 4.0g 氢氧化钠固体，放入烧杯加纯化水全部溶解，冷却至室温，转移到 1000ml 的容量瓶中，将烧杯和玻棒用纯化水洗涤 2~3 次，全注入 1000ml 的容量瓶中，向容量瓶中加纯化水，到刻度线 1~2cm 处时，改用胶头滴管，至溶液的凹液面与刻度线相切，盖好瓶盖，摇匀，即得 0.1mol/L 的氢氧化钠溶液。称取 0.2500g 水杨酸，先溶于少量 0.1mol/L 氢氧化钠溶液中，然后用纯化水定容于 500ml 容量瓶中，摇匀，即得 0.5000mg/ml 水杨酸储备液。将 7 个 50.00ml 容量瓶按 0~6 依次编号。分别移取水杨酸储备液 0.00ml、1.00ml、2.00ml、3.00ml、4.00ml、5.00ml、6.00ml 于相应编号容量瓶中，各加入 1.0ml 0.1mol/L NaOH 溶液，先用纯化水稀释至 30ml 左右，80℃水浴加热 10min，冷却至室温，稀释至刻度，摇匀。

（2）供试品溶液：准确称取适量阿司匹林原料药于烧杯中，加入 0.1mol/L 氢氧化钠溶液溶解，定量转移至 50ml 容量瓶中，用纯化水稀释至刻度，摇匀。从 50ml 容量瓶中取一定量的试样溶液至另一个 50ml 容量瓶中，用纯化水稀释至 30ml 左右，于 80℃水浴中加热 10min，冷却至室温，稀释至刻度，摇匀。

（3）测定法：在紫外分光光度计上对标样 3 进行扫描，波长范围是 320~280nm，确定最大吸收波长，并在该波长下由低浓度到高浓度测定对照品溶液的吸光度，最后测定供试品溶液的吸光度。以吸光度 A 为纵坐标，水杨酸浓度 c 为横坐标作标准曲线（表 3-2）。

表 3-2 含量测定的标准曲线实验

编号	浓度 c（mg/ml）	A（平均值）
0		
1		
2		
3		
4		
5		
6		

根据供试品溶液的吸光度值，在标准曲线上求出相应的水杨酸浓度（mg/ml），并由式（3-1）换算成阿司匹林的浓度。

$$阿司匹林的浓度 = 水杨酸的浓度 \times \frac{阿司匹林的分子量}{水杨酸的分子量} \tag{3-1}$$

（二）阿司匹林肠溶片的质量分析

1. 鉴别

（1）取本品的细粉适量（约相当于阿司匹林 0.1g），加纯化水 10ml，煮沸，放冷，加三氯化铁试液 1 滴，观察并记录实验现象。

（2）在含量测定项下的色谱图中，供试品溶液主峰的保留时间应与对照品溶液主峰的保留时间一致。

2. 检查

（1）游离水杨酸：取本品细粉约 0.1g，精密称定，置 100ml 容量瓶中，加 1%冰醋酸的甲醇溶液振摇使阿司匹林溶解，并稀释至刻度，摇匀，滤膜滤过，取续滤液作为供试品溶液；取水杨酸对照品约 15mg，精密称定，置 50ml 容量瓶中，加 1%冰醋酸的甲醇溶液溶解并稀释至刻度，摇匀，精密量取 5ml，置 100ml 容量瓶中，用 1%冰醋酸的甲醇溶液稀释至刻度，摇匀，作为对照品溶液。照阿司匹林原料药游离水杨酸项下的方法测定。供试品溶液色谱图中如有与水杨酸峰保留时间一致的色谱峰，按外标法以峰面积计算游离水杨酸的含量。

（2）溶出度

1）酸中溶出量：取本品，照溶出度与释放度测定法（《中国药典》通则 0931 篮法），以 0.1mol/L 的盐酸溶液 600ml（25mg、40mg、50mg 规格）或 750ml（100mg、300mg 规格）为溶出介质，转速为 100 转/分，依法操作，2h 后，取溶液 10ml，滤过，取续滤液作为供试品溶液；取阿司匹林对照品，精密称定，加 1%冰醋酸的甲醇溶液溶解并稀释制成每 1ml 中含 4.25μg（25mg 规格）、7μg（40mg 规格）、8.25μg（50mg 规格）、13μg（100mg 规格）、40μg（300mg 规格）的溶液，作为对照品溶液。照含量测定项下的方法测定，计算每片中阿司匹林的溶出量，限度应小于阿司匹林标示量的 10%。

2）缓冲液中溶出量：在酸中溶出量检查项下的溶液中继续加入 37℃的 0.2mol/L 磷酸钠溶液 200ml（25mg、40mg、50mg 规格）或 250ml（100mg、300mg 规格），混匀，用 2mol/L 盐酸溶液或 2mol/L 氢氧化钠溶液调节溶液的 pH 至 6.8±0.05，继续溶出 45min，取溶液 10ml，滤过，取续滤液作为供试品溶液；另精密称取阿司匹林对照品适量，精密称定，加 1%冰醋酸的甲醇溶液溶解并稀释制成每 1ml 中含 22μg（25mg 规格）、35μg（40mg 规格）、44μg（50mg 规格）、72μg（100mg 规格）、0.2mg（300mg 规格）的溶液，作为阿司匹林对照品溶液；另取水杨酸对照品，精密称定，加 1%冰醋酸的甲醇溶液溶解并稀释制成每 1ml 中含 1.7μg（25mg 规格）、2.6μg（40mg 规格）、3.4μg（50mg 规格）、5.5μg（100mg 规格）、16μg（300mg 规格）的溶液，作为水杨酸对照品溶液。照含量测定项下的色谱条件，精密量取供试品溶液、阿司匹林对照品溶液与水杨酸对照品溶液各 10μl，分别注入液相色谱仪，记录色谱图。按外标法计算每片中阿司匹林和水杨酸的含量，将水杨酸含量乘以 1.304 后，与阿司匹林含量相加即得每片缓冲液中释放量。限度为标示量的 70%，应符合规定。

3. 含量测定　照高效液相色谱法测定。

（1）供试品溶液：取本品 20 片，精密称定，充分研细，精密称取约 10mg，置 100ml 容量瓶中，加 1%冰醋酸的甲醇溶液强烈振摇使阿司匹林溶解并稀释至刻度，滤膜滤过，取续滤液作为供试品溶液。

（2）对照品溶液：取阿司匹林对照品，精密称定，加 1%冰醋酸的甲醇溶液溶解并定量稀释制成每 1ml 中含 0.1mg 的溶液作为对照品溶液。

（3）色谱条件：用十八烷基硅烷键合硅胶为填充剂，以乙腈-四氢呋喃-冰醋酸-纯化水（20∶5∶5∶70）为流动相；检测波长为 276nm。

（4）系统适用性要求：理论板数按阿司匹林峰计算不低于 3000，阿司匹林峰与水杨酸峰的分离度应符合要求。

（5）测定法：精密量取供试品溶液与对照品溶液各 10μl，注入液相色谱仪，记录色谱图。按外标法以峰面积计算，即得。

五、结果与讨论

根据试验现象，记录结果，进行讨论（表 3-3）。

表 3-3　阿司匹林原料药/肠溶片的质量分析

No.＿＿＿＿

检品名称		规　格	
批　号			
检品来源		批　量	
收验日期		报告日期	
检定依据			

续表

检验项目	标准规定	检验结果	项目结论
结　果			
检验人		复核人	
备　注			

六、思　考　题

1. 为什么阿司匹林原料药与肠溶片均要求检查游离水杨酸？二者限量要求有什么不同？
2. 什么情况下可以用外标法？
3. 为什么要对阿司匹林原料药进行澄清度检查？

七、附　　注

外标法　按各品种项下的规定，精密称（量）取对照品和供试品，配制成溶液，分别精密取一定量，进样，记录色谱图，测量对照品溶液和供试品溶液中待测物质的峰面积（或峰高），按式（3-2）计算含量：

$$含量(c_X)=c_R \times \frac{A_X}{A_R} \tag{3-2}$$

式中，c_X 为供试品的浓度；c_R 为对照品的浓度；A_X 为供试品的峰面积或峰高；A_R 为对照品的峰面积或峰高。

由于微量注射器不易精确控制进样量，当采用外标法测定时，以手动进样器定量环或自动进样器进样为宜。

（李艳红　王　皎）

实验二十　维生素 C 注射液的质量分析

一、目　的　要　求

1. 掌握维生素 C 注射液的杂质检查与含量测定的操作。
2. 熟悉维生素 C 注射液鉴别的原理和方法。
3. 了解维生素 C 注射液剂型项下规定的其他检查项目。

二、实　验　原　理

维生素 C（图 3-2）又称抗坏血酸，是一种水溶性维生素，是维持人体正常新陈代谢和生命功能的必需物质。维生素 C 注射液在使用或储存过程中易出现发黄的现象，且颜色随储存时间的延长而逐渐变深。这是因为维生素 C 的水溶液在高于或低于 pH 5～6 时，受空气、光线和温度的影响，分子中的内酯环发生水解，并进一步发生脱羧反应生成糠醛聚合而变色，此时结构的共轭双键增多，吸光度会增大，说明药品被水解得更多，制剂更不稳定。所以利用分光光度法检查维生素 C 注射液的颜色，控制其 pH 在 5.0～7.0，是维生素 C 注射液杂质检查的重要内容。

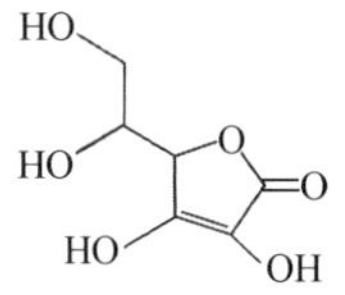

图 3-2 维生素 C（$C_6H_8O_6$，176.13）的结构

维生素 C 在空气中极易被氧化，尤其是在碱性条件下氧化更快，而在酸性介质中，它受空气氧化的速度稍慢，较为稳定。一般在浸提过程中会用 2%的草酸来减慢它的氧化速度。所以，检查草酸成为维生素 C 注射液的质控项目之一。维生素 C 注射液中的草酸在酸性溶液中与氯化钙生成白色的草酸钙沉淀，与标准量的草酸在相同条件下的实验现象比较，来控制草酸的限量。

$$C_2O_4^{2-} + Ca^{2+} \longrightarrow CaC_2O_4\downarrow$$

维生素 C 分子结构中具有烯二醇结构，具有内酯环，烯二醇基具有极强的还原性，易被氧化成二酮基。其含量测定基于其具有较强的还原性，可被不同氧化剂定量氧化，由于容量分析法简便、快速、结果准确，各国药典均采用碘量法测定维生素 C 的含量。

注射剂的可见异物检查法有灯检法和光散射法，一般常用灯检法（附注）。灯检法应在暗室中进行，实验室检测时应避免引入可见异物。当供试品的容器不适于检查（如透明度不够、不规则形状容器等），需转移至适宜容器中时，均应在 B 级的洁净环境（如层流净化台）中进行。检查人员经远距离和近距离视力测验，结果均应为 4.9 或 4.9 以上（矫正后视力应为 5.0 或 5.0 以上）；应无色盲。

三、仪器、试剂及试样

仪器：酸度计；紫外-可见分光光度计；YB-Ⅱ型澄明度检测仪；纳氏比色管；烧杯；量筒；移液管；试管；250ml 锥形瓶；容量瓶；注射器等。

试剂：草酸；氯化钙试液；蒸馏水；硝酸银试液；二氯靛酚钠试液；丙酮；稀乙酸；淀粉指示液；0.05mol/L 碘液等。

试样：维生素 C 注射液（2ml：0.5g×10 支/盒）。

四、实验方法

1. 鉴别 取试样适量（约相当于维生素 C 0.2g），加蒸馏水稀释至 10ml，照下述方法试验。

（1）取溶液 5ml，加硝酸银试液 0.5ml，即生成银的黑色沉淀。

（2）取溶液 5ml，加二氯靛酚钠试液 1～2 滴，试液的颜色即消失。

2. 检查

（1）pH 测定：量取试样溶液 10ml，用酸度计测定。测定前，应用标准缓冲液进行两点定位校准法校正仪器（附注）。校正过程结束后，进入测量状态。用蒸馏水清洗电极，将复合电极放入盛有供试品溶液的烧杯中，轻轻摇动，待读数稳定后，记录读数。

（2）颜色：取试样，用蒸馏水稀释制成每 1ml 中含维生素 C 50mg 的溶液，将溶液置 1cm 石英吸收池中，以蒸馏水为空白溶液，在 420nm 的波长处测定，测定吸光度。吸光度不得过 0.06。

（3）草酸：取试样，用蒸馏水稀释制成每 1ml 中约含维生素 C 50mg 的溶液，精密量取 5ml，加稀乙酸 1ml 与氯化钙试液 0.5ml，摇匀，放置 1h，作为供试品溶液；精密称取草酸 75mg，置 500ml 容量瓶中，加蒸馏水溶解并稀释至刻度，摇匀，精密量取 5ml，加稀乙酸 1ml 与氯化钙试液 0.5ml，摇匀，放置 1h，作为对照溶液。供试品溶液产生的浑浊不得浓于对照溶液（0.3%）。

（4）装量检查：维生素 C 注射液的标示装量（2ml/支）为不大于 2ml 者，仅需取 5 支，开启时注意避免损失，将内容物用相应体积的干燥注射器及注射针头抽尽，然后缓慢连续地注入经标化的量入式量筒内（量筒的大小应使待测体积至少占其额定体积的 40%，不排尽针头中的液体），在室温下读出每个容器内容物的装量，并求其平均装量。每支（瓶）的装量均不得少于其标示量。

（5）可见异物：维生素 C 注射液 20 支，除去标签，擦净容器外壁，在室温下放置一定时间，在避光室内或暗处，手持容器颈部于遮光板边缘处，轻轻旋转和翻转容器，使药液中存在的可见异物悬浮（注意不使药液产生气泡），在明视距离（供试品至人眼的距离，通常为 25cm），分别在黑色和白色前景下，用目检视。如检出可见异物的供试品超过 1 支，应另取 20 支同法检查，均不得检出。

3. 含量测定　碘量法（《中国药典》）。

精密量取本品适量（约相当于维生素 C 0.2g），加蒸馏水 15ml 与丙酮 2ml，摇匀，放置 5min，加稀乙酸 4ml 与淀粉指示液 1ml，用 0.05mol/L 碘液滴定，至溶液显蓝色并持续 30s 不褪，即得。每 1ml 的 0.05mol/L 碘液相当于 8.806mg 的 $C_6H_8O_6$。

$$标示量\% = \frac{V \times T \times F}{V_S \times S_标} \times 100\% \tag{3-3}$$

式中，V 为滴定液消耗体积；T 为滴定度；F 为滴定液浓度校正系数；V_S 为待测液取样量；$S_标$ 为标示量。

五、结果与讨论

1. 鉴别该药物的真伪。
2. 按式（3-3）计算维生素 C 的标示量%，本品含维生素 C 应为标示量的 90.0%～110.0%。
3. 根据试验现象，记录结果（表 3-4），进行讨论。

表 3-4　维生素 C 注射液的质量分析

No._____.

检品名称		规　格	
批　号			
检品来源		批　量	
收验日期		报告日期	
检定依据			
检验项目	标准规定	检验结果	项目结论
结　果			
检验人		复核人	
备　注			

六、思 考 题

1. 为什么能用分光光度法检查维生素 C 注射液的颜色？
2. 维生素 C 注射液为什么要检查草酸？

3. 用碘量法测定含量时，加入丙酮和稀乙酸的目的是什么？

七、附　注

1. 酸度计的校正

（1）校正用的标准缓冲液

1）邻苯二甲酸盐标准缓冲液（pH 4.01）：精密称取在115℃±5℃干燥2～3h的邻苯二甲酸氢钾10.21g，加蒸馏水使溶解并稀释至1000ml。

2）磷酸盐标准缓冲液（pH 6.86）：精密称取在115℃±5℃干燥2～3h的无水磷酸氢二钠3.55g与磷酸二氢钾3.40g，加蒸馏水使溶解并稀释至1000ml。

（2）校正：打开电源开关，按"pH/mV"按钮，使仪器进入pH测量状态；用温度计测量被测溶液的温度，读数，如25℃。按"温度"旋钮至测量值25℃，然后按"确认"键，回到pH测量状态；调节斜率旋钮至最大值；打开电极套管，用蒸馏水冲洗电极头部，用吸水纸仔细将电极头部吸干，将复合电极放入pH为6.86的标准缓冲溶液，使溶液淹没电极头部的玻璃球，轻轻摇匀，待读数稳定后，按"定位"键，使显示值为该溶液25℃时标准pH 6.86，然后按"确认"键，回到pH测量状态；将电极取出，洗净、吸干，放入pH为4.01的标准缓冲溶液中，摇匀，待读数稳定后，按"斜率"键，使显示值为该溶液25℃时标准pH 4.01，按"确认"键，回到pH测量状态；取出电极，洗净、吸干。重复校正，直到两标准溶液的测量值与标准pH基本相符为止。注：在当日使用中只要仪器旋钮无变动则可不必重复校正。

2. 灯检法　灯检法应在暗室中进行。检查装置如图3-3所示。

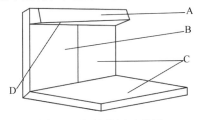

图3-3　灯检装置示意图

A. 带有遮光板的日光灯光源（光照度可在1000～4000lx范围内调节）；B. 不反光的黑色背景；C. 不反光的白色背景和底部（供检查有色异物）；D. 反光的白色背景（指遮光板内侧）

检查法：取规定量供试品，除去容器标签，擦净容器外壁，必要时将药液转移至洁净透明的适宜容器内，将供试品置遮光板边缘处，在明视距离（指供试品至人眼的清晰观测距离，通常为25cm），手持容器颈部，轻轻旋转和翻转容器（但应避免产生气泡），使药液中可能存在的可见异物悬浮，分别在黑色和白色背景下目视检查，重复观察，总检查时限为20s。供试品装量每支（瓶）在10ml及10ml以下的，每次检查可手持2支（瓶）。50ml或50ml以上大容量注射液按直、横、倒三步法旋转检视。供试品溶液中有大量气泡产生影响观察时，需静置足够时间至气泡消失后检查。

用无色透明容器包装的无色供试品溶液，检查时被观察供试品所在处的光照度应为1000～1500lx；用透明塑料容器包装、棕色透明容器包装的供试品或有色供试品溶液，光照度应为2000～3000lx；混悬型供试品或乳状液，光照度应增加至约4000lx。

（孙孔春　李艳红）

实验二十一　维生素B$_1$片的质量分析

一、目的要求

1. 掌握维生素B$_1$片的质量分析项目和内容。

2. 掌握维生素 B_1 鉴别、检查及含量测定的原理及方法。

3. 掌握吸收系数法测定含量的原理及方法。

二、实 验 原 理

维生素 B_1（图 3-4）在碱性溶液中水解、环合后，被铁氰化钾试液氧化，生成硫色素，硫色素溶于正丁醇，显蓝色荧光。此硫色素反应为维生素 B_1 的专属性反应，可用于维生素 B_1 的鉴别及含量测定。

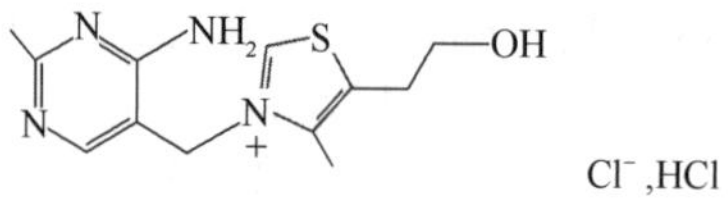

图 3-4　维生素 B_1（$C_{12}H_{17}ClN_4OS \cdot HCl$，337.27）

维生素 B_1 有共轭双键结构，其盐酸溶液（9→1000）在 246nm 波长处有最大吸收，吸收系数（$E_{1cm}^{1\%}$）为 421。维生素 B_1 片以紫外分光光度法进行含量测定，含量应为标示量的 90.0%～110.0%。

三、仪器、试剂及试样

仪器：高效液相色谱仪；紫外分光光度计；研钵；过滤装置；容量瓶等。

试剂：盐酸（9→1000ml）；氢氧化钠试液；铁氰化钾试液；正丁醇；硝酸；硝酸银；氨水；二氧化锰；硫酸；淀粉碘化钾试纸；甲醇；乙腈；庚烷磺酸钠溶液（0.2mol/L，1%三乙胺，以磷酸调节 pH 至 5.5）；磷酸；三乙胺；纯化水等。

试样：维生素 B_1 片。

四、实 验 方 法

1. 鉴别　取维生素 B_1 片适量，研细后加纯化水搅拌，滤过，滤液蒸干。取残渣约 5mg，加氢氧化钠试液 2.5ml 溶解后，加铁氰化钾试液 0.5ml，正丁醇 5ml，强力振摇 2min，静置分层，上面的醇层显强烈的蓝色荧光，加酸使成酸性，荧光即消失，再加碱，使成碱性，荧光又出现。

2. 检查

（1）有关物质

1）供试品溶液：取维生素 B_1 片研细后的细粉适量，以适量流动相使维生素 B_1 溶解，再用流动相稀释制成每 1ml 中含维生素 B_1 1mg 的溶液，滤过，取续滤液，即得。

2）对照溶液：精密量取供试品溶液 1ml，置于 100ml 容量瓶中，用流动相定容至刻线，摇匀，即得。

3）色谱条件：以十八烷基硅烷键合硅胶为填充剂，流动相为甲醇：乙腈：庚烷磺酸钠溶液（0.02mol/L，1%三乙胺，以磷酸调节 pH 至 5.5）＝9：9：82，检测波长选择 254nm，进样体积 20μl。

4）系统适用性要求：理论板数按维生素 B_1 峰计算不低于 2000，维生素 B_1 主峰与相邻峰的分离度均应符合要求。

5）测定法：精密量取供试品溶液和对照溶液，分别注入高效液相色谱仪，记录色谱图至主峰保留时间的 3 倍。

6）限度：供试品溶液色谱图中如有杂质峰，各杂质峰面积的和不得大于对照溶液主峰面积的 1.5 倍（1.5%）。

（2）重量差异：取试样 20 片，精密称定，得出总重量，求得平均片重后，再分别精密称定每片的重量，随后将每片重量与平均片重比较，按《中国药典》的规定，超出重量差异限度（平均片重＞0.3g，限度为±7.5%；平均片重≤0.3g，限度为±5%）的不得多于 2 片，并不得有 1 片超出限度 1 倍。

3. 样品含量测定　取试样 20 片，精密称定，研细，精密称取适量（约相当于维生素 B_1 25mg），加盐酸（9→1000ml）约 70ml，振摇 15min 使维生素 B_1 溶解，再加盐酸（9→1000ml）到 100ml，摇匀，用干燥滤纸滤过，弃初滤液，精密量取续滤液 5ml，用盐酸（9→1000ml）稀释至 100ml，摇匀，于 246nm 波长处测定吸收度，按其吸收系数（$E_{1cm}^{1\%}$）为 421 计算，本品含维生素 B_1（$C_{12}H_{17}ClN_4OS \cdot HCl$）应为标示量的 90.0%～110.0%。

五、结果与讨论

1. 按吸收系数法计算维生素 B_1 片的标示量百分含量。

$$标示量\% = \frac{A \times D \times \bar{W} \times 1000}{E_{1cm}^{1\%} \times W \times B \times 100} \times 100\% \tag{3-4}$$

式中，A 为测得吸光度；B 为标示量（mg）；D 为稀释体积（ml）；$E_{1cm}^{1\%}$ 为吸收系数；W 为称样量（g）；$\bar{W}$ 为平均片重（g/片）；100 为浓度换算系数（g/100mg 换算为 g/ml）；1000 为重量换算系数（mg 换算为 g）。

2. 根据鉴别、检查和含量测定实验所得结果对维生素 B_1 片的质量进行分析、评判。

六、思　考　题

1. 维生素 B_1 片还可以采用哪些方法进行鉴别和含量测定？
2. 紫外分光光度法有哪几种定量方法？试简单阐述各方法的特点。

（杨婉秋）

实验二十二　维生素 B_2 片的质量分析

一、目　的　要　求

1. 掌握维生素 B_2 片的鉴别及含量测定的原理和方法。
2. 熟悉荧光分光光度计的构造和使用。
3. 了解荧光分光光度法在药物分析中的应用。

二、实　验　原　理

某些物质受紫外线或可见光照射激发后能发射出比激发光波长较长的荧光。物质的激发光谱和荧光发射光谱，可用于该物质的定性分析。当激发光强度、波长、所用溶剂及温度等条件固定时，物质在一定浓度范围内，其发射光强度与溶液中该物质的浓度成正比关系，可以用于该物质的含量测定。

通常荧光分光光度法是在一定条件下，测定对照品溶液荧光强度与其浓度的线性关系。当线性关系良好时，可在每次测定前，用一定浓度的对照品溶液校正仪器的灵敏度；然后在相同的条件下，分别读取对照品溶液及其试剂空白的荧光强度与供试品溶液及其试剂空白的荧光强度，可计算供试品浓度。

维生素 B_2 又称核黄素，其结构式见图 3-5。

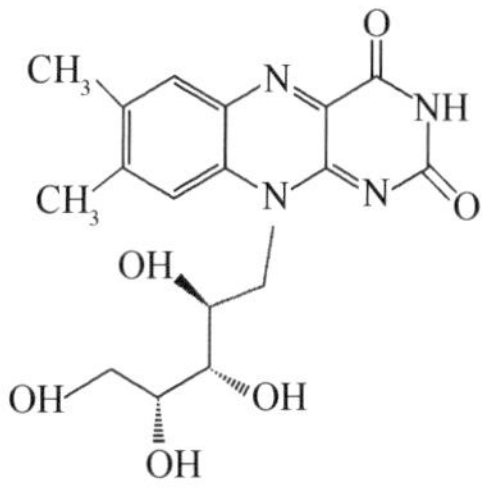

从结构上可以看出，维生素 B_2 分子具有长共

图 3-5　维生素 B_2（$C_{17}H_{20}N_4O_6$，376.37）的结构

轭结构，且分子具有刚性结构，因此可以发射荧光。

三、仪器、试剂和试样

仪器：荧光分光光度计；分析天平；研钵；棕色容量瓶；纳氏比色管；比色皿；过滤装置；研钵等。

试剂：10mol/L 乙酸溶液；蒸馏水；连二亚硫酸钠结晶等。

试样：维生素 B_2；维生素 B_2 片。

四、实 验 方 法

（一）鉴别

取维生素 B_2 细粉适量（约相当于维生素 B_2 1mg），加蒸馏水 100ml，振摇，浸渍数分钟使维生素 B_2 溶解，滤过，滤液在透射光下显淡黄绿色并有强烈的黄绿色荧光；分成 2 份：一份中加无机酸或碱溶液，荧光即消失；另一份中加连二亚硫酸钠结晶少许，摇匀后，黄色即消退，荧光亦消失。

（二）含量测定

1. 对照品溶液的配制　准确称取 0.0100g 的维生素 B_2，加适量的 10mol/L 乙酸溶液使其溶解，转移到 100ml 的棕色容量瓶中，用 10mol/L 乙酸溶液稀释至刻度，摇匀，即得 100μg/ml 的维生素 B_2 溶液。置于暗处保存。

精密量取 1.00ml 上述溶液于 100ml 棕色容量瓶中，用 10mol/L 乙酸溶液稀释至刻度，摇匀，即得 1.00 μg/ml 的维生素 B_2 溶液。置于暗处保存。

精密量取 4.00ml 的 1.00μg/ml 的维生素 B_2 溶液于 10ml 纳氏比色管中，用 10mol/L 乙酸溶液稀释至刻度，摇匀，即得对照品溶液。

2. 供试品溶液的配制　取维生素 B_2 片 10 片，精密称定，研细，精密称取适量（约相当于维生素 B_2 10mg），加适量的 10mol/L 乙酸溶液使其溶解，转移到 100ml 的棕色容量瓶中，用 10mol/L 乙酸溶液稀释至刻度，摇匀，滤过，精密量取续滤液 1.00ml 于 100ml 棕色容量瓶中，用 10mol/L 乙酸溶液稀释至刻度，摇匀。精密量取上述溶液 5.00ml 于 10ml 纳氏比色管中，用 10mol/L 乙酸溶液稀释至刻度，摇匀，即得供试品溶液。

3. 供试品溶液中维生素 B_2 的测定　取对照品溶液在激发光波长 440nm、发射光波长 530nm 处测定荧光强度（F_S），在相同条件下测定供试品溶液的荧光强度（F_X）。按式（3-5）计算供试品溶液中维生素 B_2 的含量。

$$c_X = \frac{R_X - R_{Xb}}{R_r - R_{rb}} \times c_r \qquad (3\text{-}5)$$

式中，c_X 为供试品溶液的浓度；c_r 为对照品溶液的浓度；R_X 为供试品溶液的荧光强度；R_{Xb} 为供试品溶液试剂空白的荧光强度；R_r 为对照品溶液的荧光强度；R_{rb} 为对照品溶液试剂空白的荧光强度。

本品的标示量%按式（3-6）计算。

$$标示量\% = \frac{c_X \cdot D \cdot \bar{W}}{W_{取} \cdot B} \times 100\% \qquad (3\text{-}6)$$

式中，$W_{取}$ 为取样量；$\bar{W}$ 为平均片重；D 为供试品溶液的稀释体积；B 为标示量。

五、结 果 与 讨 论

1. 鉴别该药物的真伪。

2. 含量测定：根据式（3-6）计算维生素 B_2 片的标示量%，本品含维生素 B_2 应为标示量的 90.0%～110.0%。

六、思 考 题

1. 简述荧光分光光度计的主要组成部件。
2. 有较高的荧光效率的物质具有哪些分子结构？
注：
1. 因荧光分光光度法中的浓度与荧光强度的线性较窄，故 $(R_X-R_{Xb})/(R_r-R_{rb})$ 应控制在 0.5～2 范围内为宜，如若超过，应在调节溶液浓度后再进行测定。
2. 当浓度与荧光强度明显偏离线性时，应改用标准曲线法进行含量测定。

（杨璨瑜）

实验二十三　盐酸普鲁卡因注射液的质量分析

一、目 的 要 求

1. 掌握亚硝酸钠滴定法测定盐酸普鲁卡因含量及永停滴定法指示终点的原理及方法。
2. 熟悉盐酸普鲁卡因的鉴别反应。
3. 了解盐酸普鲁卡因的结构与分析方法之间的关系。

二、实 验 原 理

盐酸普鲁卡因（图3-6）为局部麻醉药，作用强，毒性低，临床上主要用于浸润麻醉、脊椎麻醉及传导麻醉。

盐酸普鲁卡因属于芳胺类药物，在其结构中含有对氨基苯甲酸酯的母体结构。

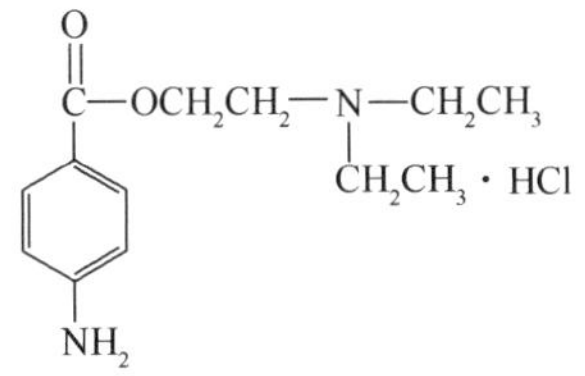

图 3-6　盐酸普鲁卡因（$C_{13}H_{20}N_2O_2 \cdot HCl$，272.77）

具有芳伯氨基或水解后具有芳伯氨基分子结构的药物，在酸性溶液中可与亚硝酸钠反应，可用亚硝酸钠滴定法测定含量。亚硝酸钠滴定法适用范围广泛，常被国内外药典所采用，采用永停滴定法、电位法、内指示剂法和外指剂法等指示反应终点。

盐酸普鲁卡因分子结构中具有芳伯氨基，在酸性溶液中与亚硝酸钠定量反应，生成重氮盐，根据消耗亚硝酸钠的量，可以计算出药品的含量。《中国药典》用亚硝酸钠法测定盐酸普鲁卡因含量，用永停滴定法指示反应终点。（永停滴定法，又称双电流滴定法，是根据滴定过程中电流的变化确定滴定终点的方法，属于电流滴定法，简便易行，准确可靠，广泛用于药物分析中。）

反应式如下：

$$Ar-NH_2+NaNO_2+2HCl \longrightarrow Ar-N_2^+ Cl^- +NaCl+2H_2O$$

三、仪器、试剂及试样

仪器：永停滴定仪；铂-铂电极；分析天平；药用天平；称量纸；烧杯；量筒；刻度吸管；移液管；容量瓶；洗瓶；滤纸；滴管；试管；药勺；研钵；酸式滴定管；玻棒等。

试剂：稀盐酸；溴化钾；0.1mol/L 亚硝酸钠溶液；碱性 β-萘酚试液；0.5%中性红指示液；淀

粉碘化钾试纸；去离子水；0.05mol/L 亚硝酸钠滴定液；盐酸溶液（1→2）等。

试样：盐酸普鲁卡因注射液。

四、实 验 方 法

（一）鉴别试验：重氮化-偶合反应

1. 原理 盐酸普鲁卡因分子结构中具有芳伯氨基，在酸性溶液中可直接与亚硝酸钠进行重氮化反应，生成的重氮盐与碱性 β-萘酚偶合生成有色的偶氮染料。

2. 方法 取本品适量（约相当于盐酸普鲁卡因 50mg），加稀盐酸 1ml，加 0.1mol/L 亚硝酸钠溶液数滴，滴加碱性 β-萘酚试液数滴，生成橙红色的沉淀。

（二）含量测定

1. 内指示剂法 精密量取本品适量（约相当于盐酸普鲁卡因 0.1g），置烧杯中，加去离子水 40ml 与盐酸溶液（1→2）15ml，加溴化钾 2g，用玻棒搅匀，使其完全溶解，加入 0.5% 中性红指示液 1滴，将滴定管的尖端插入液面下约 2/3 处，用 0.05mol/L 亚硝酸钠滴定液迅速滴定，边滴边搅拌，至近终点时，再加 1 滴 0.5% 中性红指示液，将滴定管的尖端提出液面，用少量去离子水淋洗尖端，洗液并入溶液中，继续缓缓滴定至溶液的颜色呈纯蓝色，即为滴定终点。每 1ml 的 0.05mol/L 亚硝酸钠滴定液相当于 13.64mg 的盐酸普鲁卡因。本品含盐酸普鲁卡因（$C_{13}H_{20}N_2O_2 \cdot HCl$）应为标示量的 90.0%～110.0%。

2. 外指示剂法 精密量取本品适量（约相当于盐酸普鲁卡因 0.1g），置烧杯中，加去离子水 40ml 与盐酸溶液（1→2）15ml，加溴化钾 2g，用玻棒搅匀，使其完全溶解，将滴定管的尖端插入液面下约 2/3 处，用 0.05mol/L 亚硝酸钠滴定液迅速滴定，边滴边搅拌，至近终点时，将滴定管的尖端提出液面，用少量去离子水淋洗尖端，洗液并入溶液中，继续缓缓滴定至使淀粉碘化钾试纸立即变为蓝紫色（做法：用尖头玻棒沾烧杯中溶液后迅速在淀粉碘化钾试纸上划过）即为滴定终点。每 1ml 的 0.05mol/L 亚硝酸钠滴定液相当于 13.64mg 的盐酸普鲁卡因。本品含盐酸普鲁卡因（$C_{13}H_{20}N_2O_2 \cdot HCl$）应为标示量的 90.0%～110.0%。

3. 永停滴定法 精密量取本品适量（约相当于盐酸普鲁卡因 0.1g），置烧杯中，加去离子水 40ml 与盐酸液（1→2）15ml，加溴化钾 2g，置电磁搅拌器上，插入铂-铂电极，调节永停滴定仪使加于电极上的电压为 50mV，在 15～20℃，将滴定管的尖端插入液面下约 2/3 处，用 0.05mol/L 亚硝酸钠滴定液迅速滴定，边滴边搅拌，至近终点时，将滴定管的尖端提出液面，用少量去离子水淋洗尖端，洗液并入溶液中，继续缓缓滴定，至电流计指针突然偏转，不再回复，即为滴定终点。每 1ml 的 0.05mol/L 亚硝酸钠滴定液相当于 13.64mg 的盐酸普鲁卡因。

永停滴定法仪器装置图见图 3-7。

测定时，先将铂-铂电极插入供试品的盐酸溶液中，当在电极间加一低电压（约为 50mV）时，电极在溶液中极化。

终点前，溶液中无亚硝酸，线路无电流，电流计指针不发生偏转或偏转后即回复到零点。

终点时，溶液中有微量亚硝酸存在，使电极去极化，发生氧化还原反应，此时，线路中即有电流通过，电流计指针突然偏转，不再回复，即为滴定终点。

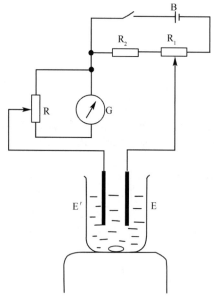

图 3-7 永停滴定法仪器装置图

E 和 E′为两个惰性铂（Pt）电极，G 为电流计，
R 与电流计临界阻尼电阻值近似，R_1 为 2kΩ 可调
电阻，R_2 电阻值为 60～70Ω，B 为 1.5V 干电池

电极反应:

阳极　　　$NO+H_2O \longrightarrow HNO_2+H^++e$

阴极　　　$HNO_2+H^++e \longrightarrow NO+H_2O$

产生可逆电对:HNO_2/NO

本品含盐酸普鲁卡因($C_{13}H_{20}N_2O_2 \cdot HCl$)应为标示量的90.0%～110.0%。

按式(3-7)计算百分标示量:

$$标示量\% = \frac{V \times T \times F}{V_0 \times B} \times 100\% \qquad\qquad (3\text{-}7)$$

式中,V为亚硝酸钠滴定液消耗的体积(ml);T为滴定度;F为亚硝酸钠滴定液的浓度校正因子;V_0为盐酸普鲁卡因注射液的取样量(ml);B为盐酸普鲁卡因注射液的标示量(mg/ml)。

注意事项:

1. 加入溴化钾,加快反应速度。

2. 加入过量的盐酸使重氮化反应速度加快,反应产物稳定,防止生成偶氮氨基化合物,而影响结果。

3. 必须控制在室温(10～30℃)条件下滴定。

4. 滴定管尖端应插入液面下滴定,避免滴定过程中亚硝酸挥发和分解。

5. 重氮化反应为分子反应,反应速度相对较慢,故滴定不宜过快。尤其是近终点时,因尚未反应的药物的浓度极低,须在最后一滴加入后,搅拌1～5min,再确定终点是否真正到达。

五、结果与讨论

1. 根据鉴别试验判断药物的真伪。

2. 通过实验现象、数据,按式(3-7)计算出盐酸普鲁卡因注射液的标示量%。

3. 根据标示量%的计算结果是否在《中国药典》规定的标示量%范围内,作出符合或不符合规定的结论。

六、思　考　题

1. 试简述盐酸普鲁卡因的结构和分析方法的关系。

2. 用亚硝酸钠法测定含量时,为什么要加溴化钾2g?为什么要将滴定管的尖端插入液面下约2/3处?在近终点时,为什么要缓缓滴定?

3. 除本实验方法外还可以用哪些方法指示终点?

（吴双凤）

实验二十四　硫酸阿托品原料药及其片剂的质量分析

一、目的要求

1. 掌握硫酸阿托品的结构特点。

2. 掌握硫酸阿托品鉴别的原理及方法。

3. 掌握硫酸阿托品含量测定的原理、方法及操作要点。

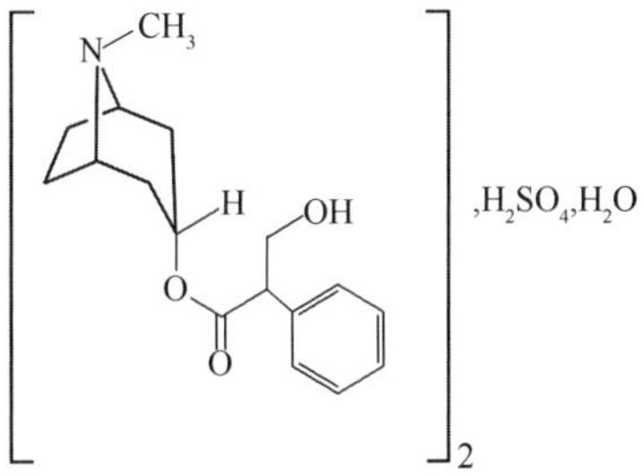

二、实验原理

硫酸阿托品 [($C_{17}H_{23}NO_3$)$_2 \cdot H_2SO_4 \cdot H_2O$, 694.8, 图3-8]

图3-8　硫酸阿托品的结构

为莨菪烷类抗胆碱药物,分子结构中的叔氨基氮原子,具有较强的碱性。根据药物分子结构的特性,硫酸阿托品可用 Vitali 反应、硫酸盐鉴别反应等进行鉴别,可使用酸性染料比色法、非水溶液滴定法、高效液相色谱法等方法对其含量进行测定。

1. 鉴别

（1）Vitali 反应：Vitali 反应是托烷类生物碱类的特征反应,硫酸阿托品水解后生成莨菪烷和莨菪酸。莨菪酸与发烟硝酸加热反应生成三硝基衍生物,再与氢氧化钾的醇溶液和固体氢氧化钾作用,脱羧形成具有共轭结构的深紫色醌式物质。

（2）硫酸盐的鉴别反应

1）与氯化钡试液反应：加氯化钡生成白色沉淀,沉淀在盐酸或硝酸中不溶解。

$$SO_4^{2-} + Ba^{2+} \longrightarrow BaSO_4 \downarrow (白色)$$

2）与乙酸铅反应：加乙酸铅生成白色沉淀,沉淀在乙酸铵或氢氧化钠试液中溶解。

$$SO_4^{2-} + Pb^{2+} \longrightarrow PbSO_4 \downarrow (白色)$$

$$PbSO_4 + 2CH_3COONH_4 \longrightarrow Pb(CH_3COO)_2 + (NH_4)_2SO_4$$

$$PbSO_4 + 4NaOH \longrightarrow Na_2PbO_2 + Na_2SO_4 + 2H_2O$$

3）加盐酸不生成白色沉淀,与硫代硫酸盐区别。

2. 含量测定

（1）非水溶液滴定法：非水溶液滴定法即在非水溶液中进行的滴定分析方法。《中国药典》中硫酸阿托品原料药的含量测定采用非水溶液滴定,滴定实质为硫酸阿托品中结合的硫酸被强酸（HClO_4）置换。

$$(BH^+)_2 \cdot SO_4^{2-} + HClO_4 \longrightarrow BH^+ \cdot ClO_4^- + BH^+ \cdot HSO_4^-$$

式中,B 代表阿托品;硫酸在酸性非水溶液中为一元酸,只能解离为 HSO_4^-,不能进行二次解离,因而非水溶液法滴定硫酸阿托品至终点时,其产物为硫酸氢盐。

（2）酸性染料比色法：《中国药典》规定硫酸阿托品片含量测定采用酸性染料比色法。酸性比色法是在生物碱类供试品中加入适当的酸性染料作为显色剂,使反应产物的最大吸收移至可见光区,以避免供试品在紫外区无吸收,或在紫外区吸收有干扰、不灵敏的情况。

在一定 pH 条件下,阿托品（B）与氢离子结合形成阿托品盐阳离子（BH^+）,酸性染料溴甲酚绿（HIn）则被解离为溴甲酚绿阴离子（In^-）,同时,阿托品盐阳离子与溴甲酚绿阴离子定量结合形成黄色离子对溶于水相。而后,黄色离子对被氯仿提取,使有机相呈色,剩余的酸性染料留于水相中。定量分离出该呈色有机提取液,脱水后,测定其吸收度,按对照法计算供试品浓度。

$$B + H^+ \longrightarrow BH^+$$

$$HIn \longrightarrow H^+ + In^-$$

$$BH^+ + In^- \longrightarrow (BH^+ \cdot In^-)_{水相} \longrightarrow (BH^+ \cdot In^-)_{水相}$$

式中,B 为阿托品;BH^+ 为阿托品盐阳离子;In^- 为酸性染料溴甲酚绿阴离子;（$BH^+ \cdot In^-$）$_{有机相}$ 为溶于水相中的离子对;（$BH^+ \cdot In^-$）$_{水相}$ 为被有机溶剂提取的离子对。

通常酸性比色法中供试品与对照品或标准品同时操作,且所用的空白为用同体积的溶剂代替对照品或供试品溶液，然后依次加入等量的相应试剂，并用同样方法处理所得溶液。

三、仪器、试剂及试样

仪器：紫外分光光度计；水浴装置；分液漏斗；白瓷皿；研钵；容量瓶；过滤装置等。

试剂：硫酸阿托品对照品；乙醇；乙醚；发烟硝酸；盐酸；冰醋酸；醋酐；高氯酸滴定液（0.1mol/L）；固体氢氧化钾；氨试液；氯化钡试液；乙酸铅试液；乙酸铵试液；三氯甲烷；结晶紫指示液；溴甲酚绿；邻苯二甲酸氢钾；氢氧化钠试液；0.2mol/L 氢氧化钠溶液；纯化水等。

试样：硫酸阿托品（原料药）；硫酸阿托品片。

四、实验方法

1. 鉴别

（1）托烷生物碱类的鉴别反应

1）硫酸阿托品（原料药）：取供试品约 10mg，加发烟硝酸 5 滴，置水浴上蒸干，得黄色的残渣，放冷，加乙醇 2～3 滴湿润，加固体氢氧化钾一小粒，即显深紫色。

2）硫酸阿托品片：取本品的细粉适量（约相当于硫酸阿托品 1mg），置分液漏斗中，加氨试液约 5ml，混匀，用乙醚 10ml 振摇提取后，分取乙醚层，置白瓷皿中，挥尽乙醚后，残渣加发烟硝酸 5 滴，置水浴上蒸干，得黄色的残渣，放冷，加乙醇 2～3 滴湿润，加固体氢氧化钾一小粒，即显深紫色。

（2）硫酸盐的鉴别反应

1）取硫酸阿托品对照品适量，加纯化水溶解并配制成 1ml 中约含 1mg 的溶液，滴加氯化钡试液，即生成白色沉淀；分离，沉淀在盐酸或硝酸中均不溶解。

2）取硫酸阿托品对照品适量，加纯化水溶解并配制成 1ml 中约含 1mg 的溶液，滴加乙酸铅试液，即生成白色沉淀；分离，沉淀在乙酸铵试液或氢氧化钠试液中溶解。

3）取供试品溶液，加盐酸，不生成白色沉淀（与硫代硫酸盐区别）。

2. 含量测定

（1）硫酸阿托品（原料药）的含量测定：取本品约 0.5g，精密称定，加冰醋酸与醋酐各 10ml 溶解后，加结晶紫指示液 1～2 滴，用高氯酸滴定液（0.1mol/L）滴定至溶液显纯蓝色，并将滴定的结果用空白试验校正。每 1ml 高氯酸滴定液（0.1mol/L）相当于 67.68mg 的硫酸阿托品。本品按干燥品计算，含硫酸阿托品不得少于 98.5%。

（2）硫酸阿托品片的含量测定

1）供试品溶液：取本品 20 片，精密称定，研细，精密称取适量（约相当于硫酸阿托品 2.5mg），置 50ml 容量瓶中，加纯化水振摇使硫酸阿托品溶解并稀释至刻度，滤过，弃初滤液，取续滤液，即得。

2）对照品溶液：取在 120℃ 干燥至恒重的硫酸阿托品对照品约 25mg，精密称定，置于 25ml 容量瓶中，加纯化水溶解并稀释至刻度，摇匀；精密量取 5ml，置 100ml 容量瓶中，用纯化水稀释至刻度，摇匀，即得（每 1ml 含无水硫酸阿托品约 50μg）。

3）测定法：精密量取供试品溶液与对照品溶液各 2ml，分别置预先精密加入三氯甲烷 10ml 的分液漏斗中，各加溴甲酚绿溶液（取溴甲酚绿 50mg 与邻苯二甲酸氢钾 1.021g，加 0.2mol/L 氢氧化钠溶液 6.0ml 使溶解，再用纯化水稀释至 100ml，摇匀，必要时滤过）2.0ml，振摇提取 2min 后，静置使分层，分取澄清的三氯甲烷液，照紫外-可见分光光度法，在 420nm 的波长处分别测定吸光度，计算，并将结果乘以 1.027，即得供试品中硫酸阿托品[（$C_{17}H_{23}NO_3$）$_2$·H_2SO_4·H_2O]的重量。

本品含硫酸阿托品[（$C_{17}H_{23}NO_3$）$_2$·H_2SO_4·H_2O]应为标示量的 90.0%～110.0%。

五、结果与讨论

1. 按非水溶液滴定法测定硫酸阿托品（原料药）的含量。

$$含量\% = \frac{\dfrac{c'}{c} \times T \times (V - V_0)}{m_s \times 1000} \times 100\% \tag{3-8}$$

式中，c' 为实际使用的高氯酸滴定液的浓度（mol/L）；c 为规定的高氯酸滴定液的浓度（0.1mol/L）；T 为滴定度；V 为供试品所消耗滴定液的体积（ml）；V_0 为空白试验所消耗滴定液的体积（ml）；m_s 为供试品的取样重量（g）；1000 为重量换算因数（g 换算为 mg）。

按干燥品计算，含硫酸阿托品不得少于 98.5%。

2. 按酸性染料比色法计算硫酸阿托品片的含量。

$$标示量\% = \frac{\dfrac{A_X}{A_R} \times c_R \times 50 \times \overline{W}}{W \times 标示量} \times 1.027 \times 100\% \tag{3-9}$$

式中，A_X 为供试品溶液的吸光度；A_R 为对照品溶液的吸光度；c_R 为对照品溶液的浓度（mg/ml）；50 为供试品溶液的体积（ml）；$\overline{W}$ 为供试品的平均片重（g）；W 为供试品的取样量（g）；1.027 为一水硫酸阿托品（分子质量为 694.84g/mol）和无水硫酸阿托品（分子质量为 676.82g/mol）的换算因数。

3. 根据实验结果分析、评判硫酸阿托品（原料药）及其片剂的质量。

六、思　考　题

1. 非水溶液滴定法测定药物含量的特点有哪些？哪几类药物适合用非水溶液滴定法测定其含量。
2. 酸性染料比色法的适用范围是哪些？试简单阐述该方法的优缺点。
3. 酸性染料比色法的主要条件有哪些？结合实验说明如何控制这些条件。
4. 应如何做空白试验？

七、附　　录

1. 实验采用酸性染料比色法测定硫酸阿托品含量，实验中应严格控制水相 pH 并保证离子对化合物能定量提取进入三氯甲烷层。

2. 分液漏斗活塞处宜涂甘油淀粉作润滑剂，其配制方法：取甘油 22g，加入可溶性淀粉 9g，混匀，加热至 140℃，保持 30min，并不断搅拌至透明，放冷，即得。

3. 振摇提取时既要能定量地将离子对化合物提入三氯甲烷层，又要防止乳化和少量水分不混入三氯甲烷层，因此，需小心充分振摇，并使静置分层后再分取三氯甲烷层，同时可在分液漏斗颈部放置少许脱脂棉以吸附三氯甲烷中少量水分。

（杨婉秋）

实验二十五　葡萄糖原料药及其注射液的质量分析

一、目　的　要　求

1. 熟悉一般杂质检查的目的和意义。
2. 掌握葡萄糖原料药中一般杂质限量检查的原理、方法及限量计算方法。掌握葡萄糖的鉴别试验原理及方法。掌握旋光度法和剩余碘量法测定葡萄糖及其注射液含量的原理与方法。

3. 熟悉旋光仪的使用。

二、实 验 原 理

葡萄糖（$C_6H_{12}O_6 \cdot H_2O$，198.17，图3-9）为 D-（+）-吡喃葡萄糖一水合物，是淀粉经无机酸或酶催化水解，再经脱色、浓缩结晶而得。根据葡萄糖结构特征和生产工艺特点，可基于旋光性和还原性，采用旋光度和还原反应等对葡萄糖进行鉴别和含量测定，并对氯化物、硫酸盐、铁盐等一般杂质和蛋白质、可溶性淀粉等特殊杂质进行检查。

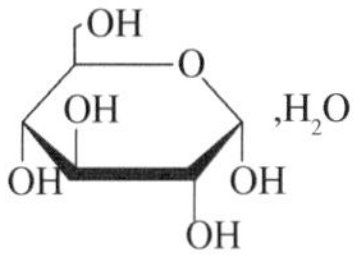

图3-9 葡萄糖的结构

1. 葡萄糖的鉴别 葡萄糖结构中含醛基，具有还原性，能与碱性酒石酸铜试液（斐林试液）发生氧化还原反应，生成红色的氧化亚铜沉淀。

2. 葡萄糖的杂质检查 葡萄糖的杂质检查大多采取限量检查法，以对照法、灵敏度法或比较法进行检查。实验时需要注意平行原则，将供试品和对照品溶液在完全相同的条件下反应。其中杂质限量是检查的评判标准，其计算公式见式（3-10）。

$$L = \frac{c \times V}{S} \times 100\% \qquad (3-10)$$

式中，L 为杂质限量（%）；c 为标准溶液浓度（g/ml）；V 为标准溶液体积（ml）；S 为供试品量（g）。

（1）氯化物检查法：微量的氯化物与硝酸银在硝酸溶液中反应，生成白色的氯化银浑浊液。在同样条件下，与一定量的标准氯化钠生成的氯化银浑浊液相比较，判断供试品中氯化物的限量。

$$Cl^- + Ag^+ \longrightarrow AgCl \downarrow （白色）$$

（2）硫酸盐检查法：硫酸盐与氯化钡在盐酸溶液中反应，生成白色的硫酸钡微粒浑浊液。在同样条件下，与一定量标准硫酸钾溶液生成的浑浊液比较，对药物中硫酸盐的限量进行检查。

$$SO_4^{2-} + Ba^{2+} \longrightarrow BaSO_4 \downarrow （白色）$$

（3）铁盐检查法：在稀硝酸介质中，三价铁盐与硫氰酸盐生成红色的硫氰酸铁络合物。供试品中铁盐氧化为三价铁盐后与硫氰酸盐反应，生成红色络合物，作为供试品溶液；同法处理一定量的标准铁盐溶液，作为铁盐杂质限量标准，供试品溶液与标准铁盐溶液进行比色，以检查供试品中铁盐。

$$Fe^{3+} + 6SCN^- \longrightarrow [Fe(SCN)_6]^{3-} （红色）$$

检查铁盐时，在显色前加入3滴硝酸，煮沸，使 Fe^{2+} 氧化为 Fe^{3+}。硝酸中可能含有的亚硝酸能与硫氰酸根离子反应，生成红色的亚硝酰硫氰化物，影响比色，因此加热煮沸除去氧化氮，以消除试剂中亚硝酸的干扰。

（4）重金属检查法：在实验条件下，重金属杂质与硫代乙酰胺或硫化钠作用显色。葡萄糖的重金属检查采用硫代乙酰胺法。其原理如下：

$$CH_3CSNH_2 + H_2O \xrightarrow{pH\ 3.5} CH_3CONH_2 + H_2S \uparrow$$

$$Pb^{2+} + H_2S \longrightarrow PbS \downarrow + 2H^+$$

（5）砷盐检查法：《中国药典》采用古蔡氏法和二乙基二硫代氨基甲酸银法检查药物中微量砷盐。葡萄糖的砷盐检查采用古蔡氏法。其检查原理如下：

$$\left. \begin{array}{l} As^{3+} \\ AsO_3^{3-} \end{array} \right\} \xrightarrow{Zn+H^+} AsH_3 \uparrow \xrightarrow{HgBr_2} As(HgBr)_3 （黄） \longrightarrow \left\{ \begin{array}{l} AsH(HgBr)_2 （棕） \\ As_2Hg_3 （黑） \end{array} \right.$$

（6）干燥失重测定法：干燥失重主要检查供试品中的水分及其他挥发性物质，常用常压恒温干燥法、减压干燥法和干燥剂干燥法。葡萄糖的干燥失重采用常压恒温干燥法。

$$干燥失重\% = \frac{减失的重量}{取样量} \times 100\% \qquad (3\text{-}11)$$

3. 葡萄糖的含量测定

（1）旋光法：葡萄糖结构中含有多个手性碳，具有旋光性，在水溶液中葡萄糖可发生变旋，生成互变异构体。不同的异构体旋光度不同，当溶液静置 6h 以上，或加热、加酸、加碱等均可使葡萄糖水溶液达到变旋平衡。根据变旋平衡时的旋光度可计算出葡萄糖的含量。

α-D-葡萄糖（36%）　　　　　醛式-D-葡萄糖（0.024%）　　　β-D-葡萄糖（64%）
$[\alpha]_D^{20}$=+113.4°　　　　　$[\alpha]_D^{20}$=+52.75°　　　　$[\alpha]_D^{20}$=+19.7°

25℃时，葡萄糖的比旋度为+52.6°～+53.2°，根据以 1dm 旋光管测得的供试品旋光度乘以 2.0852，计算出葡萄糖在供试品中的百分比浓度和标示量的百分含量。

（2）剩余碘量法：碘量法作为经典的氧化还原滴定方法，分为直接碘量法和间接碘量法，广泛用于环境、食品、医药、冶金、化工等领域中还原性物质含量的测定。剩余碘量法属于间接碘量法，首先在供试品溶液中加入定量过量的碘滴定液，待碘与待测组分反应完全后，用硫代硫酸钠标准溶液滴定剩余的碘，以求出待测组分含量。

碱性条件下，葡萄糖分子中的醛基，被定量过量的 I_2 溶液氧化成羧基，剩余的 I_2 用 $Na_2S_2O_3$ 标准溶液回滴。反应过程为

$$I_2 + 2NaOH \longrightarrow NaIO + NaI + H_2O$$
$$CH_2OH(CHOH)_4CHO + NaIO + NaOH \longrightarrow CH_2OH(CHOH)_4COONa + NaI + H_2O$$
$$3NaIO \xrightarrow{H^+} NaIO_3 + 2NaI$$
$$NaIO + NaI + H_2SO_4 \longrightarrow I_2 + Na_2SO_4 + H_2O$$
$$2S_2O_3^{2-} + I_2 \longrightarrow 2I^- + S_4O_6^{2-}$$

三、仪器、试剂及试样

仪器：旋光仪；分析天平；烘箱；马弗炉；古蔡氏法仪器；纳氏比色管；过滤装置；扁形称量瓶；坩埚；干燥器；碘瓶；具塞锥形瓶等。

试剂：碱性酒石酸铜试液；酚酞指示液；淀粉指示剂；溴化汞试纸；硫酸肼；乌洛托品；乙醇；比色用氯化钴液；比色用重铬酸钾液；比色用硫酸铜液；0.02mol/L 氢氧化钠滴定液；稀硝酸；稀盐酸；稀硫酸；标准氯化钠溶液；硝酸银试液；标准硫酸钾溶液；25%氯化钡溶液；磺基水杨酸溶液（1→5）；硫酸铁铵溶液（30→100）；硫氰酸铵；氨试液；乙酸盐缓冲液（pH=3.5）；硝酸铅；硫代乙酰胺试液；甘油；三氧化二砷；锌粒；酸性氯化亚锡试液；碘化钾；碘；0.1mol/L 硫代硫酸钠滴定液；蒸馏水；0.05mol/L 碘滴定液；标准铁溶液；标准铅溶液；稀焦糖溶液；溴化钾试液；1.0mol/L 氢氧化钠溶液；2mol/L 盐酸溶液；2mol/L 氢氧化钠溶液；1mol/L 盐酸溶液；标准砷溶液等。

试样：葡萄糖（原料药）；葡萄糖注射液。

四、实验方法

1. 葡萄糖（原料药）的质量分析

（1）葡萄糖的鉴别：取本品约 0.2g，加入蒸馏水 5ml 溶解完全，缓缓滴入至微温的碱性酒石酸铜试液中，即生成氧化亚铜的红色沉淀。

（2）葡萄糖的检查

1）酸度：取本品 2.0g，加蒸馏水 20ml 溶解后，加酚酞指示液 3 滴与 0.02mol/L 氢氧化钠滴定

液 0.2ml，应显粉红色。

2）溶液的澄清度与颜色：取本品 5.0g，加热蒸馏水溶解后，放冷，用蒸馏水稀释至 10ml，溶液应澄清无色；如显浑浊，采用目视比浊法与 1 号浊度标准液比较，不得更浓；如显色，与对照液（取比色用氯化钴液 3.0ml、比色用重铬酸钾液 3.0ml 与比色用硫酸铜液 6.0ml，加蒸馏水稀释成 50ml）1.0ml 加蒸馏水稀释至 10ml 比较，不得更深。

3）乙醇溶液的澄清度：取本品 1.0g，加乙醇 20ml，置水浴上加热回流约 40min，溶液应澄清。

4）氯化物：取本品 0.60g，加蒸馏水溶解使成 25ml，再加稀硝酸 10ml，溶液如不澄清，应滤过；置 50ml 纳氏比色管中，加蒸馏水使成约 40ml，摇匀，即得供试品溶液。另取标准氯化钠溶液 6.0ml，置 50ml 纳氏比色管中，加稀硝酸 10ml，加蒸馏水使成 40ml，摇匀，即得对照液。于供试品溶液与对照液中，分别加入硝酸银试液 1.0ml，用蒸馏水稀释使成 50ml，摇匀，在暗处放置 5min，同置黑色背景上，从比色管上方向下观察、比较，即得。供试品溶液与标准氯化钠溶液制成的对照液比较，不得更浓（0.01%）。

供试品溶液如带颜色，取供试品溶液 2 份，分别置于 50ml 纳氏比色管中，一份中加硝酸银试液 1.0ml，摇匀，放置 10min，如显浑浊，可反复滤过，至滤液完全澄清，再加标准氯化钠溶液 6.0ml 与蒸馏水适量使成 50ml，摇匀，在暗处放置 5min，作为对照液；另一份中加硝酸银试液 1.0ml 与蒸馏水适量使成 50ml，摇匀，在暗处放置 5min，按上述方法与对照液比较，即得。

5）硫酸盐：取本品 2.0g，加蒸馏水溶解使成约 40ml（溶液如显碱性，可滴加稀盐酸使成中性）；溶液如不澄清，应滤过；置于 50ml 纳氏比色管中，加入稀盐酸 2ml，摇匀，即得供试品溶液。另取标准硫酸钾溶液 2.0ml，置 50ml 纳氏比色管中，加蒸馏水使成约 40ml，加稀盐酸 2ml，摇匀，即得对照液。于供试品溶液与对照液中，分别加入 25%氯化钡溶液 5ml，用蒸馏水稀释至 50ml，充分摇匀，放置 10min，同置黑色背景上，从比色管上方向下观察、比较，即得。供试品溶液与标准硫酸钾溶液制成的对照液比较，不得更浓（0.01%）。

供试品溶液如带颜色，取供试品溶液 2 份，分别置于 50ml 纳氏比色管中，一份中加入 25%氯化钡溶液 5ml，摇匀，放置 10min，如显浑浊，可反复滤过，至滤液完全澄清，再加标准硫酸钾溶液 2.0ml 与蒸馏水适量使成 50ml，摇匀，放置 10min，作为对照液；另一份中加 25%氯化钡溶液 5ml 与蒸馏水适量使成 50ml，摇匀，放置 10min，按上述方法与对照液比较，即得。

6）亚硫酸盐与可溶性淀粉：取本品 1.0g，加蒸馏水 10ml 溶解后，加 0.05mol/L 碘滴定液 1 滴，应即显黄色。

7）干燥失重：取本品混合均匀（如为较大的结晶，应先迅速捣碎使成 2mm 以下的小粒），取约 1g，置于 105℃ 干燥至恒重的扁形称量瓶中，精密称定，平铺在扁形称量瓶中，放入烘箱进行干燥，在 105℃ 干燥至恒重，减失重量为 7.5%～9.5%。

8）炽灼残渣：取供试品 1.0～2.0g，置于已炽灼至恒重的坩埚中，精密称定，缓缓炽灼至完全炭化，放冷；加稀硫酸 0.5～1ml 使湿润，低温加热至硫酸蒸气除尽后，在 700～800℃ 炽灼使完全灰化，移置干燥器内，放冷，精密称定后，再在 700～800℃ 炽灼至恒重，即得。炽灼残渣不得超过 0.1%。

9）蛋白质：取本品 1.0g，加蒸馏水 10ml 溶解后，加磺基水杨酸溶液（1→5）3ml，不得发生沉淀。

10）钡盐：取本品 2.0g，加蒸馏水 20ml 溶解后，溶液分成 2 份，一份中加稀硫酸 1ml；另一份中加蒸馏水 1ml，摇匀，放置 15min，两液均应澄清。

11）铁盐：取本品 2.0g，加蒸馏水 20ml 溶解后，加稀硝酸 3 滴，缓慢煮沸 5min，放冷，用蒸馏水稀释制成 45ml，加硫氰酸铵溶液（30→100）3.0ml，摇匀，如显色，与标准铁溶液 2.0ml 用同一方法制成的对照液比较，不得更深（0.001%）。

12）重金属：取 25ml 纳氏比色管 3 支，甲管中加标准铅溶液 2.0ml 与乙酸盐缓冲液（pH=3.5）2ml 后，加蒸馏水稀释成 25ml；乙管中加入供试品 4.0g，加蒸馏水 23ml 溶解后，加乙酸盐缓冲液（pH=3.5）2ml；丙管中加入与乙管相同重量的供试品，加蒸馏水适量使溶解，再加与甲管相同量的标准铅溶液与乙酸盐缓冲液（pH=3.5）2ml 后，用蒸馏水稀释成 25ml；若供试品溶液带颜色，可在甲管中滴加少量的稀焦糖溶液或其他无干扰的有色溶液，使之与乙管、丙管一致；再在甲、乙、丙三管中分别加硫代乙酰胺试液各 2ml，摇匀，放置 2min，同置白纸上，自上向下透视，当丙管中显出的颜色不浅于甲管时，乙管中显示的颜色与甲管比较，不得更深（0.0005%）。

13）砷盐

A. 标准砷斑的制备：精密量取标准砷溶液 2ml，置 A 瓶中，加稀盐酸 5ml 与蒸馏水 21ml，再加碘化钾试液 5ml 与酸性氯化亚锡试液 5 滴，在室温放置 10min 后，加锌粒 2g，立即将照古蔡氏法装妥的导气管密塞于 A 瓶上，并将 A 瓶置 25～40℃水浴中，反应 45min，取出溴化汞试纸，即得。

B. 供试品砷斑的制备：取本品 2.0g，置于 A 瓶中，加蒸馏水 5ml 溶解后，加稀硫酸 5ml 与溴化钾试液 0.5ml，置水浴上加热约 20min，使保持稍过量的溴存在，必要时，再补加溴化钾试液适量，并随时补充蒸散的水分，放冷，加稀盐酸 5ml 与蒸馏水适量使成 28ml，依古蔡氏法检查，再加碘化钾试液 5ml 与酸性氯化亚锡试液 5 滴，在室温放置 10min 后，加锌粒 2g，立即将照古蔡氏法装妥的导气管密塞于 A 瓶上，并将 A 瓶置 25～40℃水浴中，反应 45min，取出溴化汞试纸，即得。将生成的样品砷斑与标准砷斑比较，不得更深（0.0001%）。

（3）葡萄糖的含量测定——剩余碘量法：精密量取本品适量（约相当于葡萄糖 75mg），置碘瓶中，加蒸馏水稀释至 5ml，精密加入 0.05mol/L 碘滴定液 25ml，再缓慢滴入 1.0mol/L 氢氧化钠溶液，至溶液变为浅黄色，密塞，在 20℃ 准确放置 30min 后，加入 2mol/L 盐酸溶液 5ml，立即用 0.1mol/L 硫代硫酸钠滴定液滴至浅黄色，加淀粉指示液 2ml，继续滴定至蓝色消失，并将滴定结果用空白试验校正。每 1ml 滴定液（0.05mol/L）相当于 9.008mg 的无水葡萄糖（$C_6H_{12}O_6$）或相当于 9.909mg 的葡萄糖（$C_6H_{12}O_6 \cdot H_2O$）。

$$含量\% = \frac{(V^0_{Na_2SO_3} - V^s_{Na_2SO_3}) \times \frac{1}{2} c_{Na_2SO_3} \times 198.2}{S} \times 100\% \qquad （3\text{-}12）$$

式中，$V^0_{Na_2SO_3}$ 为空白试验时消耗硫代硫酸钠滴定液的体积（ml）；$V^s_{Na_2SO_3}$ 为样品测定试验时消耗硫代硫酸钠滴定液的体积（ml）；$c_{Na_2SO_3}$ 为硫代硫酸钠滴定液的浓度（mol/L）；S 为供试品的重量（mg）；198.2 为含一水葡萄糖毫摩尔质量（mg/mmol）。

2. 葡萄糖注射液的含量测定

（1）旋光度法：精密量取本品适量（约相当于葡萄糖 5g），置 50ml 容量瓶中，加氨试液 0.2ml（10%或 10%以下规格的供试品可直接取样测定），用蒸馏水稀释至刻度，摇匀，静置 10min，即得供试品溶液。在 25℃时，用上述供试品溶液冲洗测定管数次后（注意不应产生气泡），置于旋光计测定，同法测定 3 次，取平均数，与 2.0852 相乘（测定管长度为 1dm），即得供试品中葡萄糖（$C_6H_{12}O_6 \cdot H_2O$）的重量（g），应为标示量的 95.0%～105.0%。

$$含量\% = \frac{a \times 2.0852}{W} \times 100\% \qquad （3\text{-}13）$$

式中，W 为供试品重量；2.0852 为含量计算因数，是测定管长度为 1dm 时，每 1°旋光度相当于每 100ml 待测溶液中（$C_6H_{12}O_6 \cdot H_2O$）的重量（g）。

（2）剩余滴定法（快速分析法）测定 5%葡萄糖注射液中葡萄糖含量：精密量取 5%葡萄糖注射液 2.0ml 置 25ml 容量瓶中，用蒸馏水稀释至刻度，精密量取 5.0ml，置具塞锥形瓶中，精密加入 0.05mol/L 碘滴定液 5.0ml、2mol/L 氢氧化钠溶液 7～8 滴，至溶液显淡黄色，在暗处静置 5min，滴加 1mol/L 盐酸溶液至溶液显酸性后，用 0.1ml/L 硫代硫酸钠滴定液滴定至无色。硫代硫酸钠滴定液消耗体积为 2.88～3.08ml 时，供试品中葡萄糖的含量符合规定。

五、结果与讨论

1. 根据葡萄糖的鉴别、检查、含量测定结果对葡萄糖（原料药）的质量进行分析，判断其是否符合规定。

2. 按式（3-13）计算葡萄糖注射液中葡萄糖的含量，并根据剩余碘量法（快速分析法）结果，判断供试品是否符合规定。

六、思 考 题

1. 在杂质检查时，比色、比浊操作应注意什么？
2. 葡萄糖的铁盐检查时，在加入显色剂之前应如何操作？为什么？
3. 旋光法测定葡萄糖含量时，所用含量计算因素 2.0852 有何由来？
4. 旋光法与剩余碘量法测定葡萄糖含量各有什么特点？
5. 剩余碘量法（快速分析法）测定葡萄糖注射液含量时，为何硫代硫酸钠滴定液消耗体积在 2.88～3.08ml 时，葡萄糖含量符合规定？
6. 旋光法测定葡萄糖含量时，为什么要加入氨试液，并放置 10min 后进行测定？

七、附 注

1. 纳氏比色管的选择与洗涤 比色或比浊操作，一般均在纳氏比色管中进行，因此在选用比色管时，必须注意使样品与标准管的体积相等，玻璃色质一致，最好不带任何颜色，管上的刻度均匀，如有差别，不得大于 2mm。纳氏比色管用后应立即冲洗，比色管洗涤时避免用毛刷或去污粉等洗刷，以免管壁划出条痕影响比色或比浊。

2. 平行操作原则 进行比色、比浊检查时，供试品溶液与对照液的实验条件应尽可能一致，严格按照操作步骤平行操作，按规定顺序加入试剂。比色、比浊前可利用手腕转动 360° 的旋摇使比色管内试剂充分混匀。比色方法一般是将两管同置于白色背景上，从侧面观察；比浊方法是将两管同置于黑色或白色背景上，自上而下地观察。

3. 量具选用 杂质检查中允许的误差为 ±10%，量筒的绝对误差为 1ml，刻度吸管的绝对误差为 0.01～0.1ml，在实验中，应根据供试品、标准液的取用量正确选用量器。例如，取标准液 2ml 应选择刻度吸管或移液管吸取标准液。取供试品 2g，允许的误差为 0.2g，可选用称量精度为 0.1g 的普通天平。

4. 目视比浊法 除另有规定外，按各品种项下规定的浓度要求，在室温条件下将用蒸馏水稀释至一定浓度的供试品溶液与等量的浊度标准液分别置于配对的比浊用玻璃管（内径 15～16mm，平底，具塞，以无色、透明、中性硬质玻璃制成）中，在浊度标准液制备 5min 后，在暗室内垂直同置于伞棚灯下，照度为 1000lx，从水平方向观察、比较。除另有规定外，供试品溶解后应立即检视。

（1）浊度标准储备液：称取于 105℃干燥至恒重的硫酸肼 1.00g，置 100ml 容量瓶中，加蒸馏水适量使溶解，必要时可在 40℃的水浴中温热溶解，并用蒸馏水稀释至刻度，摇匀，放置 4～6h；取此溶液与等容量的 10%乌洛托品溶液混合，摇匀，于 25℃避光静置 24h，即得。该溶液置冷处避光保存，可在 2 个月内使用，用前摇匀。

（2）浊度标准原液：取浊度标准储备液 15.0ml，置 1000ml 容量瓶中，加蒸馏水稀释至刻度，摇匀，取适量，置 1cm 吸收池中，照紫外-可见分光光度法，在 550nm 的波长处测定，其吸光度应在 0.12～0.15 范围内。该溶液应在 48h 内使用，用前摇匀。

（3）浊度标准液：取浊度标准原液与蒸馏水，按表 3-5 配制，即得。浊度标准液应临用时制备，使用前充分摇匀。

表 3-5 浊度标准液配制方法

级号	0.5	1	2	3	4
浊度标准原液（ml）	2.50	5.0	10.0	30.0	50.0
蒸馏水（ml）	97.50	95.0	90.0	70.0	50.0

5. 铁盐检查注意事项 采用硝酸将 Fe^{2+} 氧化为 Fe^{3+}，标准液应与供试品溶液同法操作。供试品溶液加硝酸煮沸时，应注意防止暴沸，必要时补充适量蒸馏水。

6. 干燥失重注意事项 若供试品干燥，应平铺在扁形称量瓶中，厚度不可超过 5mm，如为疏松物质，厚度不可超过 10mm。放入烘箱或干燥器进行干燥时，应将瓶盖取下，置称量瓶旁，或将瓶盖半开进行干燥；取出时，须将称量瓶盖好。置烘箱内干燥的供试品，应在干燥后取出置干燥器中放冷，然后称定重量。

7. 重金属检查法 重金属检查法所指的重金属系指在规定实验条件下能与硫代乙酰胺或硫化钠作用显色的金属杂质。

第一法

除另有规定外，取 25ml 纳氏比色管 3 支，甲管中加一定量标准铅溶液与乙酸盐缓冲液（pH 3.5）2ml 后，加蒸馏水或各品种项下规定的溶剂稀释成 25ml，乙管中加入按各品种项下规定的方法制成的供试品溶液 25ml，丙管中加入与乙管相同重量的供试品，加配制供试品溶液的溶剂适量使溶解，再加与甲管相同量的标准铅溶液与乙酸盐缓冲液（pH 3.5）2ml 后，用溶剂稀释成 25ml；若供试品溶液带颜色，可在甲管中滴加少量的稀焦糖溶液或其他无干扰的有色溶液，使之与乙管、丙管一致；再在甲、乙、丙三管中分别加硫代乙酰胺试液各 2ml，摇匀，放置 2min，同置白纸上，自上向下透视，当丙管中显出的颜色不浅于甲管时，乙管中显示的颜色与甲管比较，不得更深。如丙管中显出的颜色浅于甲管，应取样按第二法重新检查。如在甲管中滴加稀焦糖溶液或其他无干扰的有色溶液，仍不能使颜色一致时，应取样按第二法检查。

供试品如含高铁盐影响重金属检查时，可在甲、乙、丙三管中分别加入相同量的维生素 C 0.5～1.0g，再照上述方法检查。

配制供试品溶液时，如使用的盐酸超过 1ml，氨试液超过 2ml，或加入其他试剂进行处理者，除另有规定外，甲管溶液应取同样同量的试剂置瓷皿中蒸干后，加乙酸盐缓冲液（pH 3.5）2ml 与蒸馏水 15ml，微热溶解后，移置纳氏比色管中，加标准铅溶液一定量，再用蒸馏水或各品种项下规定的溶剂稀释成 25ml。

第二法

除另有规定外，当需改用第二法检查时，取各品种项下规定量的供试品，按炽灼残渣检查法进行炽灼处理，然后取遗留的残渣；或直接取炽灼残渣项下遗留的残渣；如供试品为溶液，则取各品种项下规定量的溶液，蒸发至干，再按上述方法处理后取遗留的残渣；加硝酸 0.5ml，蒸干，至氧化氮蒸气除尽后（或供试品一定量，缓缓炽灼至完全炭化，放冷，加硫酸 0.5～1ml，使恰湿润，用低温加热至硫酸除尽后，加硝酸 0.5ml，蒸干，至氧化氮蒸气除尽后，放冷，在 500～600℃炽灼使完全灰化），放冷，加盐酸 2ml，置水浴上蒸干后加蒸馏水 15ml，滴加氨试液至对酚酞指示液显微粉红色，再加乙酸盐缓冲液（pH 3.5）2ml，微热溶解后，移置纳氏比色管中，加蒸馏水稀释成 25ml 作为乙管；另取配制供试品溶液的试剂，置瓷皿中蒸干后，加乙酸盐缓冲液（pH 3.5）2ml 与蒸馏水 15ml，微热溶解后，移置纳氏比色管中，加标准铅溶液一定量，再用蒸馏水稀释成 25ml，作为甲管；再在甲、乙两管中分别加硫代乙酰胺试液各 2ml，摇匀，放置 2min，同置白纸上，自上向下透视，乙管中显出的颜色与甲管比较，不得更深。

第三法

除另有规定外，取供试品适量，加氢氧化钠试液 5ml 与蒸馏水 20ml 溶解后，置纳氏比色管中，加硫化钠试液 5 滴，摇匀，与一定量的标准铅溶液同样处理后的颜色比较，不得更深。

8. 试液配制

（1）酚酞指示液：取酚酞 1g，加乙醇 100ml 使溶解，即得。

（2）0.02mol/L 氢氧化钠滴定液：取氢氧化钠 4.000g，加蒸馏水振摇使溶解成饱和溶液，冷却后，置聚乙烯塑料瓶中，静置数日，澄清后备用。取澄清的氢氧化钠饱和溶液 5.6ml，加新沸过的冷水使成 1000ml，摇匀，精密量取溶液 2ml，置 10ml 容量瓶中加新沸过的冷水稀释至刻度，即得。

（3）稀硝酸：取硝酸 105ml，加蒸馏水稀释至 1000ml，即得。

（4）稀盐酸：取盐酸 234ml，加蒸馏水稀释至 1000ml，即得。

（5）25%氯化钡溶液：取氯化钡 25g，加蒸馏水适量使溶解成 100ml，即得。

（6）硝酸银试液（0.1mol/L）：取硝酸银 17.5g，加蒸馏水适量使溶解成 1000ml，摇匀，置玻璃塞的棕色玻瓶中，密闭保存。

（7）碘试液（0.05mol/L）：取碘 13.0g，加碘化钾 36g 与蒸馏水 50ml 溶解后，加盐酸 3 滴与蒸馏水适量使成 1000 ml，摇匀，用垂熔玻璃滤器滤过，置玻璃塞的棕色玻瓶中，密闭，在凉处保存。

（8）磺基水杨酸溶液：取磺基水杨酸 10g，加蒸馏水适量使溶解成 100ml，即得。

（9）硫氰酸铵溶液：取硫氰酸铵 30g，加蒸馏水适量使溶解成 100ml，即得。

（10）碱性酒石酸铜试液：由碱性酒石酸铜试液Ⅰ（硫酸铜溶液）与碱性酒石酸铜试液Ⅱ（碱性酒石酸钾钠溶液）于临用前等量混合而得。

（11）标准氯化钠溶液：称取氯化钠 0.165g，置 1000ml 容量瓶中，加蒸馏水适量使溶解并稀释至刻度，摇匀，作为储备液。精密量氯化钠储备液 10ml，置 100ml 容量瓶中，加蒸馏水稀释至刻度，摇匀，即得（每 1ml 相当于 10μg 的 Cl^-）。

（12）标准硫酸钾溶液：称取硫酸钾 0.181g，置 1000ml 容量瓶中，加蒸馏水适量使溶解并稀释至刻度，摇匀，即得（每 1ml 相当于 100μg 的 SO_4^{2-}）。

（13）标准铁溶液：称取硫酸铁铵[$FeNH_4(SO_4)_2 \cdot 12H_2O$] 0.863g，置 1000ml 容量瓶中，加蒸馏水溶解后，加硫酸 2.5ml，用蒸馏水稀释至刻度，摇匀，作为储备液。精密量取硫酸铁铵储备液 10ml，置 100ml 容量瓶中，加蒸馏水稀释至刻度，摇匀，即得（每 1ml 相当于 10μg 的 Fe^{3+}）。

（14）标准铅溶液：准确称取 0.160g 硝酸铅，置 1000ml 容量瓶中，加硝酸 5ml 和蒸馏水 50ml 溶解后，用蒸馏水稀释至刻度，摇匀后作储备液。使用时精密量取储备液 10ml，置 100ml 容量瓶中，加蒸馏水稀释至刻度，摇匀，即得（每 1ml 相当于 10μg Pb^{2+}）。

（15）标准砷溶液：称取三氧化二砷 0.132g，置 1000ml 容量瓶中，加 20%氢氧化钠溶液 5ml 溶解后，用适量的稀硫酸中和，再加稀硫酸 10ml，用蒸馏水稀释至刻度，摇匀，作为储备液。临用前，精密量取储备液 10ml，置 1000ml 容量瓶中，加稀硫酸 10ml，用蒸馏水稀释至刻度，摇匀，即得（每 1ml 相当于 1μg 的 As）。

（16）比色用重铬酸钾液：精密称取在 120℃干燥至恒重的基准重铬酸钾 0.4000g，置 500ml 容量瓶中，加适量蒸馏水溶解并稀释至刻度，摇匀，即得。每 1ml 溶液中含 0.800mg 的 $K_2Cr_2O_7$。

（17）比色用硫酸铜液：取硫酸铜约 32.5g，加适量的盐酸溶液（1→40）使溶解成 500ml，精密量取 10ml，置碘量瓶中，加蒸馏水 50ml、乙酸 4ml 与碘化钾 2g，用硫代硫酸钠滴定液（0.1mol/L）滴定，至近终点时，加淀粉指示液 2ml，继续滴定至蓝色消失。每 1ml 硫代硫酸钠滴定液（0.1mol/L）相当于 24.97mg 的 $CuSO_4$。根据上述测定结果，在剩余的原溶液中加适量的盐酸溶液（1→40），使每 1ml 溶液中含 62.4mg 的 $CuSO_4 \cdot 5H_2O$，即得。

（18）比色用氯化钴液：取氯化钴约 32.5g，加适量的盐酸溶液（1→40）使溶解成 500ml，精密量取 2ml，置锥形瓶中，加蒸馏水 200ml 摇匀，加氨试液至溶液由浅红色转变至绿色后，加乙酸-乙酸钠缓冲液（pH = 6.0）10ml，加热至 60℃，再加二甲酚橙指示液 5 滴，用乙二胺四乙酸二钠滴定液（0.05mol/L）滴定至溶液显黄色。每 1ml 乙二胺四乙酸二钠滴定液（0.05mol/L）相当于 11.90mg 的 $CoCl_2 \cdot 6H_2O$。根据上述测定结果，在剩余的原溶液中加适量的盐酸溶液（1→40），使每1ml 溶液中含 59.5mg 的 $CoCl_2 \cdot 6H_2O$，即得。

（杨婉秋 李维熙）

实验二十六 异烟肼片的质量分析

一、目 的 要 求

1. 掌握溴酸钾法测定异烟肼含量的实验原理和方法。
2. 熟悉异烟肼的鉴别反应。
3. 了解异烟肼的结构与分析方法之间的关系。

二、实 验 原 理

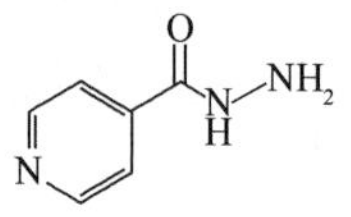

图 3-10　异烟肼的结构

异烟肼（$C_6H_7N_3O$，137.14，图 3-10）为抗结核药，对结核杆菌有抑制和杀灭作用，由于疗效佳、毒性小、价廉、口服方便，故被列为首选抗结核药。除了异烟肼，利福平、乙胺丁醇、链霉素和吡嗪酰胺也同为一线抗结核药。异烟肼是杂环药物中的吡啶类药物，含有六元氮杂环（吡啶环）。

异烟肼的分子结构中，吡啶环 γ 位上被酰肼取代，酰肼基具有较强的还原性，可被不同的氧化剂氧化，在强酸性介质中可与溴酸钾发生定量反应。其化学反应式为

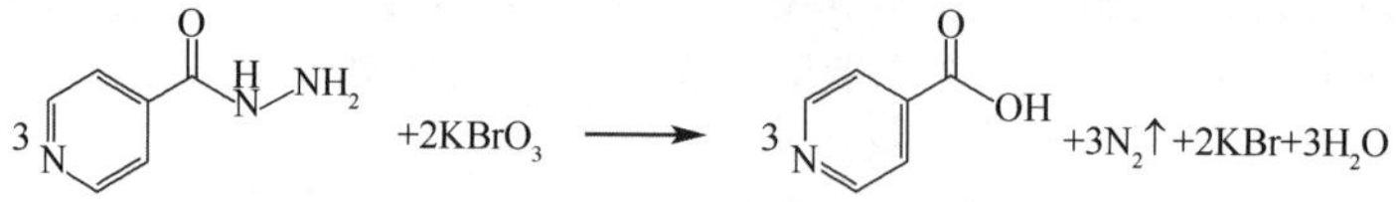

三、仪器、试剂及试样

仪器：分析天平；称量纸；烧杯；量筒；刻度吸管；移液管；漏斗；容量瓶；洗瓶；药勺；滤纸；滴管；试管；研钵；酸式滴定管等。

试剂：0.016 67mol/L 溴酸钾滴定液；盐酸；甲基橙指示剂；氨制硝酸银试液；氨水；去离子水等。

试样：异烟肼片。

四、实 验 方 法

（一）鉴别试验：银镜反应

1. 原理　异烟肼分子结构中的酰肼基团具有还原性，与氨制硝酸银反应，生成可溶性异烟酸铵盐，并生成氮气和黑色浑浊，Ag^+ 被还原成单质 Ag，在管壁上产生银镜。其反应式为

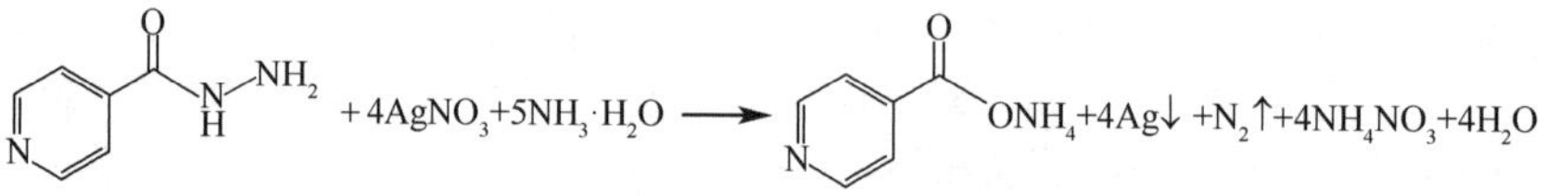

2. 方法　取试样研磨后的细粉适量，约相当于异烟肼 0.1g，置试管中，加去离子水 10ml，振摇，滤过，取滤液 1ml 加氨制硝酸银试液 1ml，即发生气泡与黑色浑浊，并在试管壁上生成银镜。

（二）含量测定

取本品 20 片，精密称定，研细，精密称取适量（约相当于异烟肼 0.2g），置 100ml 容量瓶中，加去离子水适量，振摇使异烟肼溶解并稀释至刻度，摇匀，滤过，精密量取续滤液 25ml，加去离子水 50ml，盐酸 20ml 与甲基橙指示液 1 滴，用 0.016 67mol/L 溴酸钾滴定液缓缓滴定（温度保持在 18～25℃）至粉红色消失。每 1ml 0.016 67mol/L 溴酸钾滴定液相当于 3.429mg 的异烟肼。

本品含异烟肼（$C_6H_7N_3O$）应为标示量的 95.0%～105.0%。

按式（3-14）计算百分标示量：

$$标示量\% = \frac{V \times T \times F \times D \times \bar{W}}{W \times B} \times 100\% \qquad （3-14）$$

式中，V 为溴酸钾滴定液消耗的体积（ml）；T 为滴定度；F 为溴酸钾滴定液的浓度校正因子；D 为供试品稀释体数；$\bar{W}$ 为异烟肼片的平均片重（g）；W 为异烟肼片粉取样量（g）；B 为异烟肼片的标示量（g/片）。

注意事项：

1. 片剂过滤前必须充分振摇，以使制剂中的异烟肼完全溶解出来。

2. 过滤用漏斗、烧杯必须干燥，弃去初滤液。

3. 本实验中指示剂褪色是不可逆的，因此，滴定过程中必须充分振摇，以避免因滴定剂局部过浓导致的指示剂提前褪色。为防止误判，可在指示剂褪色时再补加1滴指示剂，以验证终点是否真正到达。

4. 被滴定液中含有适量盐酸是获得定量反应的基本条件，因为稀释度对指示剂的反应速度有较大影响。盐酸用量为20ml时，在测定中加去离子水75ml，可获得理想的终点指示。

五、结果与讨论

1. 根据鉴别试验判断药物的真伪。

2. 通过实验现象、数据，按式（3-14）计算出异烟肼片的标示量%。

3. 根据标示量%的计算结果是否在《中国药典》规定的标示量%范围内，作出符合或不符合规定的结论。

六、思 考 题

1. 异烟肼的分子结构有何特点？简述其理化性质。

2. 本实验的滴定度是如何计算的？

3. 片剂测定时，溶液需过滤，能否省略这步操作？为什么？

（吴双凤）

实验二十七　苯巴比妥原料药及其片剂的质量分析

一、目 的 要 求

1. 掌握苯巴比妥鉴别、检查和含量测定的原理与操作。

2. 熟悉高效液相色谱仪的构造和使用。

3. 了解高效液相色谱法在药物分析中的应用。

二、实 验 原 理

苯巴比妥（phenobarbital）化学名为5-乙基-5-苯基-2，4，6（1H，3H，5H）-嘧啶三酮；分子式为$C_{12}H_{12}N_2O_3$，分子量为232；为白色有光泽的结晶性粉末；无臭，味微苦；饱和水溶液呈酸性反应。本品在乙醇或乙醚中溶解，在三氯甲烷中略溶，在水中极微溶解，在氢氧化钠或碳酸溶液中溶解。熔点为174.5～178℃。苯巴比妥为长效巴比妥类药物，具有镇静、催眠、抗惊厥等作用。其分子中含有环状丙二酰脲结构，可显丙二酰脲类的鉴别反应。《中国药典》规定苯巴比妥原料药按干燥品计算，含苯巴比妥不得少于98.5%，苯巴比妥片的含量应为标示量的93.0%～107.0%。

1. 苯巴比妥的鉴别

（1）苯巴比妥与硫酸-亚硝酸钠反应，产生橙黄色。本反应的原理可能为苯环上的亚硝基化反应，确切的机制尚不明了。

（2）苯巴比妥与甲醛-硫酸反应，生成玫瑰红色产物。

（3）丙二酰脲类的鉴别试验

1）苯巴比妥的环状丙二酰脲结构由酮式转变为烯醇式而呈酸性，在碳酸钠溶液中生成钠盐而溶解。滴加硝酸银时，先生成可溶性的一银盐，继续滴加硝酸银溶液，过量的银离子与药物形成难溶的二银盐。

2）巴比妥类药物在吡啶溶液中生成烯醇式异构体，可与吡啶试剂反应形成稳定的配位化合物，产生类似双缩脲的呈色反应。

（4）红外吸收光谱：红外吸收光谱是由于分子振动、转动能级跃迁所产生的分子光谱，主要用于组分单一、结构明确的原料药的鉴别，少数制剂也可采用提取分离、干燥后测定。红外分光光度法是在 $4000\sim400cm^{-1}$ 波数范围内测定物质的吸收光谱，一束连续改变波长的红外光照射，通过样品的红外光在某些能引起分子振动的波数范围内被吸收，引起透光率下降，吸收强度（峰强度）增加。除部分光学异构体及长链烷烃同系物外，几乎没有两个化合物具有相同的红外光谱，据此可以对化合物进行定性和结构分析。在用红外光谱进行鉴别时，《中国药典》版采用标准图谱对照法。

（5）高效液相色谱法：当流动相中所携带的混合物流过固定相时，就会和固定相发生作用，由于混合物中组分在性质和结构上有差异，与固定相发生作用的大小也有差异，因此在同一推动力作用下，不同组分在固定相中的滞留时间不同，从而按先后不同的次序从固定相中流出，因此可以根据物质的保留时间作为定性分析的依据。色谱定量分析是根据组分检测响应讯号的大小，定量确定试样中各个组分的相对含量。

2. 苯巴比妥的杂质检查　苯巴比妥的合成是以苯乙胺为原料，经水解、缩合、乙基化、环合后，再经酸化等步骤得到，工艺如下：

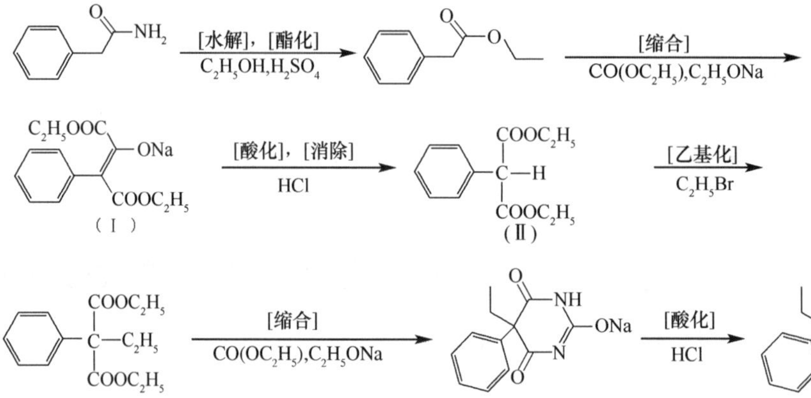

从工艺流程可知，苯巴比妥中的特殊杂质主要是中间体 I 和 II，以及副反应产物，常通过检查酸度、乙醇溶液的澄清度及中性或碱性物质来加以控制。

（1）酸度：中间体 II 乙基化不完全时，II 与尿素缩合产生的杂质苯基丙二酰脲，酸性较强，能使甲基橙指示剂显红色。

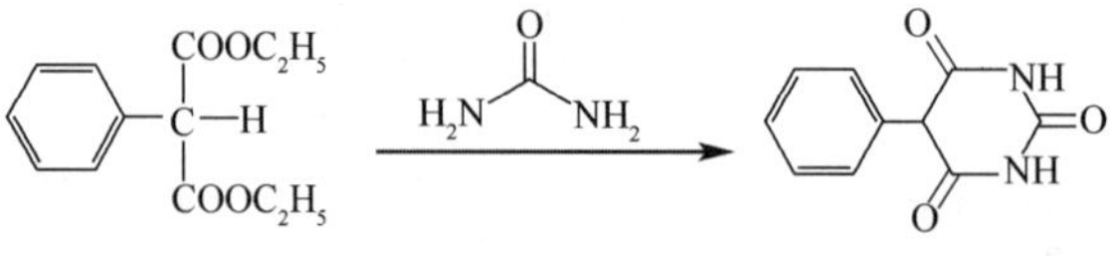

苯基丙二酰脲

（2）乙醇溶液的澄清度：中间体 I 在乙醇溶液中溶解度小，可以利用该性质检查中间体 I 的量。

（3）中性或碱性物质：该类杂质主要是指中间体 I 的副产物 2-苯基丁酰胺、2-苯基丁酰脲或分解产物不溶于氢氧化钠试液而溶于乙醚，而苯巴比妥具有酸性，溶于氢氧化钠试液，利用这些杂质与苯巴比妥在氢氧化钠试液和乙醚中的溶解度不同，采用提取重量法测定杂质含量。

（4）有关物质：《中国药典》中苯巴比妥和苯巴比妥片的有关物质均采用高效液相色谱法检查。

3. 含量测定

（1）银量法：《中国药典》中苯巴比妥原料药的含量测定采用银量法。苯巴比妥含有酰亚胺基团，在碳酸钠溶液中生成钠盐而溶解，滴加硝酸银时，先生成可溶性的一银盐，继续滴加硝酸银溶液，过量的银离子与药物形成难溶的二银盐，因而可用银量法进行滴定。在滴定过程中，可以通过生成沉淀进而产生的浑浊指示滴定终点，但容易出现误差，采用电位滴定法指示终点可改善实验结果。

电位滴定法用两支不同的电极。一支为指示极，其电极电位随溶液中分析成分的离子浓度的变化而变化；另一支为参比极，其电极电位固定不变。在到达定终点时，因分析成分的离子浓度急剧变化而引起指示电极的电位突减或突增，此转折点称突跃点。

电位法滴定终点的确定：滴定终点的确定方法分为作图法和计算法两种。作图法是以指示电极的电位（E）为纵坐标，以滴定液体积（V）为横坐标，绘制滴定线，以滴定曲线的陡然上升或下降部分的中点或曲线的拐点为滴定终点。根据实验得到的 E 值与相应的 V 值，依次计算一级微商 $\Delta E/\Delta V$（相邻的电位差与相应滴定液体积差之比）和二级微商 $\Delta E^2/\Delta V^2$（相邻 $\Delta E/\Delta V$ 值间的差与相应滴定液体积差之比值），将测定值（E、V）和计算值列表，再将计算值 $\Delta E/\Delta V$ 或 $\Delta E^2/\Delta V^2$ 作纵坐标，以相应的滴定液体积（V）横坐标作图，一级微商 $\Delta E/\Delta V$ 的极值和二级微商 $\Delta E^2/\Delta V^2$ 等于零（曲线过零）时对应的体积即滴定终点。前者称为一阶导数法，终点时的滴定液体积也由计算求得，即 $\Delta E/\Delta V$ 达极值时前、后两个滴定液体积数的平均值；后者称为二阶导数法，终点时的滴定液体积也采用过零前、后点坐标的线性内插法计算，即

$$V_0 = V + \frac{a}{a+b} \times \Delta V \qquad (3\text{-}15)$$

式中，V_0 为终点时的滴定液体积；a 为曲线过零前的二级微商绝对值；b 为曲线过零后的二级微商绝对值；V 为 a 点对应的滴定液体积；ΔV 为由 a 点至 b 点所滴加的滴定液体积。

由于二阶导数计算法最准确，所以最为常用。采用电动电位滴定仪可方便地获得滴定数据或滴定曲线。

（2）高效液相色谱法：《中国药典》中苯巴比妥片剂的含量测定采用高效液相色谱法。

（3）紫外-可见分光光度法：苯巴比妥在碱性介质中发生电离，在 240nm 的波长处有特征吸收，可用于苯巴比妥片剂溶出度的测定，限度为标示量的 75%。

三、仪器、试剂及试样

仪器：高效液相色谱仪；紫外-可见分光光度计；溶出度测定仪；红外光谱仪；天平；电位滴定仪；粉末压片机；电磁搅拌器；超声振荡仪；压片模具；Ag 电极；饱和甘汞电极；酸式滴定管；玛瑙研钵；石英比色皿；烧杯；试管；玻棒；容量瓶；量筒；滴管；水浴锅；分液漏斗；温度计；试管夹；试管架；漏斗；石棉网；滤纸；红外灯；蒸发皿等。

试剂：碳酸钠试液；硝酸银试液；铜吡啶试液；吡啶溶液（1→10）；硝酸银滴定液（0.1mol/L）；硼酸氯化钾缓冲液（pH 9.6）；甲基橙指示液；氢氧化钠试液；3%的无水碳酸钠溶液；亚硝酸钠；甲醛试液；吡啶；甲醇；乙醇；乙醚；乙腈；硫酸；溴化钾；苯巴比妥对照品；纯化水等。

试样：苯巴比妥原料药；苯巴比妥片。

四、实　验　方　法

（一）苯巴比妥原料药的质量分析

1. 鉴别

（1）取供试品约 10mg 置试管中，加硫酸 2 滴与亚硝酸钠约 5mg，混合，观察并记录实验现象。

（2）取供试品约 50mg，置试管中，加甲醛试液 1ml，加热煮沸，冷却，沿管壁缓缓加硫酸 0.5ml，使成两液层，置水浴中加热，观察并记录实验现象。

（3）取供试品约 0.1g，加碳酸钠试液 1ml 与纯化水 10ml，振摇 2min，滤过，滤液中逐滴加入硝酸银试液，即生成白色沉淀，振摇，沉淀即溶解；继续滴加过量的硝酸银试液，观察并记录实验现象。

（4）取供试品约 50mg，加吡啶溶液（1→10）5ml，溶解后，加铜吡啶试液 1ml，观察并记录实验现象。

（5）取干燥的供试品约 1mg 于干净的玛瑙研钵中，在红外灯下研磨成细粉，再加入约 150mg 干燥且已研磨成细粉的溴化钾一起研磨至二者完全混合均匀。把混合研好的粉末适量放在专用模具

上，用压片机压片。将制好的样片置于样品架上，采集样品的透射红外光谱图，并保存谱图。对谱图进行分析，并与标准谱图比较。

2. 检查

（1）酸度：取供试品 0.20g，加纯化水 10ml，煮沸搅拌 1min，放冷，滤过，取滤液 5ml，加甲基橙指示液 1 滴，不得显红色。

（2）乙醇溶液的澄清度：取供试品 1.0g，加乙醇 5ml，加热回流 3min，溶液应澄清。

（3）有关物质：取供试品，加流动相溶解并稀释制成每 1ml 中含 1mg 的溶液，作为供试品溶液；精密量取 1ml，置 200ml 容量瓶中，用流动相稀释至刻度，摇匀，作为对照品溶液。照高效液相色谱法试验，用辛烷基硅烷键合硅胶为填充剂；以乙腈-纯化水（25∶75）为流动相，检测波长为 220nm；理论板数按苯巴比妥峰计算不低于 2500，苯巴比妥峰与相邻杂质峰间的分离度应大于 1.5。精密量取对照溶液与供试品溶液各 5μl，分别注入液相色谱仪，记录色谱图至主成分峰保留时间的 3 倍。供试品溶液色谱图中如有杂质峰，单个杂质峰面积不得大于对照品溶液主峰面积（0.5%），记录各杂质峰和溶液主峰的面积，各杂质峰面积的和不得大于对照品溶液主峰面积的 2 倍（1.0%）。

（4）中性或碱性物质：取供试品 1.0g，置分液漏斗中，加氢氧化钠试液 10ml 溶解后，加纯化水 5ml 与乙醚 25ml，振摇 1min，分取醚层，用纯化水振摇洗涤 3 次，每次 5ml，取醚液经干燥滤纸滤过，滤液置 105℃恒重的蒸发皿中，蒸干，在 105℃干燥 1h，遗留残渣不得过 3mg。

3. 含量测定 取供试品约 0.2g，精密称定，加甲醇 40ml 使溶解，再加新制的 3%无水碳酸钠溶液 15ml，以 Ag 电极为指示电极，饱和甘汞电极为参比电极，将盛有供试品溶液的烧杯置电磁搅拌器上，浸入电极，搅拌，用硝酸银滴定液（0.1mol/L）自滴定管中分次加；开始时每次加入较多的量，搅拌，记录电位；至将近终点，则应每次加入少量，搅拌，记录电位；至突跃点已过，应续加滴定液，并记录电位。每 1ml 硝酸银滴定液（0.1mol/L）相当于 23.22mg 的苯巴比妥（$C_{12}H_{12}N_2C_3$）。

（二）苯巴比妥片剂的质量分析

1. 鉴别

（1）取供试品的细粉适量（约相当于苯巴比妥 0.1g），加无水乙醇 10ml，充分振摇，滤过，滤液置水浴上蒸干，残渣照上述苯巴比妥原料药项下的鉴别（1）、（3）项试验，显相同的反应。

（2）在含量测定项下记录的色谱图中，供试品溶液主峰的保留时间应与对照品溶液主峰的保留时间一致。

2. 检查

（1）有关物质：

1）供试品溶液：取供试品细粉适量，加流动相溶解并稀释制成每 1ml 中约含苯巴比妥 1mg 的溶液，滤过，取续滤液。

2）对照溶液：精密量取供试品溶液 1ml，置 200ml 容量瓶中，用流动相稀释到刻度，摇匀。

3）限度：照苯巴比妥原料药有关物质项下的方法测定。供试品溶液色谱图中如有杂质峰，单个杂质峰面积不得大于对照溶液主峰面积（0.5%），各杂质峰面积的和不得大于对照溶液主峰面积的 2 倍（1.0%）。

（2）含量均匀度：取供试品 1 片，置 50ml（30mg 规格）或 25ml（15mg 规格）容量瓶中，加流动相适量，照含量测定项下的方法，自"超声 20min"起，依法测定，应符合规定《中国药典》四部通则 0941 的有关规定。

（3）溶出度：取本品，照溶出度与释放度测定法（《中国药典》四部通则 0931 第二法即桨法），以纯化水 900ml 为溶出介质，转速为 50r/min，依法操作，经 45min 时，取溶液滤过，精密量取续滤液适量，加硼酸氯化钾缓冲液（pH 9.6）定量稀释制成每 1ml 中约含 5μl 的溶液，摇匀；另取苯巴比妥对照品，精密称定，加上述缓冲液溶解并定量稀释制成每 1ml 中含 5μl 的溶液。取上述两种溶液，照紫外-可见分光光度法（《中国药典》四部通则 0401），在 240nm 的波长处分别测定吸光度，计算每片的溶出量。限度为标示量的 75%，应符合规定。

3. 含量测定 照高效液相色谱法测定。

（1）供试品溶液：取本品 20 片，精密称定，研细，精密称取适量（约相当于苯巴比妥 30mg），置 50ml 容量瓶中，加流动相适量，超声 20min 使苯巴比妥溶解，放冷，用流动相稀释至刻度，摇匀，滤过，精密量取续滤液 1ml，置 10ml 容量瓶中，用流动相稀释至刻度，摇均匀，作为供试品溶液。

（2）对照品溶液：取苯巴比妥对照品，精密称定，加流动相溶解并定量稀释制成每 1ml 中约含苯巴比妥 60μg 的溶液作为对照品溶液。

（3）色谱条件：用辛烷基硅烷键合硅胶为填充剂；以乙腈-纯化水（30∶70）为流动相；检测波长为 220nm。

（4）系统适用性要求：理论板数按苯巴比妥峰计算不低于 2000，苯巴比妥峰与相邻色谱峰间的分离度应大于 1.5。

（5）测定法：精密量取供试品溶液及对照品溶液各 10μl，注入液相色谱仪，记录色谱图；按外标法以峰面积计算，即得。

五、结果与讨论

1. 银量法测定苯巴比妥原料药含量。

$$含量\% = \frac{T \times V}{W \times 1000} \times 100\% \tag{3-16}$$

式中，T 为滴定度，V 为滴定消耗的硝酸银滴定液的体积，W 为样品的重量。

2. 外标法计算苯巴比妥片剂的含量。

$$平均片重：\bar{W} = \frac{W}{20} \tag{3-17}$$

$$c_X = c_R \times \frac{A_X}{A_R} \tag{3-18}$$

式中，c_X 为供试品的浓度；c_R 为对照品的浓度；A_X 为供试品的峰面积或峰高；A_R 为对照品的峰面积或峰高。

$$标示量\% = \frac{c_X \times V \times \bar{W}}{W \times B} \times 100\% = \frac{c_X \times 50 \times \frac{10}{1} \times \bar{W}}{W \times B} \times 100\% \tag{3-19}$$

式中，W 为称样量；B 为标示量。

3. 电位法数据记录（表 3-6）。

表 3-6　电位法数据记录表

V（ml）	E（mV）	ΔE	$\Delta E/\Delta V$	$\Delta E^2/\Delta V^2$	V（ml）	E（mV）	ΔE	$\Delta E/\Delta V$	$\Delta E^2/\Delta V^2$
1					11				
2					12				
3					13				
4					14				
5					15				
6					16				
7					17				
8					18				
9					19				
10					20				

六、思　考　题

1. 苯巴比妥原料药和片剂的含量测定为何选择不同的分析方法？

2. 测红外光谱前为什么要对样品进行干燥？

3. 银量法为何采用电位法指示终点？为何滴定中的银电位在临用前需用稀硝酸迅速浸洗？

七、附　注

1. 含量均匀度　用于检查单剂量的固体、半固体和非均相液体制剂量符合标示量的程度。《中国药典》四部通则 0941 规定，除另有规定外，片剂、硬胶囊剂、颗粒剂或散剂等，每一个单剂标示量小于 25mg 或主药量小于每一个单剂重量 25% 者；药物间或药物与辅料间采用混粉工艺制成的注射用无菌粉末；内非均相溶液的软胶囊；单剂量包装的口服混悬液、透贴剂和栓剂等品种项下规定含量均匀度应符合要求的制剂，均应检查含量均匀度。复方制剂仅检查符合上述条件的组分，多种维生素或微量元素一般不检查含量均匀度。凡检查含量均匀度的制剂，一般不再检查重（装）量差异；全部主成分均进行含量均匀度检查时，复方制剂一般亦不再检查重（装）量差异。

除另有规定外，取供试品 10 片（个），照各药品项下规定的方法，分别测定每一个单剂以标示量为 100 的相对含量 x_i，求其均值 $\overline{X}$ 和标准差 S（ $S=\sqrt{\dfrac{\sum\limits_{i=1}^{n}(x_i-\overline{X})^2}{n-1}}$ ）及标示量与均值之差的绝对值 A（$A=|100-\overline{X}|$）；如 $A+2.2S<L$，即供试品的含量均匀度符合规定；若 $A+S>L$，则不符合规定；若 $A+2.2S>L$，且 $A+S<L$，则应另取 20 片（个）复试。根据初、复试结果，计算 30 片（个）的均值 $\overline{X}$、标准差 S 和标示量与均值之差的绝对值 A；再按下述式计算并判定。$A<0.25L$ 时，若 $A^2+S^2<0.25L^2$，则供试品的含量均匀度符规定；若 $A^2+S^2>0.25L^2$ 则不符合规定；$A>0.25L$ 时，若 $A+1.7S<L$，则供试品的含量均匀度符规定；若 $A+1.7S>L$，则不符规定。

上述式中 L 为规定值。除另有规定外，$L=15.0$；单剂量装的口服混悬液、内非均相溶液的软胶囊、胶囊型或泡囊型粉雾剂、单剂量装的眼用、耳用、鼻用混悬剂、固或半固体制剂 $L=20.0$；透贴剂、栓剂 $L=25.0$。

2. 含量测定　《中国药典》紫外-可见分光光度法进行含量测定，最常用的是以下两种方法。

（1）对照品比较法：按各品种项下的方法，分别配制供试品溶液和对照品溶液，对照品溶液中所测成分的量应为供试品溶液中测成分规定量的 100%±10%，所用溶剂应完全一致，在规定的波长测定供试品溶液和对照溶液的吸光度后，按下式计算供试品中被测溶液的吸光度：

$$c_X = c_R \times \frac{A_X}{A_R} \tag{3-20}$$

式中，c_X 为供试品溶液的浓度；A_X 为供试品溶液的吸光度；c_R 为对照品溶液的浓度；A_R 为对照品溶液的吸光度。

（2）吸收系数法：按各品种项下的方法配制供试品溶液，在规定的波长测定其吸光度，再以品种在规定条件下的吸收系数计算含量。用本法测定时，吸收系数通常应大于 100，并注意仪器的校正和检定。

（蒋孟圆）

实验二十八　头孢克洛片剂的质量分析

一、目的要求

1. 掌握薄层色谱法鉴别的原理与操作和高效液相色谱法含量测定的原理及操作。

2. 熟悉有关物质和溶出度的检查方法。

二、实 验 原 理

薄层色谱法主要用于复杂混合成分的分离与定性。薄层色谱法具有无须大型仪器、适用范围广、分离性能好、分析速度快、所需样品量小、流动相使用量少、对照品与供试品可点于同一薄层板上、结果直观、成本低廉等优点。薄层色谱法专属性强，已成为制剂及中药鉴别的首选方法。

有关物质包括药物合成中的有机杂质和稳定性实验中的分解产物。有关物质的研究是药物质量控制的重要部分，对生产工艺优化、质量研究与控制、稳定性考察、药理毒理及临床研究等都具有重要意义。杂质分析的方法应专属性强、灵敏度高，由于色谱具有良好的分离性能和较高的灵敏度，是有关物质检查的主要手段。

头孢克洛（$C_{15}H_{14}ClN_3O_4S \cdot H_2O$，385.82，图 3-11）是 β-内酰胺类抗生素类药物，其化学名为（6R，7R）-7[（R）-2-氨基-2-苯乙酰氨基]-3-氯-8-氧代-5-硫杂-1-氮杂双环[4.2.0]辛-2-烯-2-甲酸一水合物。

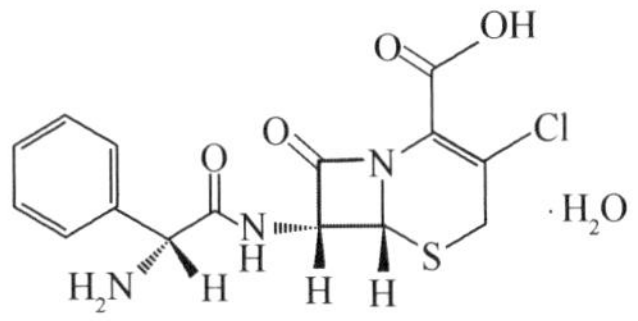

图 3-11 头孢克洛的结构

头孢克洛有关物质可来源于合成，也可由于头孢克洛稳定性较差在储存过程中降解产生。其中头孢克洛 δ-3 异构体在头孢克洛有关物质中表观含量最大，其结构已确定，且能获得对照品。《中国药典》利用高效液相色谱法进行头孢克洛有关物质的检查。

溶出度是指固体制剂在规定溶剂中溶出的速度和程度，与崩解时限相比能更好地反映固体药物的崩解和溶出过程。《中国药典》规定，凡测定溶出度的药物不再测定崩解时限。溶出度测定法有两种，分别为转篮法和桨法。头孢克洛的溶出度采用紫外分光光度法-外标法进行测定，通过比较供试品与头孢克洛对照品在相同溶剂、波长下吸光度，按式（3-21）计算含量。

$$溶出度\% = \frac{c_R \times A_X \times D}{A_R \times B} \times 100\% \qquad (3-21)$$

式中，A_X 为供试品吸光度；D 为供试品溶液稀释倍数；c_R、A_R 分别为对照品的吸光度和浓度；B 为标示量。

三、仪器、试剂及试样

仪器：高效液相色谱仪；紫外-可见分光光度计；溶出度测定仪；分析天平；pH 计；研钵；超声振荡仪；过滤装置；干燥器；0.2μm 滤膜；容量瓶等。

试剂：新配制的 0.1mol/L 枸橼酸溶液-0.1mol/L 磷酸氢二钠溶液-6.6%茚三酮丙酮溶液（60：40：1.5）；磷酸二氢钠；磷酸二氢钾；磷酸氢二钾；磷酸；丙酮；0.78%磷酸二氢钠溶液（pH 4.0）-乙腈（55：45）；二氯甲烷；正丙醇；头孢克洛对照品；头孢克洛 δ-3 异构体对照品；纯化水等。

薄层板：硅胶 H 薄层板。

试样：头孢克洛片剂。

四、实 验 方 法

（一）头孢克洛片剂的鉴别

1. 供试品溶液和对照品溶液的制备 取头孢克洛片 10 片，精密称定，研细，取细粉适量，加纯化水溶解并制成每 1ml 中约含 2mg 的溶液，滤过，取续滤液作为供试品溶液。另取头孢克洛对照品适量，加纯化水溶解制成每 1ml 中约含 2mg 的溶液作为对照品溶液。

2. 薄层色谱法鉴别 吸取供试品溶液及对照品溶液各 2μl，分别点于同一硅胶 H 薄层板（105℃活化 1h，置于干燥器中备用）上，以新配制的 0.1mol/L 枸橼酸溶液-0.1mol/L 磷酸氢二钠溶液-6.6%茚三酮丙酮溶液（60：40：1.5）为展开剂，展开，取出，挥去展开剂，110℃加热 15min。供试品色谱中，应在与对照品相应位置处显同样颜色的主斑点。

注：配制样品和标准溶液，用 0.2μm 滤膜过滤。

（二）检查

1. 有关物质 照高效液相色谱法测定。

（1）供试品溶液：取本品 10 片，精密称定，研细，精密称取适量（约相当于头孢克洛 50mg），置 10ml 容量瓶中，加 0.27%磷酸二氢钠溶液（pH 2.5）溶解并稀释至刻度，摇匀，作为供试品溶液。

（2）对照溶液：精密量取 1ml 供试品溶液，置 100ml 容量瓶中，加 0.27%磷酸二氢钠溶液（pH 2.5）溶解并稀释至刻度，摇匀，作为对照溶液。

（3）色谱条件：以十八烷基键合相硅胶为填充剂；流动相 A 为 0.78%磷酸二氢钠溶液（取磷酸二氢钠 7.8g，加纯化水溶解并稀释至 1000ml，以磷酸调整 pH 至 4.0），流动相 B 为 0.78%磷酸二氢钠溶液（pH 4.0）-乙腈（55：45）；按如下方式洗脱：流动相 A 95%—25%（0—30min），流动相 A 75%—0%（30—45min），流动相 A 0%—0%（45—50min），流动相 A 0%—95%（50—51min），流动相 A 95%—95%（51—61min）；检测波长为 220nm。

（4）系统适用性要求：分别取头孢克洛对照品和头孢克洛 δ-3 异构体对照品适量，加 0.27%磷酸二氢钠溶液（pH 调至 2.5）溶解并稀释制成每 1ml 中分别约含 25μg 和 50μg 的混合溶液，作为对照品溶液。头孢克洛峰与头孢克洛 δ-3 异构体峰间的分离度应不小于 2.0，头孢克洛峰的拖尾因子应小于 1.2。

（5）测定法：精密量取对照品溶液和供试品溶液各 20μl 分别注入高效液相色谱仪，记录色谱图。

（6）限度：供试品溶液色谱图中如有杂质峰，单个杂质峰面积不得大于对照溶液主峰面积的 0.5 倍（0.5%），各杂质峰面积和不得大于对照溶液主峰面积的 2 倍（2.0%），供试品溶液色谱图中小于对照溶液主峰面积 0.1 倍的峰忽略不计。

2. 溶出度 取本品，照《中国药典》溶出度测定法，以 900ml 纯化水为溶出介质，转速为 100r/min，依法操作，30min 时取溶液适量，滤过，精密量取续滤液适量，用纯化水稀释制成每 1ml 约含有 25μg 的供试品溶液，照紫外分光光度法，在 264nm 波长处测定吸光度；另取头孢克洛对照品适量，精密称定，加纯化水溶解并稀释制成每 1ml 约含有 25μg 的溶液作为对照品溶液，同法测定，计算每片的溶出量。限度为标示量的 80%，应符合规定。

（三）含量测定

照高效液相色谱法测定。

1. 供试品溶液 取本品 10 片，精密称定，磨细，精密称取适量（约相当于头孢克洛 0.25g），加流动相溶解并定量稀释制成每 1ml 中约含头孢克洛 0.2mg 的溶液（必要时可超声处理），摇匀，滤过，精密量取续滤液为供试品溶液。

2. 对照品溶液 取头孢克洛对照品适量，加流动相溶解并稀释制成每 1ml 中约含 0.2mg 的对照品溶液。

3. 色谱条件 用十八烷基硅烷键合硅胶为填充剂；以磷酸二氢钾溶液（取磷酸二氢钾 6.8g，加纯化水溶解并稀释至 1000ml，用磷酸调节 pH 至 3.4）-乙腈（92：8）为流动相；检测波长为 254nm。

4. 系统适用性要求 取头孢克洛对照品与头孢克洛 δ-3 异构体对照品适量，加流动相溶解并稀释制成每 1ml 中各约含 0.2mg 的混合溶液，取 20μl 注入液相色谱仪，记录色谱图。头孢克洛峰与头孢克洛 δ-3 异构体峰间的分离度应符合要求。

5. 测定法 精密量取供试品溶液及对照品溶液各 20μl 分别注入液相色谱仪，记录色谱图。按外标法以峰面积计算，即得。

$$含量\% = \frac{c_R \times A_X \times D \times \overline{W}}{A_R \times W} \times 100\% \tag{3-22}$$

式中，W 为称样量；$\overline{W}$ 为平均片重；D 为稀释倍数；c_R 为对照品溶液浓度；A_R 为对照品峰面积；A_X 为供试品峰面积。

五、结果与讨论

1. 薄层色谱法对头孢克洛片的鉴别是否符合规定？
2. 有关物质的检查是否符合规定？
3. 计算头孢克洛片的溶出度。
4. 外标法计算头孢克洛片中头孢克洛的含量。

六、思 考 题

1. 薄层色谱法用于鉴别有哪些优势？
2. 溶出度测定有何意义？
3. 头孢克洛有关物质的检查是何种方法？

（李维熙）

实验二十九 左氧氟沙星及其制剂的质量分析

一、目 的 要 求

1. 掌握手性流动相法检查药物中光学异构体的方法。
2. 掌握高效液相色谱外标法测定药物含量的方法。
3. 了解溶出度的检查方法。

二、实 验 原 理

左氧氟沙星（$C_{18}H_{20}FN_3O_4 \cdot 1/2 H_2O$，370.4，图 3-12）为喹诺酮类抗菌药，是氧氟沙星的左旋光学异构体，具有紫外吸收，其有关物质的检查主要采用色谱法，如薄层色谱法或者高效液相色谱法；光学异构体右氧氟沙星的检查则采用配合交换手性流动相测定；《中国药典》中常采用非水溶液滴定法、紫外-可见分光光度法及高效液相色谱法进行含量测定。

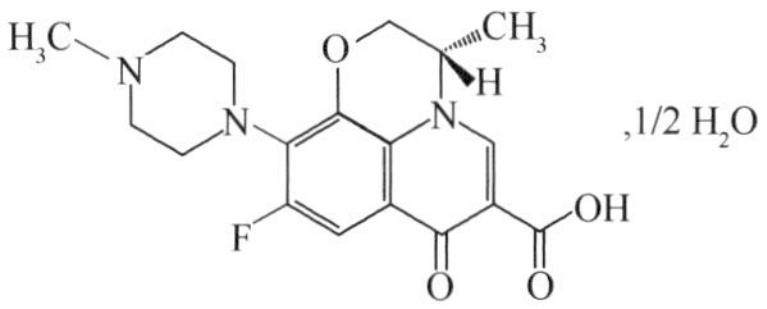

图 3-12 左氧氟沙星的结构

溶出度是活性药物从片剂、胶囊剂或颗粒剂等普通制剂在规定条件下溶出的速率和程度，在缓释制剂、控释制剂、肠溶制剂及透皮贴剂等制剂的检查中，溶出度也称释放度。现测定溶出度的方法有转篮法、桨法、小杯法、桨碟法和转筒法。现行《中国药典》明确规定了溶出仪装置的参数、不同制剂溶出度的测定方法、结果判定标准。

三、仪器、试剂及试样

仪器：高效液相色谱仪；紫外-可见分光光度计；溶出仪；超声仪；研钵；过滤装置；容量瓶等。
试剂：左氧氟沙星对照品；氧氟沙星对照品；环丙沙星对照品；盐酸溶液（0.1mol/L）；硫酸铜；

D-苯丙氨酸；甲醇；乙酸铵；高氯酸钠；乙腈；磷酸；盐酸溶液（9→1000）；杂质 E 对照品；纯化水等。
试样：左氧氟沙星；左氧氟沙星片。

四、实 验 方 法

1. 鉴别试验 取左氧氟沙星或左氧氟沙星片细粉适量，以盐酸溶液（0.1mol/L）溶解并稀释成每 1ml 约含 5μg 的溶液，照紫外-可见分光光度法测定，在 226nm 与 294nm 的波长处有最大吸收，在 263nm 的波长处有最小吸收。

2. 检查

（1）右氧氟沙星：照高效液相色谱法测定。

1）供试品溶液：取左氧氟沙星适量，加流动相溶解并稀释成每 1ml 中约含左氧氟沙星 1.0mg 的溶液，即得。

2）对照溶液：精密量取供试品溶液适量，用流动相定量稀释成每 1ml 中含左氧氟沙星约 10μg 的溶液，即得。

3）灵敏度溶液：精密量取对照溶液适量，以流动相定量稀释成每 1ml 中含左氧氟沙星约 0.5μg 的溶液，即得。

4）色谱条件：以十八烷基硅烷键合硅胶为填充剂，硫酸铜 D-苯丙氨酸溶液-甲醇（82∶18）为流动相；柱温 40℃，检测波长为 294nm。进样 20μl。

5）系统适用性要求：取左氧氟沙星和氧氟沙星对照品各适量，加流动相溶解并定量稀释成每 1ml 中约含左氧氟沙星 1mg 和氧氟沙星 20μg 的溶液，取 20μl 注入液相色谱仪，记录色谱图，右氧氟沙星与左氧氟沙星依次流出，右、左旋异构体峰的分离度应符合要求。取灵敏度溶液 20μl 注入液相色谱仪，主成分色谱峰峰高的信噪比应大于 10。

6）测定法：精密量取供试品溶液和对照溶液各 20μl，分别注入液相色谱仪，记录色谱图。

7）限度：供试品溶液色谱图中右氧氟沙星峰面积不得大于对照溶液主峰面积（1.0%）。

（2）左氧氟沙星片的溶出度：照溶出度与释放度测定法（通则 0931）测定。

1）溶出条件：以盐酸溶液（9→1000）900ml 为溶出介质，转速为：100r/min，将 6 片供试品分别放入 6 个干燥的转篮内，将转篮降入 37℃±0.5℃恒温的溶出介质中，经 45min 取样。

2）供试品溶液：取溶出液适量，滤过，精密量取续滤液适量，用溶出介质定量稀释成每 1ml 中约含左氧氟沙星（按 $C_{18}H_{20}FN_3O_4$ 计）5.5μg 的溶液，即得。

3）对照品溶液：称取左氧氟沙星对照品适量，加溶出介质盐酸溶液（9→1000）溶解并定量稀释成每 1ml 中约含左氧氟沙星 5.5μg 的溶液，即得。

4）测定法：用紫外-可见分光光度法，在 294nm 波长处测定吸光度。按对照品对照法以吸光度计算，即得。

5）限度：标示量的 80%，应符合规定。

3. 含量测定 照高效液相色谱法（《中国药典》四部通则 0512）对左氧氟沙星及其制剂进行含量测定。

（1）左氧氟沙星供试品溶液：取左氧氟沙星约 50mg，精密称定，置于 50ml 容量瓶中，加盐酸溶液（0.1mol/L）溶解并定量稀释至刻度，摇匀，精密量取 5ml，置 50ml 容量瓶中，用盐酸溶液（0.1mol/L）稀释至刻度，摇匀，即得。

（2）左氧氟沙星片供试品溶液：取左氧氟沙星片 10 片，精密称定，研细，精密称取适量（约相当于左氧氟沙星，按 $C_{18}H_{20}FN_3O_4$ 计 0.1g），置于 100ml 容量瓶中，加盐酸溶液（0.1mol/L）溶解并稀释至刻度，摇匀，滤过，精密量取续滤液 5ml，置于 50ml 容量瓶中，用盐酸溶液（0.1mol/L）稀释至刻度，摇匀，即得。

（3）左氧氟沙星对照品溶液：精密称取左氧氟沙星对照品适量，加盐酸溶液（0.1mol/L）溶解并定量稀释成每 1ml 中含左氧氟沙星 0.1mg 的溶液，即得。

（4）色谱条件：用十八烷基硅烷键合硅胶为填充剂；以乙酸铵高氯酸钠溶液-乙腈（85∶15）为流动相；检测波长为 294mn；进样体积 20μl。

（5）系统适用性要求：称取左氧氟沙星对照品、环丙沙星对照品和杂质 E 对照品各适量，加盐酸溶:（0.1mol/L）溶解并稀释成每 1ml 中约含左氧氟沙星 0.1mg，环丙沙星和杂质 E 各 5μg 的混合溶液，取 10μl 注入液相色谱仪，记录色谱图，左氧氟沙星峰的保留时间约为 15min，左氧氟沙星峰与杂质 E 峰和左氧氟沙星峰与环丙沙星峰之间的分离度应分别大于 2.0 与 2.5。

（6）测定法：分别精密量取供试品溶液和对照品溶液注入液相色谱仪，记录色谱图，按外标法以峰面积计算，即得。

左氧氟沙星片含氧氟沙星（$C_{18}H_{20}FN_3O_4$）应为标示量的 90.0%～110.0%。

五、结果与讨论

1. 按式（3-23）、式（3-24）计算左氧氟沙星的含量和左氧氟沙星片的标示量。

$$含量\% = \frac{c_R \times A_X \times 100 \times \overline{W}}{A_R \times W} \qquad (3\text{-}23)$$

$$标示量\% = \frac{c_R \times A_X \times 100 \times \overline{W}}{A_R \times W \times B} \qquad (3\text{-}24)$$

式中，c_R 为对照品溶液浓度；A_R 为对照品溶液峰面积；A_X 为供试品溶液峰面积；W 为称样量；$\overline{W}$ 为平均片重；100 为稀释倍数。

2. 根据鉴别、检查、含量测定结果，对左氧氟沙星及左氧氟沙星片的质量进行分析、判定。

六、思 考 题

1. 光学异构体的检查有哪些方法？各有什么优缺点？
2. 溶出度的测定方法有哪些？各有什么特点？

七、附 录

1. 有关物质结构（图 3-13）

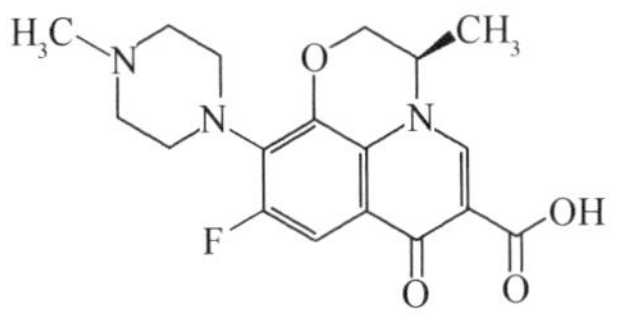

左氧氟沙星 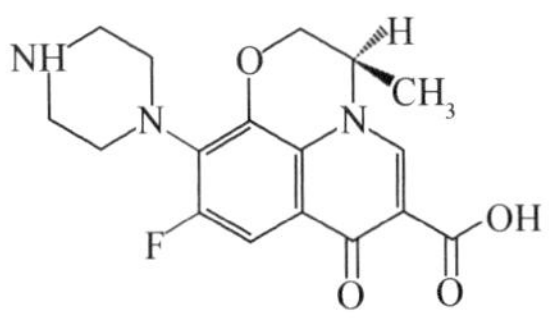   杂质E

图 3-13 有关物质结构

2. 试液配制

1）硫酸铜 D-苯丙氨酸溶液：取 D-苯丙氨酸 1.32g 与硫酸铜 1g，加纯化水 1000ml 溶解后，用氢氧化钠试液调节 pH 至 3.5。

2）乙酸铵高氯酸钠溶液：取乙酸铵 4.0g 和高氯酸钠 7.0g，加纯化水 1300ml 使溶解，用磷酸调节 pH 至 2.2。

3. 溶出度的检查 溶出度指活性药物从片剂、胶囊剂或颗粒剂等普通制剂在规定条件下溶出的速率和程度。

（1）仪器装置

1）第一法（篮法）

A. 转篮：分篮体与篮轴两部分，均为不锈钢或其他惰性材料制成（图 3-14）。篮体 A 由方孔筛网（丝径为 0.28mm±0.03mm，网孔为 0.40mm±0.04mm）制成，呈圆柱形，转篮内径为 20.2mm ±1.0mm，上下两端都有封边。篮轴 B 的直径为 9.75mm±0.35mm，轴的末端连一圆盘，作为转篮的盖；盖上有一通气孔（孔径为 2.0mm±0.5mm）；盖边系两层，上层直径与转篮外径同，下层直径与转篮内径相同；盖上的 3 个弹簧片与中心呈 120°。

B. 溶出杯：一般由硬质玻璃或其他惰性材料制成的底部为半球形的 1000ml 杯状容器，内径为 102mm±4mm（圆柱部分内径最大值和内径最小值之差不得大于 0.5mm），高为 185mm±25mm；溶出杯配有适宜的盖子，盖上有适当的孔，中心孔为篮轴的位置，其他孔供取样或测量温度用。溶出杯置恒温水浴或其他适当的加热装置中。

C. 篮轴与电动机相连，由速度调节装置控制电动机的转速，使篮轴的转速在各品种项下规定转速的 ±4% 范围之内。运转时整套装置应保持平稳，均不能产生明显的晃动或振动（包括装置所处的环境）。转篮旋转时，篮轴与溶出杯的垂直轴在任一点的偏离均不得大于 2mm，转篮下缘的摆动幅度不得偏离轴心 1.0mm。

D. 仪器一般配有 6 套以上测定装置。

2）第二法（桨法）：除将转篮换成搅拌桨（图 3-15）外，其他装置和要求与第一法相同。搅拌桨的下端及桨叶部分可涂适当的惰性材料（如聚四氟乙烯）。桨杆对度（即桨轴左侧距桨叶左边缘距离与桨轴右侧距桨叶右边缘距离之差）不得超过 0.5mm，桨轴和桨叶垂直度 90°±0.2°；桨杆旋转时，桨轴与溶出杯的垂直轴在任一点的偏差均不得大于 2mm；搅拌桨旋转时 A、B 两点的摆动幅度不得超过 0.5mm。

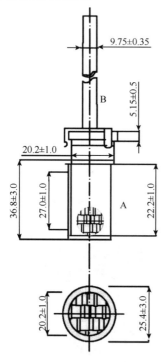

图 3-14 转篮装置（单位：mm）

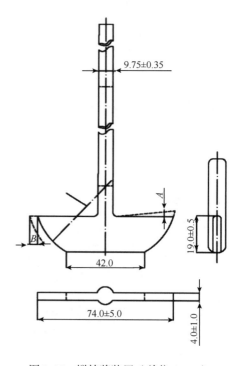

图 3-15 搅拌桨装置（单位：mm）

（2）测定法：普通制剂测定前，应对仪器装置进行必要的调试，使转篮或桨叶底部距溶出杯的内底部 25mm±2mm。分别量取溶出介质置各溶出杯内，实际量取的体积与规定体积的偏差应在 ±1% 范围之内，待溶出介质温度恒定在 37℃±0.5℃后，取供试品 6 片（粒、袋），如为第一法，分别投入 6 个干燥的转篮内，将转篮降入溶出杯中；如为第二法，分别投入 6 个溶出杯内（当品种项下规定需要使用沉降篮时，可将胶囊剂先装入规定的沉降篮内；品种项下未规定使用沉降篮时，如胶囊剂浮于液面，可用一小段耐腐蚀的细金属丝轻绕于胶囊外壳）。注意避免供试品表面产生气泡，立即按各品种项下规定的转速启动仪器，计时；至规定的取样时间（实际取样时间与规定时间的差异不得过 ±2%），吸取溶出液适量（取样位置应在转篮或桨叶顶端至液面的中点，距溶出杯内壁 10mm 处；需多次取样时，所量取溶出介质的体积之和应在溶出介质的 1% 之内，如超过总体积的 1% 时，应及时补充相同体积的温度为 37℃±0.5℃ 的溶出介质，或在计算时加以校正），立即用适当的微孔滤膜滤过，自取样至滤过应在 30s 内完成。取澄清滤液，照该品种项下规定的方法测定，计算每片（粒、袋）的溶出量。

（杨婉秋）

实验三十　三七药材中总皂苷的质量分析

一、目 的 要 求

1. 掌握云南道地药材三七中活性成分群三七总皂苷的含量分析方法。
2. 熟悉紫外分光光度计进行成分含量测定的相关操作。

二、实 验 原 理

三七为五加科植物三七 Panax notoginseng（Burk.）F. H. Chen 的干燥根和根茎，收载于《中国药典》，本品具有散瘀止血，消肿定痛的功效，用于咯血、吐血、衄血、便血、崩漏、外伤出血、胸腹刺痛、跌打肿痛。三七为我国常用大宗中药材，主产于云南文山及其周边地区，具有极其重要的药用价值和经济价值。

三七中皂苷成分主要是三七皂苷 R_1 和人参皂苷 Rg_1、Re、Rb_1、Rd，其 5 种之和占皂苷总含量的 70% 以上，如果选择上述 5 个单一成分测定其含量，测定成本较高，选择三七总皂苷对照品（已标注各成分含量）替代单一成分对照品不但能保障测定结果准确，而且节省时间，降低实验费用。另外，上述皂苷类成分的紫外吸收常为末端吸收，其皂苷分子上的糖基能被浓硫酸氧化脱水形成糠醛衍生物，可以使用紫外分光光度法准确测定。

三、仪器、试剂及试样

仪器：紫外分光光度计；超声提取器；水浴装置；0.45μm 微孔滤膜；容量瓶；试管等。
试剂：75% 乙醇溶液；60% 乙醇溶液；无水乙醇；甲醇；大孔吸附树脂；浓硫酸；蒸馏水等。
试样：三七药材粉末（过四号筛）；三七总皂苷对照品。

四、实 验 方 法

1. 供试品溶液 称取干燥的三七药材粉末（过 4 号筛）1.0g，以 75% 乙醇溶液室温超声提取 3 次，10ml/次，每次提取 30min，合并提取液，水浴减压蒸干，残渣以少许蒸馏水溶解，加至已处理好的大孔吸附树脂柱（1.5cm×10cm）上，以 20ml 蒸馏水洗脱，水液弃去，继以约 30ml 60% 乙醇溶液洗脱，并以无水乙醇稀释至 50.00ml，摇匀，取少许以 0.45μm 微孔滤膜滤过，即得。

2. 对照品溶液 精密称取三七总皂苷对照品 10mg，加甲醇稀释至 100ml，制成对照品溶液。

3. 标准曲线绘制 精密量取 0.0ml、1.0ml、2.0ml、3.0ml、4.0ml、5.0ml 对照品溶液分别置于 10ml 试管中，挥干溶剂，加入浓硫酸 1ml，于 80℃ 恒温水浴中加热反应 1h，立即置于冰水中冷却 5min，分别转移至 10ml 容量瓶加无水乙醇稀释至 10ml 刻度，摇匀，放置 30min，以试剂空白作对照，照分光光度法，在 277nm 波长处测定吸光度（A）。以吸光度为纵坐标，浓度为横坐标，绘制标准曲线。

4. 供试品中三七总皂苷含量测定 精密量取供试品溶液 40μl 置 10ml 试管中，于水浴中挥干溶剂，照标准曲线制备项下方法自"加入浓硫酸 1ml"起，依法测定吸光度，并代入回归方程计算其含量。

五、结果与讨论

以标准曲线法计算每克三七药材粉末中三七总皂苷的含量。

六、思 考 题

1. 三七总皂苷的结构特点为甾体皂苷还是三萜皂苷？
2. 以浓硫酸显色法测定三七总皂苷含量的原理是什么？
3. 请简要设计本测定方法的方法学考察实验中稳定性试验、精密度试验、重现性试验、回收率试验。

（俞　捷）

实验三十一　道地云药茯苓质量分析研究

一、目 的 要 求

1. 掌握中药药材及饮片质量评价的设计原则及基本技能。
2. 熟悉《中国药典》中对茯苓进行质量评价的方案，分析《中国药典》方法的普适性及不足之处；在文献查阅的基础上，提出在《中国药典》方法以外的能对茯苓药材进行质量评价的方法，并设计其具体操作。
3. 选择 3 批次以上市售茯苓饮片，对其质量进行评价比较分析。

二、实 验 原 理

茯苓为多孔菌科真菌茯苓 *Poria cocos*（Schw.）Wolf 的干燥菌核，茯苓性味甘、淡、平，具有健脾宁心、利水渗湿的功效，临床用于治疗痰饮少食、脾虚泄泻、心神不宁、小便不利等。茯苓为中药"四君八珍"之一，在复方中药中应用广泛，有"十方九苓"之美誉。

茯苓以茯苓多糖及四环三萜类化合物为主要生物活性成分，此外茯苓中还含有甾体类、氨基酸、挥发油、胆碱、微量元素等。目前从茯苓中提取分离的三萜类化合物将近 80 种，包括去氢土莫酸、去氢茯苓酸、茯苓酸、松苓新酸、猪苓酸 C 等。茯苓多糖类成分主要为 β-茯苓聚糖（占 93% 左右）及羧甲基茯苓多糖、木聚糖、茯苓次聚糖纤维素等。

本实验将对道地云药茯苓的浸出物含量及总多糖（活性成分群之一）含量进行测定。

三、仪器、试剂及试样

仪器：紫外分光光度计；离心机；超声提取器；烧瓶；过滤装置；水浴回流装置；冰箱；容量瓶；具塞刻度试管等。

试剂：50% 乙醇溶液；95% 乙醇溶液；1mol/L 氢氧化钠溶液；石油醚；25% 冰醋酸溶液；5% 苯酚溶液；浓硫酸；蒸馏水等。

试样：市售茯苓饮片 3 批次；葡萄糖对照品。

四、实 验 方 法

1. 茯苓药材的准备及样品处理　将 3 批次的茯苓市售饮片（茯苓丁）各取 500g 样品，粉碎过 4 号筛，备用。

2. 茯苓药材浸出物的含量测定 称取茯苓饮片粉末（过 4 号筛）4.0g，精密称定，用 50%乙醇溶液做溶剂，按《中国药典》四部浸出物测定法中醇溶性浸出物测定法（热浸法），测定茯苓样品的浸出物含量。

3. 茯苓药材中总多糖的含量测定

（1）水溶性茯苓多糖供试品溶液制备：取茯苓药材粉末（过 4 号筛）约 5g，精密称定，置烧瓶中，精密加入蒸馏水 100ml，称定重量，水浴回流 2h，补足减失的重量，摇匀，滤过，精密量取续滤液 50ml，浓缩至 5ml。加入 95%乙醇溶液 25ml，醇沉浓度为 80%。放置过夜，离心（3500r/min，15min）。弃去上清液，沉淀用蒸馏水溶解并定容至 100ml，备用，测定水溶性茯苓多糖。

（2）碱溶性茯苓多糖供试品溶液制备：取茯苓饮片粉末（过 4 号筛）约 1g，精密称定，置烧瓶中，加石油醚 50ml 于水浴回流 2h，冷却，过滤，滤渣干燥后加 1mol/L 氢氧化钠溶液 100ml，超声处理 1h（360W，50MHz），离心（3500r/min，15min），取上清液。上清液加 25%冰醋酸溶液调 pH 至 5~6，使其成糊状。置冰箱中冷藏过夜，将糊状物离心（3500r/min，10min），弃去上清液，沉淀加蒸馏水溶解，转移至 250ml 容量瓶中，加蒸馏水至刻度，摇匀，精密取 2ml 置 50ml 容量瓶中，加蒸馏水至刻度，摇匀，备用，测定碱溶性茯苓多糖。

（3）对照品溶液制备：精密称定减压干燥至恒重的葡萄糖对照品 25mg 置 25ml 棕色容量瓶中，加蒸馏水制成浓度为 1g/L 的储备液。精密吸取对照品储备液 0.4ml 置 10ml 棕色容量瓶中，用蒸馏水稀释至刻度，摇匀，备用。

（4）标准曲线绘制：精密吸取葡萄糖对照品溶液 0.20ml、0.40ml、0.60ml、0.80ml、1.00ml、1.20ml，分别置 10ml 具塞刻度试管中，各加蒸馏水至 2.0ml，摇匀，分别精密加入 5%苯酚溶液 1.0ml，充分混合后，再在冰水浴中分别缓慢精密加入浓硫酸 6.0ml，迅速摇匀，室温下放置 40min，在紫外分光光度计上，以吸收波长 490nm 测定样品溶液的吸收值，以相应试剂为空白。以吸光度为纵坐标，浓度为横坐标，绘制标准曲线。

（5）茯苓多糖含量测定：采用苯酚-硫酸法在 490nm 处测定对照品和供试品溶液的吸光度。

五、结果与讨论

标准曲线法计算 3 批次市售茯苓饮片的浸出物含量及其中水溶性多糖、碱溶性多糖的含量。

六、思 考 题

请将自己实验中 3 批次药材的浸出物含量测定结果与其对应的水溶性多糖、碱溶性多糖测定结果进行比较，几类成分在同一个药材中的含量高低一致吗？它们具有相关性吗？各类成分在对茯苓质量的评价中分别具有什么样的作用？

（俞　捷）

实验三十二　双黄连口服液的质量分析

一、目 的 要 求

1. 掌握双黄连口服液鉴别及含量测定方法。
2. 了解中药口服液的检查内容。

二、实 验 原 理

由于中药大多是来源于天然的植物或动物，其成分复杂且含量较低，因此，在鉴别时对方法的专属性和灵敏度要求较高。薄层色谱法主要用于复杂混合成分的分离与定性。由于薄层色谱法专属性强，现在已成为中药及其鉴别的首选方法。此外,高效液相色谱法和气相色谱法也可用于中药及其制剂的鉴别。

同样,因为中药及其制剂中的化学成分多样性高但含量较低,在含量测定时,多采用专属性好且灵敏度高的色谱方法,以高效液相色谱法和气相色谱法为主。其中,由于高效液相色谱法具有样品适应范围广、分离效能好、灵敏度高、自动化程度高、分析速度快等优点,目前已成为中药及其制剂含量测定应用最为广泛的方法。气相色谱法更加适用于含挥发性成分的中药及其制剂的含量测定。为了进一步提高含量测定方法的专属性、精密度和准确度,在制备中药及其制剂的供试品溶液时,还应进行适当的前处理,尽可能地去除供试品溶液中的干扰物质,并富集待测成分。

双黄连口服液的处方为金银花(375g),黄芩(375g)和连翘(750g)。本品为棕红色或深棕色的澄清液体;味苦、微甜。研究表明,金银花有效成分为绿原酸,黄芩有效成分为黄芩苷,连翘有效成分为连翘苷,其化学结构式如图3-16所示。

《中国药典》收载双黄连口服液中金银花、黄芩的鉴别和含量测定分别以绿原酸、黄芩苷为对照品,连翘鉴别时以连翘对照药材对照,含量测定时以连翘苷为对照品。三味药材的鉴别方法均为薄层色谱法,含量测定方法为高效液相色谱法。

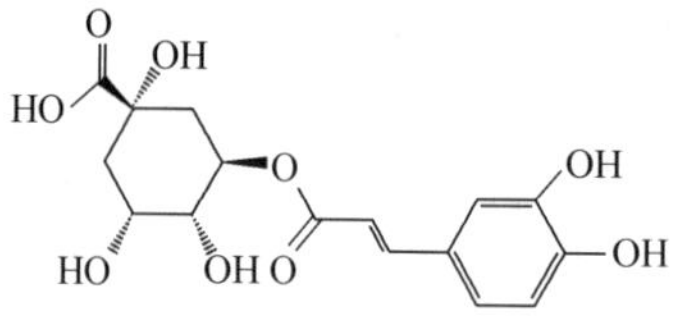

绿原酸($C_{16}H_{18}O_9$,354.31)

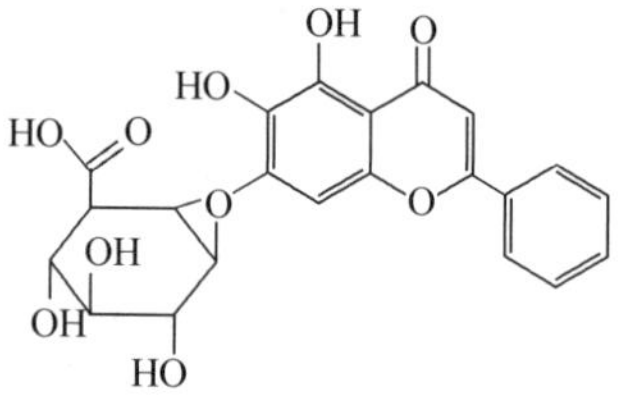

黄芩苷($C_{21}H_{18}O_{11}$,446.36)

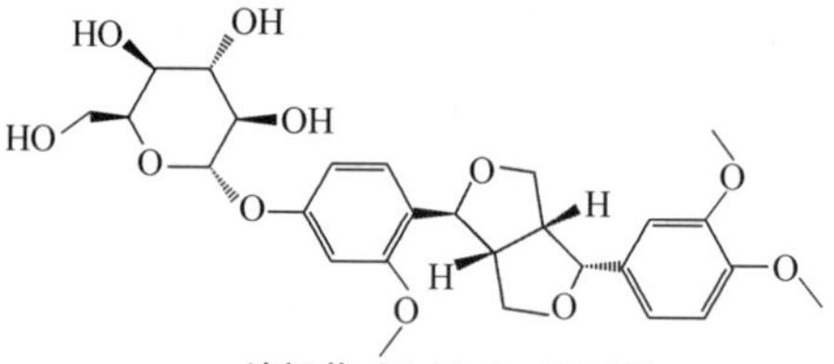

连翘苷($C_{27}H_{34}O_{11}$,534.56)

图3-16 绿原酸、黄芩苷及连翘苷的结构

三、仪器、试剂及试样

仪器:高效液相色谱仪;紫外灯;超声波清洗仪;聚酰胺薄层层析薄膜;加热回流装置;过滤装置;硅胶G薄层板;容量瓶等。

试剂:75%乙醇;冰醋酸;甲醇;三氯甲烷;10%硫酸乙醇溶液;50%甲醇;乙腈;70%乙醇;纯化水等。

薄层板:硅胶G薄层板;聚酰胺薄层层析薄膜。

试样:双黄连口服液;绿原酸对照品;黄芩苷对照品;连翘苷对照品;连翘对照药材。

四、实 验 方 法

(一)鉴别

1. 黄芩和金银花的鉴别

(1)供试品溶液和对照品溶液的制备:取双黄连口服液1ml,加75%乙醇5ml,摇匀,作为供试品溶液。另取黄芩苷对照品和绿原酸对照品,分别加75%乙醇制成每1ml中约含0.1mg的溶液,作为对照品溶液。

(2)薄层色谱法鉴别:吸取供试品溶液、黄芩苷对照品和绿原酸对照品溶液各1~2μl,分别点于同一聚酰胺薄层层析薄膜上,以冰醋酸为展开剂,展开,取出,挥去展开剂,置紫外灯(365nm)

下检视。供试品色谱中，应与绿原酸对照品在相应位置处显同样颜色荧光斑点，在与黄芩苷对照品相应位置处显相同颜色的斑点。

2. 连翘的鉴别

（1）供试品溶液和对照药材溶液的制备：取双黄连口服液 1ml，加甲醇 5ml，振摇，作为供试品溶液。另取连翘对照药材 0.5g，甲醇 10ml，加热回流 20min，滤过，滤液作为对照药材溶液。

（2）薄层色谱法鉴别：吸取供试品溶液及对照药材溶液各 5μl，分别点于同一硅胶 G 薄层板上，以三氯甲烷-甲醇（5：1）为展开剂，展开，取出，挥去展开剂，喷以 10%硫酸乙醇溶液，在 105℃加热至斑点显色清晰。供试品色谱中，应与对照药材色谱在相应位置处显相同颜色的斑点。

（二）检查

1. 相对密度 应不低于 1.12。

2. pH 应为 5.0～7.0。

3. 其他 应符合合剂项下有关的各项规定。

（三）含量测定

1. 黄芩中黄芩苷的含量测定

（1）供试品溶液：精密量取双黄连口服液 1ml，置 50ml 容量瓶中，加 50%甲醇适量，超声处理 20min，放置至室温，加 50%甲醇稀释至刻度，摇匀，作为供试品溶液。

（2）对照品溶液：取黄芩苷对照品适量，精密称定，加 50%甲醇制成每 1ml 中含 0.1mg 的溶液作为对照品溶液。

（3）色谱条件：用十八烷基硅烷键合硅胶为填充剂；以甲醇-纯化水-冰醋酸（50：50：1）为流动相；检测波长为 274nm。

（4）系统适用性要求：理论板数按黄芩苷峰计算应不低于 1500。

（5）测定法：精密量取对照品溶液和供试品溶液各 5μl 分别注入高效液相色谱仪，记录色谱图。按外标法以峰面积计算，即得。

2. 金银花中绿原酸的含量测定

（1）供试品溶液：精密量取双黄连口服液 2ml，置 50ml 棕色容量瓶中，加纯化水稀释至刻度，摇匀，作为供试品溶液。

（2）对照品溶液：取绿原酸对照品适量，精密称定，置棕色容量瓶中，加纯化水制成每 1ml 中含 40μg 的溶液作为对照品溶液。

（3）色谱条件：用十八烷基硅烷键合硅胶为填充剂；以甲醇-纯化水-冰醋酸（20：80：1）为流动相；检测波长为 324nm。

（4）系统适用性要求：理论板数按绿原酸峰计算应不低于 6000。

（5）测定法：精密量取对照品溶液 10μl 和供试品溶液 10～20μl 分别注入高效液相色谱仪，记录色谱图。按外标法以峰面积计算，即得。

3. 连翘中连翘苷的含量测定

（1）供试品溶液：精密量取双黄连口服液 1ml，加在中性氧化铝柱（100～120 目，6g，内径为 1cm）上，用 70%乙醇 40ml 洗脱，收集洗脱液，蒸发至干，残渣加 50%甲醇适量，温热使溶解，转移至 5ml 容量瓶中，稀释至刻度，摇匀，作为供试品溶液。

（2）对照品溶液：取连翘苷对照品适量，精密称定，加 50%甲醇制成每 1ml 中含 60μg 的溶液作为对照品溶液。

（3）色谱条件：用十八烷基硅烷键合硅胶为填充剂；以乙腈-纯化水（25：75）为流动相；检测波长为 278nm。

（4）系统适用性要求：理论板数按连翘苷峰计算应不低于 6000。

（5）测定法：精密量取对照品溶液和供试品溶液各 10μl 分别注入高效液相色谱仪，记录色谱图。按外标法以峰面积计算，即得。

五、结 果 与 讨 论

1. 双黄连口服液的鉴别是否符合规定。
2. 双黄连口服液的检查是否符合规定。
3. 外标法计算黄芩苷、绿原酸和连翘苷的含量。

六、思 考 题

1. 如何选择中药制剂中鉴别和含量测定指标？
2. 薄层色谱法鉴别黄芩苷和绿原酸时，为何使用聚酰胺薄层层析薄膜作为固定相？
3. 双黄连口服液的制剂通则检查包含哪些项目？

（李维熙）

实验三十三　固相萃取-高效液相色谱法测定血浆中对乙酰氨基酚的浓度

一、目 的 要 求

1. 掌握固相萃取-高效液相色谱内标法测定血浆中药物含量的方法。
2. 掌握固相萃取法对待测血样的预处理。
3. 熟悉高效液相色谱仪的构造和使用方法。
4. 了解固相萃取-高效液相色谱法在体内药物分析中的应用。

二、实 验 原 理

高效液相色谱法是目前生物样品药物分析中发展迅速和应用广泛的一种分析方法。在生物样品进行高效液相色谱法分析时，不仅因生物样品含有大量大分子杂质如蛋白质等复杂组分，易引起柱头堵塞而使柱压升高，而且试样中药物浓度一般较低，需进一步富集才能检出，因此都需要对试样进行适当的前处理，以使药物纯化、富集。固相萃取法（solid-phase extraction，SPE）基于选择性吸附与选择性洗脱的液相色谱法分离原理，当液体样品通过吸附剂时，保留其中某一组分，然后选用适当溶剂冲去杂质，再用少量溶剂迅速洗脱组分，从而达到分离、净化和浓缩的目的。固相萃取法具有引入杂质少、能消除乳化、萃取效率高、样品制备速度快、适应的 pH 范围广、操作简便等特点。固相萃取法作为从生物样品中提取净化微量药物或其代谢产物的新方法，尤以其与高效液相色谱法结合，已被广泛地用于生物样品的分析检测中。在固相萃取-高效液相色谱法中，固相萃取法作为预处理方法，完成了样品的提取净化和富集。随着更加适用的自动化仪器和新型填料的深入出现，固相萃取-高效液相色谱法将得到更广泛的应用，促进药物的生物利用度、药动学、体内分布和代谢及临床药物浓度的监测、疾病诊断、毒物分析等领域的生物样品分析研究。

内标法：在药物分析中，校正因子多是未知的，可利用此法进行测定。按各品种项下的规定，首先精密称（量）取一定量的内标物和药物对照品分别制成溶液，各精密量取适量，混合制成校正因子测定用的对照溶液。取一定量对照溶液进样，记录色谱图，根据对照溶液中内标物和药物对照品的含量及其在色谱图上相应的峰面积，由式（3-25）计算校正因子（f）。

$$f = \frac{A_S / c_S}{A_R / c_R} \tag{3-25}$$

式中，A_S 为内标物的峰面积；A_R 为药物对照品的峰面积；c_S 为内标物的浓度；c_R 为药物对照品的浓度。

随后取一定量的内标物，加入到经固相萃取法前处理提取净化和富集的供试品溶液中，配制成样品溶液。取一定量样品溶液进样，记录色谱图，根据内标物的含量及其色谱图上相应的峰面积，由式（3-26）计算样品溶液中待测组分的含量 c_X：

$$c_X = f \times \frac{A_X}{A_S' / c_S'}$$ （3-26）

式中，f 为校正因子；A_X 为样品溶液中被测药物的峰面积；A_S' 为样品溶液中内标物的峰面积；c_X 为供试品的浓度；c_S' 为样品溶液中内标物的浓度。

　　对乙酰氨基酚（paracetamol，PAC）是《中国药典》收载的解热镇痛、非甾体抗炎药，其可升高痛阈而达到止痛目的，通过对下丘脑体温调节中枢产生作用而达到退热目的。《中国药典》规定对乙酰氨基酚片含对乙酰氨基酚（$C_8H_9NO_2$，151.16，图 3-17）应为标示量的 95.0%～105.0%。服用常规剂量的对乙酰氨基酚后，体内血浆中对乙酰氨基酚的浓度一般以茶碱为内标物，采用固相萃取-高效液相色谱法进行测定。

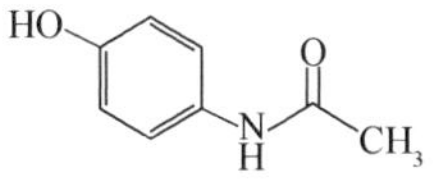

图 3-17　对乙酰氨基酚的结构

三、仪器、试剂及试样

　　仪器：高效液相色谱仪；超声振荡仪；固相萃取柱；C_{18} 色谱柱（10μm，150mm×4.6mm）；0.45μm 滤膜；超声提取器；容量瓶。

　　试剂：甲醇；乙腈；纯化水。

　　试样：对乙酰氨基酚片；对乙酰氨基酚对照品；茶碱。

四、实 验 方 法

　　1. 血样预处理　固相萃取柱预先用（2×1ml）甲醇和 1ml 纯化水处理，随后取 0.2ml 含试样血样上固相萃取柱，真空抽干后，用 0.4ml 纯化水清洗，继续真空抽干，弃去所有滤液，再用 0.8ml 甲醇/纯化水（60/40，V/V）溶液洗脱并用洁净管收集洗脱液，即为供试品溶液，备用。

　　2. 色谱条件与系统适用性试验　用十八烷基硅烷键合硅胶为填充剂；以甲醇-乙腈-纯化水（25∶15∶360）为流动相；检测波长为 254nm；温度为室温；流速为 1.0ml/min。理论板数按对乙酰氨基酚峰计不低于 5000，对乙酰氨基酚峰与内标物茶碱峰的分离度应符合要求。

　　3. 流动相和样品配制

　　（1）准备所需的流动相，用合适的 0.45μm 滤膜过滤，超声脱气至少 20min。

　　（2）内标溶液的配制：取茶碱，加纯化水制成每 1ml 中含 1.0mg 的溶液，摇匀，即得。

　　（3）对照品溶液的配制：取对乙酰氨基酚对照品，加纯化水制成每 1ml 中含 0.6mg 的溶液，摇匀，即得。

　　4. 样品含量测定　精密量取上述对乙酰氨基酚对照品溶液、内标溶液各 0.2ml，置 50ml 容量瓶中，用纯化水稀释至刻度，摇匀，配制成标准品溶液。精密量取 10μl 注入液相色谱仪，记录色谱图；另取上述经固相萃取前处理提取净化和富集的供试品溶液 0.2ml，置 50ml 容量瓶中，并加入 0.2ml 内标溶液混合，用纯化水稀释至刻度，摇匀，配制成样品溶液，精密量取 10μl 注入液相色谱仪，记录色谱图。根据式（3-27）按内标法以峰面积计算，即得。

$$\text{血浆中对乙酰氨基酚的含量}（c_X）= \frac{A_S / c_S}{A_R / c_R} \times \frac{A_X}{A_S' / c_S'} \times 250$$ （3-27）

式中，250 为稀释倍数。

五、结果与讨论

　　固相萃取-高效液相色谱法测定血浆中对乙酰氨基酚的浓度的方法和原理。

六、思 考 题

1. 固相萃取法在生物样品分析中的优点有哪些？

2. 色谱定量分析中内标法和外标法的异同是什么？

3. 在生物样品的药物含量测定中，专属性考察的目的是什么？如何进行？

（张　美）

实验三十四　犬血浆中阿司匹林代谢产物水杨酸的高效液相色谱法测定

一、目 的 要 求

1. 掌握血浆样品的液液萃取前处理方法。
2. 掌握高效液相色谱法测定血浆中阿司匹林代谢产物水杨酸含量的方法和步骤。
3. 熟悉生物样品定量分析的方法学验证过程。

二、实 验 原 理

阿司匹林，化学名 2-（乙酰氧基）苯甲酸。本品为白色结晶或结晶性粉末；在乙醇中易溶，在三氯甲烷或乙醚中溶解，在水中微溶；在氢氧化钠溶液或碳酸钠溶液中溶解，并同时分解成水杨酸。本实验以苯甲酸为内标物（图 3-18）。

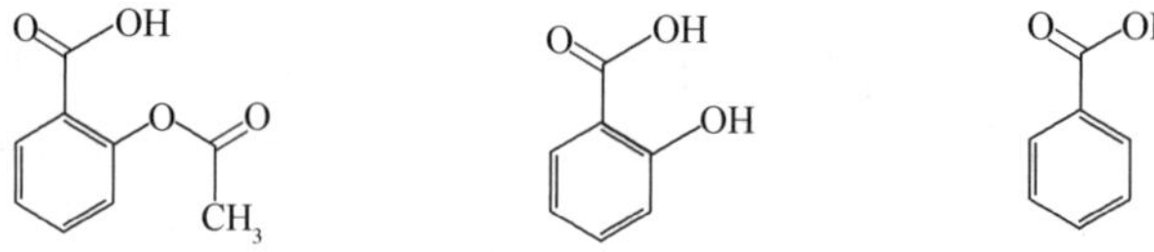

阿司匹林（$C_6H_8O_4$, 180.16）　　水杨酸（$C_7H_6O_3$, 138.12）　　苯甲酸（$C_7H_6O_2$, 122.12）

图 3-18　阿司匹林、水杨酸及苯甲酸的结构

阿司匹林作为解热镇痛药在临床应用已经有百年历史，小剂量阿司匹林具有抗血小板聚集及抗血栓形成作用，近年来广泛用于缺血性心脏病的治疗。阿司匹林口服吸收后，在受到人胃肠道中的酸性或者弱碱性环境影响，以及血浆酯酶作用，迅速转化为活性代谢产物水杨酸而起效，因此在研究阿司匹林的药动学时，大多测定血浆中阿司匹林的代谢产物水杨酸的浓度。

三、仪器、试剂及试样

仪器：高效液相色谱仪；分析天平；离心机；涡旋混合仪；氮吹仪；试管；冰箱；容量瓶；具塞玻璃离心管；塑料离心管；冰箱；自动进样器等。

试剂：乙酸乙酯；乙腈；0.1%磷酸；1mol/L 盐酸溶液；生理盐水；肝素；50%乙腈等。

试样：阿司匹林肠溶片（每片 25mg）；水杨酸对照品；苯甲酸对照品。

实验动物：比格犬。

四、实 验 方 法

1. 生物样品采集与保存

（1）准备肝素抗凝管：将 12 500U 的肝素用生理盐水稀释至 10ml（1→10）。取稀释后的肝素溶液 0.1ml 置于 5ml 或 10ml 试管中，转动试管，使肝素溶液均匀涂布在试管内壁，80～100℃干燥。

（2）给药与取血：取体重约 10kg 的健康比格犬，给药前禁食 8～12h，灌胃给予阿司匹林肠溶片 50mg。分别于给药前和给药后 0.5h、1h、1.5h、2h、3h、4h、5h、6h、8h、10h、12h 取静脉血

1ml，置于抗凝试管中，缓缓转动试管，避免血液凝固，离心（3500r/min）10min 后分离血浆。得到的血浆如不立即测定，保存在-20℃冰箱内待测。

2. 对照品溶液制备

（1）取水杨酸对照品约 50mg，精密称定，置于 50ml 的容量瓶中，加乙腈溶解后稀释成每 1ml 约含有水杨酸 1mg 的标准储备液，摇匀待用。精密量取标准储备液适量，用乙腈稀释成水杨酸浓度为 1μg/ml、2μg/ml、5μg/ml、20μg/ml、100μg/ml、200μg/ml、400μg/ml、500μg/ml 的系列标准溶液，4℃条件下冷藏。

（2）取苯甲酸对照品约 10mg，精密称定，置于 50ml 的容量瓶中，加 50%乙腈溶解后稀释成每 1ml 约含有苯甲酸 0.2mg 的内标溶液，摇匀待用，4℃下冷藏。

3. 血浆样品前处理　取血浆样品 0.5ml 置于 10ml 具塞玻璃离心管中（冷冻血浆样品需在冰水浴下解冻），依次加入 0.05ml 内标溶液，1mol/L 盐酸溶液 0.1ml，涡旋混合 30s；准确加入乙酸乙酯 5ml，涡旋混合 3min，然后离心（3500r/min）10min，定量吸取上层有机相约 5.0ml，置另一支 10ml 具塞玻璃离心管中，在氮气下吹干，残渣用 100μl 流动相复溶，复溶液全部取出置于一支干净的 0.5ml 塑料离心管，于 12 000r/min 离心 10min，取上清液 20μl 进样分析。

4. 方法学确证

（1）特异性评价：取 6 只比格犬的空白血浆，分别进行上述样品预处理，进样分析，其中内源性物质应不干扰内标物和水杨酸出峰保留时间位置。

（2）血浆标准曲线的制备：取空白血浆 0.45ml 分别置于 10ml 具塞玻璃离心管中，精密加入水杨酸浓度为 1μg/ml、2μg/ml、5μg/ml、20μg/ml、100μg/ml、200μg/ml、500μg/ml 的系列标准溶液 0.05ml，涡旋混合，制成水杨酸浓度为 0.1μg/ml、0.2μg/ml、0.5μg/ml、2μg/ml、10μg/ml、20μg/ml、50μg/ml 的标准血浆溶液，按照"血浆样品前处理"步骤进行操作，进样分析，以水杨酸血浆浓度为横坐标，以相应的水杨酸峰面积与内标物峰面积比值为纵坐标绘制标准曲线，计算回归方程。

（3）准确度、精密度和最低定量限：取空白血浆 0.45ml 分别置于 10ml 具塞玻璃离心管中，精密加入水杨酸浓度为 1μg/ml、2μg/ml、20μg/ml、400μg/ml 的标准溶液 0.05ml，涡旋混合，制成水杨酸浓度为 0.1μg/ml、0.2μg/ml、2μg/ml、40μg/ml 的最低定量限及低、中、高 3 个浓度的质量控制血浆样品，每个浓度制备 5 份血浆样品，按照"血浆样品前处理"步骤进行操作，测定各标准血浆溶液的实测浓度，以实测浓度和添加浓度的相对回收率表征准确度，最低定量限在 80%~120%，其余浓度在 85%~115%；计算每个浓度 5 个样本分析的实测浓度的相对标准偏差表征精密度，最低定量限在 20%以内，其余浓度在 15%以内。

（4）绝对回收率：按照"准确度、精密度和最低定量限"项下低、中、高 3 个浓度质控样品制备方法，各制备 5 份标准血浆样品，水杨酸血浆浓度分别为 0.2μg/ml、2μg/ml、40μg/ml；按照"血浆样品前处理"步骤进行操作，测定各标准血浆溶液水杨酸的峰面积值。用流动相配制水杨酸浓度为 1μg/ml、10μg/ml、200μg/ml 标准溶液（相当于 0.2μg/ml、2μg/ml、40μg/ml 水杨酸血浆溶液经过前处理后进样分析浓度），进样分析，记录水杨酸峰面积值，以相应浓度下的峰面积比值计算绝对回收率；内标物回收率同法考察。

（5）稳定性考察：按照"准确度、精密度和最低定量限"项下低、中、高 3 个浓度质控样品制备方法，各制备水杨酸血浆浓度分别为 0.2μg/ml、2μg/ml、40μg/ml，进行稳定性研究。

1）室温稳定性研究：取上述血浆样品置于室温，于 1h 和 2h 取样，按照"血浆样品前处理"步骤进行操作，测定标准血浆溶液中水杨酸与内标物的峰面积比值，此比值与 0h 处理样品的比值相比，以相对回收率形式表征稳定性，每个浓度在每个时间点处重复 5 次。

2）冻融稳定性研究：取上述血浆样品置于-20℃冷冻保存 12h，再置于室温下融化，此为一次冻融循环，分别进行 3 次冻融循环，于每次冻融循环结束后取样，按照"血浆样品前处理"步骤操作，测定标准血浆溶液中水杨酸与内标物的峰面积比值，此比值与未冻融处理样品的比值相比，以相对回收率形式表征稳定性，每个浓度在每个循环后重复 5 次。

3）样品提取后稳定性：取上述血浆样品，按照"血浆样品前处理"步骤操作，复溶后置于自动进样器上（或等待手动进样），于 0h、2h、4h 和 6h 进样分析，测定标准血浆溶液中水杨酸与内标物的峰面积比值，此比值与 0h 处理样品的比值相比，以相对回收率形式表征稳定性，每个浓度在每个时间点处重复 5 次。

4）长期冷冻稳定性：取上述血浆样品置于-20℃冷冻保存，于第 10 天、20 天、30 天取样，按照"血浆样品前处理"步骤进行操作，测定标准血浆溶液中水杨酸与内标物的峰面积比值，此比值与第 0 天未冷冻样品的比值相比，以相对回收率形式表征稳定性，每个浓度在每个时间点处重复 5 次以上。稳定性要求回收率在 85%～115% 之间。

5. 水杨酸血药浓度测定　色谱条件与系统适用性试验：用十八烷基硅烷键合硅胶为固定相；流动相为 0.1% 磷酸-乙腈（80：20）；流速 1ml/min；检测波长 237nm。取标准血浆样品测定，水杨酸与内标物苯甲酸分离度应符合规定，理论塔板数按水杨酸峰计算不得低于 3000；将取得的比格犬血浆按照"血浆样品前处理"步骤进行操作，记录色谱图，按内标法代入水杨酸血浆标准曲线中求得血药浓度。

注意事项：

1. 阿司匹林受到血浆酯酶作用会发生降解，在体外 37℃ 环境中依然会生成水杨酸，因此取得的血样需要立即离心，分取血浆后置于-20℃进行冻存；也可以加入 50% 氟化钾溶液以阻断酶系对阿司匹林的生化转化，使得测定结果更加准确。

2. 血浆样品中的水杨酸，经过 1mol/l 的盐酸溶液酸化后，可以用乙酸乙酯进行液液萃取，上清液在氮气下挥干后，用流动相复溶，直接进样分析。为了防止萃取过程中血浆中的阿司匹林继续降解生成水杨酸，因此尽可能在低温下进行迅速操作。

3. 一般采用色谱法进行生物样品的测定，常会选择结构类似物作为内标物，在前处理之前定量加入待测生物样品中，与待测组分一同进行完整的前处理过程；结构类似物常常具有相似的色谱行为，便于色谱条件的优化，也具有相当的绝对回收率，可以更加准确地反映待测组分的真实浓度，实验中以待测组分与内标物的峰面积比值对应浓度进行标准曲线绘制，进而进一步进行定量分析。一般情况下，内标物与待测组分达到基线分离，并且不受内源性杂质的干扰；同时内标物检测相应信号应与待测组分接近，一般选择峰面积与标准曲线中间浓度响应接近的浓度。本实验选择苯甲酸作为内标物。

五、结果与讨论

色谱结果按内标法代入水杨酸血浆标准曲线中求得血药浓度。

六、思　考　题

1. 请描述生物样品液液萃取的一般步骤。
2. 在生物样品定量分析过程中方法学验证包括哪些内容？
3. 在准确度与精密度考察中，最低定量限及低、中、高浓度样品的准确度与精密度限度要求分别是多少？

（李　霁）

实验三十五　高效液相色谱-质谱联用法测定大鼠血浆中姜黄素的浓度

一、目　的　要　求

1. 掌握血浆中姜黄素的处理方法。
2. 熟悉基质效应方法学评价的操作步骤。
3. 了解高效液相色谱-质谱联用仪器的操作使用测定步骤。

二、实 验 原 理

姜黄素(图 3-19)是姜科、天南星科多种植物根茎中均含有的一种酚类物质,分子式为 $C_{21}H_{20}O_6$,长期以来被用作香料和天然着色剂,是世界卫生组织(WHO)与美国食品药品监督管理局(FDA)批准的食品、化妆品的天然添加剂,可作为抗氧化剂、食用色素等应用。姜黄素有多种药理活性,如降血脂、抗肿瘤、抗炎、利胆、抗氧化、抗肝细胞毒性、抗风湿、抑菌等,而且毒性较低。

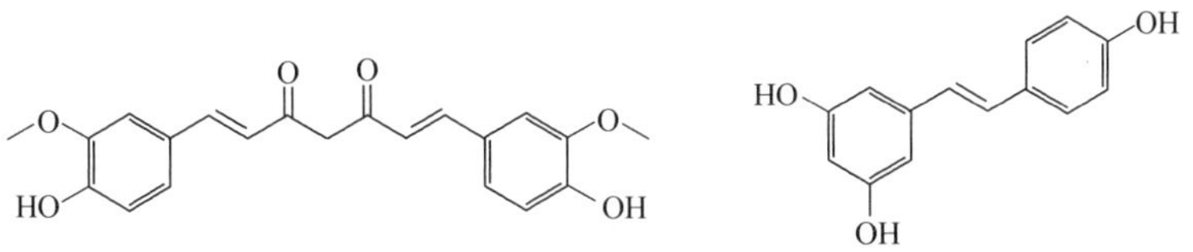

姜黄素($C_{21}H_{20}O_6$,368.38)   白藜芦醇($C_{14}H_{12}O_3$,228.24)

图 3-19 姜黄素及白藜芦醇(内标物)的结构

三、仪器、试剂及试样

仪器:高效液相色谱-三重四极杆质谱联用仪;分析天平;超声波清洗器;恒温水浴锅;涡旋混合器;氮吹仪;微量移液器;试管;肝素化 EP 管;冰箱;玻棒;带塞尖底离心管;容量瓶;离心管等。

试剂:乙腈;甲酸;甲醇;纯化水;肝素;生理盐水;羧甲基纤维素钠等。

试样:姜黄素和白藜芦醇对照品。

实验动物:SD 大鼠。

四、实 验 方 法

1. 生物样品采集与保存

(1)肝素抗凝管:将 12 500U 的肝素用生理盐水稀释至 10ml(1→10)。取稀释后的肝素溶液 0.1ml 置于 5ml 或 10ml 试管中,转动试管,使肝素溶液均匀涂布在试管内壁,80~100℃干燥。

(2)给药与取血:实验动物选择成年、健康 SD 大鼠。6 只 SD 大鼠,雌雄各半,体重 220~250g,6~8 周龄,给药前禁食 8~12h,于实验当日预埋颈静脉插管,空腹灌胃给予姜黄素混悬液 100mg/kg。给药 2h 后禁食不禁水,4h 后解除禁食。在给药前(0h)及给药后 0.083h、0.17h、0.25h、0.5h、0.75h、1h、2h、3h、4h、6h、8h 和 12h,通过预埋颈静脉插管采血 0.3ml,置肝素化 EP 管(1.5ml)中,离心(3500 r/min)10min,分取 0.1ml 血浆置于−20℃冰箱保存。

(3)姜黄素混悬剂的制备:称取 0.5g 的羧甲基纤维素钠置于 100ml 纯化水中,用玻棒充分搅拌后,静置 24h,充分溶胀,制成 0.5%的羧甲基纤维素钠溶液。称取 20.0mg 姜黄素对照品置于 15ml 带塞尖底离心管中,加入 10ml 0.5%的充分溶胀羧甲基纤维素钠溶液,涡旋 5min,充分混合,制成 2mg/ml 的姜黄素混悬液。

2. 对照品溶液制备

(1)姜黄素标准溶液:精密称取姜黄素对照品 10.0mg,置 10ml 容量瓶中,用甲醇溶解稀释制成每 1ml 含 1.0mg 的标准储备液,精密量取姜黄素标准储备液适量,以甲醇-纯化水(1:1)为溶剂,稀释配制成浓度分别为 5.0ng/ml、10.0ng/ml、20.0ng/ml、50.0ng/ml、100.0ng/ml、200.0ng/ml、500.0 ng/ml 和 1000.0ng/ml 的姜黄素标准溶液。

(2)白藜芦醇内标溶液:精密称取白藜芦醇对照品 4.0mg,置 10.0ml 容量瓶中,加乙腈超声溶解并稀释至刻度,摇匀,即得白藜芦醇标准储备液。精密吸取白藜芦醇标准储备液,用乙腈稀释定容至 2 个 10.0ml 容量瓶中,分别配制成浓度为 40.4μg/ml、4.04μg/ml 的白藜芦醇标准溶液。精密吸取白藜芦醇标准溶液一定量,进一步用乙腈稀释定容至 10.0ml 容量瓶中,配制成浓度为 40.4ng/ml 的内标溶液。所有白藜芦醇标准储备液、标准溶液和内标溶液均避光保存在 4℃冰箱备用。

3. 血浆样品前处理　精密量取血浆样品 50μl，置 1.0ml 的离心管中，加入乙腈 200μl（含白藜芦醇 40.4ng/ml 内标溶液）进行蛋白质沉淀，涡旋振荡 3min 后，在 10 000r/min 下离心 10min 以分离沉淀蛋白质。移取上清液 180μl 至另一 1.0ml 的离心管内，在 12 000r/min 下离心 10min 后，取上清液 20μl 进行液相色谱-质谱联用分析，按内标标准曲线法计算血浆样品中姜黄素的浓度。

4. 方法学确证

（1）特异性评价：在 6 份不同大鼠空白血浆中加入乙腈 200μl（不含内标物白藜芦醇），进行上述样品预处理，分别进行液相色谱-质谱联用分析，在姜黄素与内标物保留时间位置未有内源性物质干扰出现，或有色谱峰出现，但其峰面积小于最低定量限浓度点面积的 20%，则证明本方法可以很好地排除血浆对样品测定的干扰。

（2）血浆标准曲线的制备：精密量取"姜黄素标准溶液"项下各标准溶液 5μl，加入 SD 大鼠空白血浆按体积比进行 1∶10 的稀释，即取 5μl 姜黄素系列溶液和 45μl SD 大鼠空白血浆进行混合，配制成浓度为 0.5ng/ml、1.0ng/ml、2.0ng/ml、5.0ng/ml、10.0ng/ml、20.0ng/ml、50.0ng/ml、100.0ng/ml 的姜黄素系列标准血浆样品，按上述"血浆样品处理方法"，依法操作，并进行色谱分析，记录姜黄素色谱峰面积（A_S）与内标物色谱峰面积（A_R）。以峰面积比 R（$R=A_S/A_R$）对浓度（c，ng/ml）进行回归分析。

（3）准确度、精密度和最低定量限：按"血浆标准曲线的制备"项下方法配制最低定量限、低、中、高 4 个浓度（0.5ng/ml、1.0ng/ml、5.0ng/ml 和 80ng/ml）血浆样本各 5 份。按上述"血浆样品前处理"同样操作，并同时进行液相色谱-质谱联用分析测定，计算批内批间精密度和准确度。

（4）绝对回收率和基质效应：配制姜黄素标准血浆样品 0.98ng/ml、4.9ng/ml、49ng/ml（低、中、高浓度），按照样品前处理操作分析测定姜黄素与内标物的色谱峰面积（A_{S1} 与 A_{R1}）；将相应的空白血浆蛋白沉淀后标准添加目标成分得最终测定浓度进行分析，记录姜黄素与内标物的色谱峰面积（A_{S2} 与 A_{R2}）；配制最终测定浓度的不含基质的纯样品溶液，记录姜黄素与内标物的色谱峰面积（A_{S3} 与 A_{R3}）。计算绝对回收率 A_{S1}/A_{S2}，基质效应 A_{S3}/A_{S3}。

5. 姜黄素血药浓度测定

（1）色谱条件：Ultimate XB C-18 柱（5μm，50×4.6mm ID），柱温 25℃；流动相：甲醇-纯化水（0.01%甲酸）比例为 80∶20，等度洗脱，流速 0.30ml/min，进样量 20μl，分析时间 6min。

（2）质谱条件：采用 ESI 离子源、负离子检测，选择 SRM 工作方式进行一/二级质谱分析。扫描时间 1.0s；选择离子峰宽 0.7；Q1 峰宽 3.0；Q3 峰宽 2.0；针电压−4850V；场电压−175V；雾化气为空气，50psi（1psi=6.89476×10³Pa）；干燥气为 N_2，300℃、20psi；毛细管电压−40V；其中姜黄素选择性反应监测离子[M-H]⁻ m/z 367→149，碰撞能量 21.5eV；内标物白藜芦醇选择性反应监测离子[M-H]⁻ m/z 227→143，碰撞能量 16eV；碰撞气 1.8mTorr（1Torr=1.333 22×10²Pa）；检测器电压 1500V。理论板数按姜黄素峰计算应不低于 3000；空白血浆样品色谱图中，在姜黄素与内标物白藜芦醇位置应没有干扰峰。

注意事项：

1. 采用液相色谱-质谱联用法进行生物样品分析时，灵敏度高，也较容易受到样品残留、离子串扰等问题影响，因此在前处理过程中要特别注意，避免干扰成分的带入。

2. 质谱条件中雾化气、干燥气电压等参数均会影响待测组分的离子化，从而导致定量准确度的缺失，因此除了采用内标法跟踪待测组分的液相色谱-质谱行为之外，还应该时刻注意仪器各项参数的稳定。

五、结果与讨论

色谱结果按内标法代入姜黄素血浆标准曲线中求得血药浓度。

六、思　考　题

1. 请描述生物样品蛋白沉淀的一般步骤。

2. 为什么体内药物定量分析大多采用内标法?

(李 霁)

Experiment 36   Analysis of paracetamol and its tablets

1. Purposes and requirements

1.1 To learn the method for determination of acetaminophen by high performance liquid chromatography.

1.2 To exercise the characteristics of tablet analysis.

1.3 To learn about the procedures and the items for drug analysis.

2. Experimental principles

Paracetamol is a para-aminophenol derivative (N-acetyl-para-aminophenol), which possesses antipyretic and analgesic properties and weak anti-inflammatory activity. The mechanism of action of paracetamol has not been completely elucidated till now. The structure, molecular formula and molecular mass are as Figure 3-20.

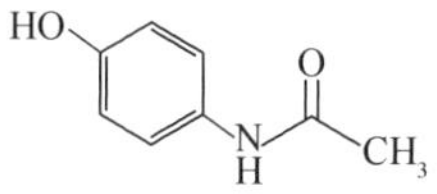

Fig.3-20. Structure of paracetamol ($C_8H_9NO_2$, 151.16).

3. Apparatus, chemicals and reagents

Apparatus: HPLC system, infrared spectrometer, UV spectrophotometer, potentiometer, flask, volumetric flask, volumetric cylinder.

Chemicals and reagents: paracetamol CRS, chloroacetanilide, 4-nitrophenol, 4-aminophenol, 4'-chloroacetanilide, tetrabutyl, sodium hydroxide, $FeCl_3$, hydrochloric acid, alcohol, sodium chloride, potassium sulfate, sodium dihydrogen phosphate, tetrabutylammonium hydroxide, acetate buffer.

4. Procedures and methods

4.1 Analysis of paracetamol

4.1.1 Identification

① Melting point: Melting point for paracetamol (ChP 2020) is 168~172°C.

② When $FeCl_3$ test solution add to the aqueous solution of paracetamol, the solution should change to blue-purple.

③ Dissolve 0.1g paracetamol in 5ml dilute hydrochloric acid and heat in water bath for 40minutes, then drop sodium nitrite test solution 5 drops and 3ml of water to 0.5ml of above solution, red color develops after add 2ml of basic β-naphthol test solution.

④ The infrared absorption spectrum of paracetamol is concordant with the spectrum obtained from spectrum of paracetamol RS (the corresponding picture of the infrared spectrum collection, ChP 2020).

First identification ①, ④.

Second identification ②, ③.

4.1.2 Tests

Tests shall be complied with the requirements for monographs of ChP 2020.

① Acidity: Dissolve 0.1g paracetamol in 10ml water, pH should be 5.5~6.5.

② The clarity and color of alcohol solution: After solving 0.1g of paracetamol in 10 ml alcohol solution, the solution should be clarified and colorless. If appearing turbid, compared it with No.1 turbidity standard solution and it should be thinner. (ChP 2020 volume IV general principles). If appearing color, compared it with No.2 brown red or orange reference solutions and it should be lighter.

③ Chloride: Dissolve 2.0g of paracetamol in 100ml water and filter. Then take 25ml of the filtrate for inspecting according to legal inspection (ChP 2020 volume IV general principles), and the result should be thinner when comparison of the control solution which made of 5.0ml standard sodium chloride standard solution (0.01%).

④ Sulphate: Take 25ml of the remaining filtrate under chloride for inspecting according to legal inspection (ChP 2020 volume IV general principles), and the result should be thinner when comparison of the control solution which made of 1.0ml standard potassium sulfate solution (0.02%).

⑤ Related substances: Liquid chromatography (ChP 2020): Prepare the solution immediately before use.

A. Test solution: Dissolve 0.200g of the substance to be examined in 10.0ml of methanol - water (4/6) solution.

B. Reference solution

(a) 4-Aminophenol reference solution: Dissolve 1.0mg of 4-aminophenol to be examined in 10.0ml of methanol - water (4/6) solution.

(b) Reference solution: Dilute 1.0ml of the test solution and 1.0ml of the 4-aminophenol reference solution to 100.0ml with the methanol - water (4/6) solution.

(c) 4-Chloroacetanilide reference solution: Dissolve 0.1mg of 4-chloroacetanilide to be examined in 100.0ml of methanol - water (4/6) solution.

(d) Paracetamol reference solution: Dissolve 1.0 mg of paracetamol to be examined in 50.0ml of methanol - water (4/6) solution.

⑥ Chromatography condition

A. Column: i.d. 250mm×4.6mm; stationary phase: octylsilyl silica gel for chromatography (5μm); column temperature: 40℃.

B. Mobile phase: first, dissolve 8.95g of disodium hydrogen phosphate and 3.90g of sodium dihydrogen phosphate to 1000ml water, then mix with 12ml of tetrabutylammonium hydroxide solution (10%). Then, mix the above solution with methanol of 90/10 or 60/40.

C. Flow rate: 1.0 ml/min

D. Detection Spectrophotometer at 245nm

E. Injection: 20μl

F. Run time: 12 times the retention time of paracetamol.

⑦ Limits

A. The content of 4-aminophenol shall not exceed 0.005% when calculate by peak area according to external standard method.

B. The content of 4-chloroacetanilide shall not exceed 0.005% when calculate by peak area according to external standard method.

C. The peak area of any other impunity shall not be greater than 0.1 times the area of the corresponding peak in the chromatogram of paracetamol obtained with reference solution.

D. The peak areas of total other impurities shall not be greater than 0.5 times the area of the corresponding peak in the chromatogram of paracetamol obtained with reference solution.

⑧ Weight loss of desiccation maximum 0.5 percent, determined on 1.000g by drying in an oven at 105°C.

⑨ Burned residue: Maximum 0.1 percent, determined on 1.0g.

⑩ Heavy metals

Dissolve 1.0g paracetamol in 20ml of water and heat in water bath for dissolving, and then filter. Add acetate buffer(pH3.5)2ml and water to filtrate for 25ml. Then take 25ml of the filtrate for inspecting according to legal inspection(ChP 2020 volume IV general principles). The heavy metal content shall not exceed 10 parts per million.

4.1.3 Assay

Dissolve extract a quantity of this product (40mg) in 50ml of sodium hydroxide solution (0.4%) and dilute to 250.0ml with water. To 5.0ml of the solution add 10ml of sodium hydroxide solution (0.4%) and dilute to 100.0ml with water. Determine the absorbance at the wavelength of 257nm according to the UV-vis spectrophotometry (ChP 2020 volume IV general principles), and calculate the content with the absorption coefficient ($E_{1cm}^{1\%}$) as 715 for $C_8H_9NO_2$.

4.2 Analysis of paracetamol tablets

4.2.1 Identification

① Extract a quantity of the powdered paracetamol tablets containing 0.5g of paracetamol with 20ml of ethanol, mix well and filter, evaporate the filtrate to dryness and dry at 105℃. The residue complies with the ② and ③ tests of 4.1.1.

② Extract a quantity of the powdered tablets containing 0.1g of paracetamol with 10ml acetone, mix well and filter, evaporate the filtrate to dryness and dry at 105℃. The residue complies with the infrared absorption spectrum, which is concordant with the reference spectrum of paracetamol.

4.2.2 Tests

① Related substance: 4-aminophenol

Prepare the solution immediately before use and protect from light. For test solution disperse a quantity of powdered paracetamol tablets containing 0.2g of paracetamol in sufficient solution of methanol - water(4/6)to produce 10ml, mix well and filter. Reference solution contains 20μg/ml each of 4-aminophenol and paracetamol in methanol - water (4/6) solution. The chromatographic conditions for determination of 4-aminophenol and related substances in paracetamol tablet complies with the ⑤ tests of 4.1.2. The content of 4-aminophenol shall not exceed 0.1% of the stated amount of paracetamol when calculate by peak area according to external standard method.

② Dissolution

Comply with the requirements for monographs of China Pharmacopoeia in the dissolution and release test for tablets (ChP 2020 volume IV general principles). Dilute 24ml of the diluted hydrochloric acid to 1000ml with water, then use as the medium and rotate the paddle at 100 revolutions per minute. Withdraw a sample of 20ml of the medium and filter. Dilute the filtrate with 0.04 % sodium hydroxide to give a solution expected to contain about 5～7μg/ml of paracetamol. Measure the absorbance of this solution at 257nm according to the UV-vis spectrophotometry (ChP 2020 volume IV general principles), and calculate the total content of paracetamol in the medium, taking 715 as the absorption coefficient($E_{1cm}^{1\%}$)for $C_8H_9NO_2$. The dissolution limit is 80 % of the stated amount of paracetamol.

4.2.3 Assay

Weight accurately and powder 20 paracetamol tablets. Add a quantity of powder containing 40mg of paracetamol to 50ml 0.4 % of sodium hydroxide, dilute with 50ml of water, shake for 15min, then add sufficient water to produce 250ml. Mix, filter and dilute 10ml of the filtrate to 100ml water. The content of paracetamol in tablet complies with the measurement of 4.1.3 from "To 5.0ml of the solution add……".

5. Results and disscussion

Paracetamol contains 98.0% to 102.0% of 4′-hydroxyacetamide by dry product according to relevant standards and regulations, and paracetamol tablets contain 95.0% to 105.0% of the stated amount of paracetamol.

6. Questions

6.1 What are the principles of identification of paracetamol and its tablets?

6.2 What are the commonly used method for determination of content of paracetamol?

（张　美）

Experiment 37　Determination of aspirin and salicylic acid in human plasma by LC-MS/MS

1. Purposes and requirements

1.1 To learn the method of determination of aspirin and salicylic acid in human plasma by LC-MS/MS.

1.2 To exercise the extraction, concentration of drugs in blood samples, and the operation of precision liquid transfer apparatus.

2. Experimental principles

As an ancient antipyretic analgesic, aspirin has been used in clinic for more than 100 years. In addition, aspirin has been reported to be applied for thrombosis prophylaxiscan（<100mg/d）, anti-inflammatory（2–4g/d）, rheumatic disorders（6–8g/d）and so on. Aspirin is a nonsteroidal anti-inflammatory drug called salicylic acid, which is rapidly metabolized into salicylic acid in the body. Salicylic acid is metabolized to gentisic acid or biotransformed by conjugation with glycin or glucuronic acid also displays some anti-inflammatory, antipyretic and analgesic activity. However, the pharmacological activity of salicylic acid is far from that of the parent compound. In the study of the pharmacokinetics of aspirin, the determination of aspirin and its metabolite salicylic acid in plasma was challenging. Firstly, aspirin and salicylic acid are polar compounds, their retention in conventional RP columns is rather poor. Secondly, aspirin can forms salicylic acid fragmentation when undergoes source in the mass spectrometer, then complete separation of the analytes is essential for robust and sensitive detection. Thirdly, highly different calibration ranges are required for aspirin and salicylic acid because of the endogenous salicylic acid levels in blank human plasma. LC-MS/MS is an accurate method for the determination of aspirin and its metabolite salicylic acid in biological samples, which is sensitive and specific, and can provide accurate and reliable analysis results.

The structure, molecular formula and molecular mass of aspirin, salicylic acid and and their deuterated analogues（aspirin-d_4 and salicylic acid-d_4）are as follows:

Aspirin（$C_9H_8O_4$, 180.16）　　　　Aspirin-d_4

Salicylic acid($C_7H_6O_3$, 138.12) → (deuterated analogues) → Salicylic acid-d_4

3. Apparatus，chemicals and reagents

Apparatus：Tandem mass spectrometer equipped with an electrospray ionization（ESI）source，LC pump and an auto-sampler were used for the LC-MS/MS analysis，vortex mixer，multi-tube vortexer，harrier 18/80R centrifuge，turbo Vap LV evaporator.

Chemicals and reagents：aspirin，salicylic acid，aspirin-d_4（internal standards），salicylic acid-d_4（internal standards），tert-butyl methyl ether（TBME），acetic acid，formic acid，potassium fluoride，acetonitrile，blank human plasma.

4. Procedures and methods

Determination of aspirin and salicylic acid in human plasma by LC-MS/MS with HPLC internal standard method according to D Sirok's reference.

4.1 Standard solutions preparation

The primary stock solutions of aspirin and salicylic acid for the preparation of calibrator（STC）and quality control（STQ）samples were prepared separately.

Dissolve 100μg and 200μg of aspirin to be examined in 10.0ml of acetonitrile containing 0.2% acetic acid for preparation of primary stock solutions of calibrator and quality control aspirin，respectively.

Dissolve 1mg and 2mg of salicylic acid to be examined in 10.0ml of acetonitrile containing 0.2% acetic acid for preparation of primary stock solutions of calibrator and quality control salicylic acid，respectly.

Dissolve 50μg of aspirin-d_4 and 100μg salicylic acid-d_4 to be examined in 10.0ml of acetonitrile containing 0.2% acetic acid for preparation of the primary stock solutions of internal standards.

The working solutions used for spiking the calibrator and quality control（QC）samples were diluted separately by spiking an appropriate volume of the stock solutions to achieve the final concentrations for aspirin，salicylic acid and the internal standards. Stock and working solutions were stored at −20°C± 5°C.

4.2 Sample collection

Blood samples（3ml）were withdrawn from the forearm vein of subjects after oral aspirin treatment under controlled conditions，then transferred to heparinized tubes and centrifuged. Following centrifugation at 3500r/min for 10 minutes，plasma samples were transferred to properly labeled tubes and stored at −20°C before analysis. In order to extract of aspirin and salicylic acid from human plasma，a simple liquid-liquid extraction method was followed because of the instability of aspirin in plasma，potassium oxalate and sodium fluoride were used as anticoagulant，and the sample preparation was performed in ice water bath. The enzymes in human plasma were inhibited by 12% formic acid and 450mg/ml potassium fluoride solution. The plasma and the 12% formic acid solution were mixed in 10：1 volume ratio. An aliquot of 275μl acidified human plasma，10μl of 450mg/ml potassium fluoride solution，10 μl of the corresponding standard working solution and 10μl of 2-hydroxybenzoic-3，4，5，6-d_4 acd solution were mixed. 2ml of TBME was added to the samples，mixed and shaken for 10 min. The samples were centrifuged at 3500 r/min for 5 min at 4 °C. The upper phase（1.6ml）was evaporated and the evaporation residue was reconstituted in 250μl of Milli-Q water containing 0.2% acetic acid.

4.3 Chromatography and mass spectrometric condition

4.3.1 Chromatography condition

① Column: i.d. 75mm×2.1mm; stationary phase: octadecyl silica gel for chromatography (3μm); preceded by an ODS guard (2mm×4mm) C_{18} guard column. ② Mobile phase: Milli-Q water containing 0.2% formic acid (eluent A) and acetonitrile containing 0.2% formic acid (eluent B). The analytes were eluted by a gradient program.

Time (min)	eluent A (%)	eluent B (%)
0	80	20
4	35	65
4.1	80	20
6.5	80	20

A diverter valve was used to discard the LC effluent during the first 2.5min and the last 1.0min of each chromatographic run.

③ Flow rate: 0.3ml/min.

④ Detection spectrophotometer at 245nm.

⑤ Injection: 10μl.

⑥ Column temperature: 25℃.

4.3.2 Mass spectrometric conditions

The mass spectrometer was an triple quadrupole instrument equipped with an electrospray ionization (ESI) interface. The source parameters, source temperature, collision gas, curtain gas, auxiliary gas and nebulizer gas were set at 400°C, 3psi, 30psi, 60psi and 60psi, respectively. The parameters of the mass spectrometer for aspirin and deuterated analogues (aspirin-d_4) were −15V, −10V, −10V, −10V and −4V, respectively. These parameters for salicylic acid and deuterated analogues (salicylic acid-d_4) were −60 V, −42 V, −15 V, −15 V and −4 V, respectively. Detection of the ions was performed in multiple reaction monitoring mode, monitoring the mass-to-charge ratios (m/z) of parent ion / product ion for aspirin, salicylic acid, aspirin-d_4 and salicylic acid-d_4 are 179.0→137.0, 136.9→93.0, 183.0→141.0 and 140.9→97.0, respectively.

4.4 Method validation

4.4.1 Specificity and Selectivity

The specificity of this method was investigated by analyzing six blank human plasma samples from different lots (obtained under controlled conditions from different individuals) using the proposed extraction procedure and LC-MS/MS conditions. Each selectivity solution was injected separately to ensure that the analytes or internal standards did not contain any interfering impurity. The results were compared to those ones obtained for the lower limit of quantification plasma sample.

4.4.2 Calibration curve

The calibration curves were established through a linear least-quation with a weighing factor of $1/c^2$ and $1/y^2$ (c is the concentration of the calibration standards, y is the weighting type). The nine-point calibration curves for aspirin (1, 2, 5, 10, 20, 50, 100, 200 and 500ng/ml) and salicylic acid (80, 160, 240, 320, 800, 1600, 2400, 3200, 8000ng/ml) were constructed on the basis of the response ratio of the analyte to the corresponding internal standards versus the ratio of the analyte concentration to the corresponding internal standards concentration (40ng/ml for aspirin-d_4 and 400ng/ml for salicylic acid-d_4 in spiked plasma samples).

4.4.3 Accuracy and precision

The intra-day accuracy and precision were determined by analyzing six replicates of aspirin and salicylic acid at four different QC levels in human plasma. The inter-day precision was determined by analyzing the four levels of QC samples in 3 different runs.

4.4.4 Matrix effect

For the investigation of matrix effect, the following samples were analyzed: six different human plasma lots were used to prepare low and high quality control samples(n = 6 for each concentration)with matrix. Preparation of postextraction spiked samples by spiking blank plasma extract with the respective working solution. Six different concentration of the low and high quality control samples were prepared for matrix-free reference solutions, respectively.

4.4.5 Extraction recovery

Six different plasma lots (used for the determination of matrix effect) were investigated for the determination of extraction recovery. The peak area of the analyte obtained for extracted blank samples spiked with the low and high quality control solutions was compared to the peak area of the analyte obtained for the corresponding processed quality control samples. The signal of the individual quality control samples was compared to the mean of the reference samples. Finally, average the individual recovery values. The recovery should be more than 80% according to the acceptance criteria. However, lower than 80% recovery could also be accepted on condition the precision for the six different blanks did not exceed 15%.

4.4.6 Determination of aspirin and salicylic acid in human plasma by LC-MS/MS

Portion of the determination supematant (10μl) was injected into HPLC system and the chromatogram was recorded. The concentrations of aspirin and salicylic acid were calculated according to calibration curves by internal standard method.

5. Results and disscussions

This product is 2-(acetoxy) benzoic acid, contains 99.5% of $C_9H_8O_4$ by dry product according to relevant standards and regulations.

The characters of aspirin is off-white to white crystalline powder.

6. Questions

6.1 What are the challengings for determination of aspirin and its metabolite salicylic acid in plasma.

6.2 What are the advantages of LC-MS/MS method for determination in pharmacokinetics?

6.3 What are the aims and significances of the matrix effects and extraction recovery?

6.4 What other reported methods are there for the determination of aspirin and salicylic acid in human plasma? What are the advantages and disadvantages of each methods.

7. References

Dávid Sirok, Márta Pátfalusi, Gábor Szeleczky, Gyula Somorjai, Dávid Greskovits, Katalin Monostory. Robust and sensitive LC-MS/MS method was developed and validated for the simultaneous determination of aspirin, salicylic acid in human plasma[J]. Microchemical Journal, 2018, 136: 200–208.

（张 美）

第四章 设计性实验

实验三十八 化学药物鉴别的设计性实验

一、目 的 要 求

1. 掌握典型药物的特征鉴别实验。
2. 掌握根据药物结构特征鉴别药物,并根据各个药物的专属性鉴别试验进行鉴别。

二、仪器、药物与试剂

仪器:电子天平;紫外-可见分光光度计;高效液相色谱仪;电炉;酒精灯等。

药物:阿司匹林;普鲁卡因;维生素 B_1;维生素 C;青霉素钠;地塞米松;硫酸链霉素;司可巴比妥;肾上腺素等。

试剂:硝酸银;三氯化铁;氢氧化钠;亚硝酸钠;β-萘酚;硫酸铁铵;铁氰化钾;异烟肼;高锰酸钾;硝酸;硫酸;盐酸;正丁醇;丙酮;吡啶;甲醇;乙腈等。

三、实 验 要 求

1. 实验前需充分了解各药物的结构与理化性质,可采用化学法、仪器法鉴别,外观性状可作为辅助参考。
2. 查阅相关资料,选择各药物最具特征的专属反应来鉴别该药物,设计多条实验路线以备用。

四、实 验 方 法

1. 实验方案设计 以提供的药物为研究对象,通过查阅教材、药典和其他文献,根据药物的结构特征和理化性质,自行设计鉴别实验方案。实验设计方案包括实验原理、主要仪器与试剂、实验步骤、注意事项、结果与讨论等。要求设计多条实验路线备用,可以采用化学法、光谱法、色谱法。

2. 实验准备 包括实验器材、实验药品的准备及实验试剂配制,配制试剂时注意计划用量,做到节约、环保。试剂依据药典附录及相关文献配制方法及过程正确配制。

3. 实验方案实施 根据实验方案,采用专属方法进行鉴别。

4. 实验报告 实验结束后,对实验结果进行整理,得出结果和结论,撰写实验报告或研究论文,有谱图的需附上必要谱图。

五、注 意 事 项

1. 设计实验方案前,要充分了解各类药物的结构和理化特征、个性与共性,设计一般鉴别实验与特殊鉴别实验。选择最具某类药物的结构特征的鉴别实验鉴别一类药物,选择各药物最具特征的专属性反应鉴别该药物。

2. 采用专属鉴别实验鉴别某一药物,同时采用其他实验对该过程进行确证。

3. 在正式实验开始前,指导教师组织学生就实验方案、实验条件、实验过程等相关问题进行讨论,指导教师批准后学生方可开始实验。

4. 学生的成绩由其在实验方案合理性、实验操作规范性、实验报告完整性等全过程表现，以及实验过程中的团体协作性表现组成。

（沈报春）

实验三十九 化学药物杂质检查的设计性实验

一、目 的 要 求

1. 掌握典型药物特殊杂质检查实验。
2. 熟悉根据药物合成路线，确定可能产生的特殊杂质，并且根据杂质的结构特征，对杂质进行限量控制。

二、仪器、药物与试剂

仪器：电子天平；紫外-可见分光光度计；高效液相色谱仪；气相色谱仪；电炉；酒精灯等。

药物：阿司匹林；水杨酸；普鲁卡因；对氨基苯酚；维生素 E；生育酚；青霉素钠；地塞米松；硫酸链霉素；青蒿素等。

试剂：三氯化铁；亚硝酸钠；β-萘酚；甲醇；乙腈等。

三、实 验 要 求

1. 实验前需充分了解各药物的合成路线，根据可能产生特殊杂质的结构与理化性质，可采用化学法、仪器法检查特殊杂质的限量。
2. 查阅相关资料，设计多条实验路线以备用。

四、实 验 方 法

1. 实验方案设计 以提供的药物为研究对象，通过查阅教材、药典和其他文献，根据药物的合成路线，确定药物可能产生的特殊杂质。根据特殊杂质的结构特征和理化性质，自行设计检查实验方案。实验设计方案包括实验原理、主要仪器与试剂、实验步骤、注意事项、结果与讨论等。要求设计多条实验路线备用，可以采用化学法、光谱法、色谱法。

2. 实验准备 实验准备包括实验器材、实验药品的准备及实验试剂配制，配制试剂时注意计划用量，做到节约、环保。试剂依据药典附录及相关文献配制过程正确配制。

3. 实验方案实施 按照实验设计方案，对指定药物的特殊杂质进行限量检查。

4. 实验报告 实验结束后，对实验结果进行整理，得出结果和结论，撰写实验报告或研究论文，有谱图的需附上必要谱图。

五、注 意 事 项

1. 设计实验方案前，要充分了解指定药物的合成路线和储存方法，确定可能产生的特殊杂质，设计对该杂质专属的检查方案。

2. 在正式实验开始前，指导教师组织学生就实验方案、实验条件、实验过程等相关问题进行讨论，指导教师批准后学生方可开始实验。

3. 学生的成绩由其他实验方案合理性、实验操作规范性、实验报告完整性等全过程表现，以及实验过程中的团体协作性表现组成。

（沈报春）

实验四十　化学药物含量测定方法建立与验证

一、目 的 要 求

1. 掌握建立容量分析法测定药物含量的内容及步骤。
2. 掌握建立紫外-可见分光光度法测定药物含量的内容及步骤。
3. 掌握建立高效液相色谱法测定药物含量的内容及步骤。
4. 掌握各含量测定方法验证的效能指标内容和要求。
5. 掌握根据药物化学结构和理化性质选择含量测定方法。

二、仪器、药物与试剂

仪器：电子天平；紫外-可见分光光度计；高效液相色谱仪；电炉；酒精灯；滴定管；容量瓶；永停滴定仪等。

药物：阿司匹林；普鲁卡因；维生素 B_1；维生素 C；青霉素钠；地塞米松；硫酸链霉素；青蒿素；对乙酰氨基酚片等。

试剂：硝酸银；三氯化铁；氢氧化钠；亚硝酸钠；β-萘酚；硫酸铁铵；铁氰化钾；异烟肼；高锰酸钾；硝酸；硫酸；盐酸；正丁醇；丙酮；吡啶；甲醇；乙腈及药物相应的对照品等。

三、实 验 要 求

1. 实验前需充分了解各药物的结构与理化性质，可采用容量分析法、光谱法或者色谱法测定药物含量。

2. 查阅相关资料，选择各药物最具特征、合理、经济、环保的含量测定方法，设计多条实验路线以备用。

3. 对建立的方法进行部分方法学验证，验证指标包括精密度、准确度、线性与范围和稳定性试验等。

四、实 验 方 法

1. 实验方案设计　以提供的药物为研究对象，通过查阅教材、药典和其他文献，根据药物的结构特征和理化性质，自行设计含量测定实验方案。实验方案包括实验原理、主要仪器与试剂、实验步骤、注意事项、结果与讨论等。

设计建立容量分析法测定药物含量，内容应该包括标准溶液的配制、指示剂的选择、滴定步骤、结果计算等。

设计建立紫外分光光度法测定药物含量，内容应该包括测定波长的选择、供试品溶液和对照品溶液的配制、样品测定及结果计算等。

设计建立高效液相色谱法测定药物含量，内容应该包括色谱柱选择、流动相配制、检测波长的选择、供试品溶液和对照品溶液的配制、样品测定及结果计算等。

对建立的方法进行部分方法学验证，验证指标包括精密度、准确度、线性与范围和稳定性试验等。

要求设计多条实验路线备用。

2. 实验准备　实验准备包括实验器材、实验药品的准备及实验试剂配制，配制试剂时注意计划用量，做到节约、环保。试剂依据药典附录及相关文献配制过程正确配制。

3. 实验方案实施　按照设计的实验方案进行实验，根据实验结果进行调整和完善。

4. 实验报告　实验结束后，对实验结果进行整理，得出结果和结论，撰写实验报告或研究论文，有谱图附上必要谱图。

五、注 意 事 项

1. 设计实验方案前，要充分了解各类药物的结构和理化特征，选择最适合、经济的方法测定药物含量。

2. 在正式实验开始前，指导教师组织学生就实验方案、实验条件、实验过程等相关问题进行讨论，指导教师批准后学生方可开始实验。

3. 学生的成绩由其在实验方案合理性、实验操作规范性、实验报告完整性等全过程表现，以及实验过程中的团体协作性表现组成。

（沈报春）

实验四十一 高效液相色谱法测定药物含量的色谱条件选择

一、目 的 要 求

1. 掌握高效液相色谱法测定药物含量的色谱条件选择的内容和方法。
2. 掌握高效液相色谱仪的操作。

二、仪器、药物与试剂

仪器：电子天平；高效液相色谱仪；色谱柱；溶剂过滤器；真空泵；超声仪等。
药物：青蒿素；阿莫西林；炔诺酮；地塞米松；硫酸链霉素；盐酸异丙嗪注射液；硝苯地平片等。
试剂：甲醇；乙腈等。

三、实 验 要 求

选择上述药物中的一个，设计其采用高效液相色谱法测定含量的色谱条件，包括对照品的选择、供试品溶液和对照品溶液的配制、检测波长的选择、流动相的选择、流速和柱温的选择等内容，根据选择的色谱条件测定待测药物的含量。

四、实 验 方 法

1. 实验方案设计 以提供的药物为研究对象，通过查阅教材、药典和其他文献，自行设计该药物采用反相高效液相色谱法测定含量的实验方案。实验设计方案包括实验原理、主要仪器与试剂、实验步骤、注意事项、结果与讨论等。供试品溶液和对照品溶液的配制、检测波长的选择、流动相组成和比例及流动相 pH 的选择、流速和柱温的选择等内容，放于方案中合适位置。

2. 实验准备 包括实验器材、实验药品的准备及实验试剂配制，配制试剂时注意计划用量，做到节约、环保。试剂依据药典附录及相关文献配制过程正确配制。

3. 实验方案实施 按照设计的实验方案进行实验，根据实验结果进行调整和完善实验方法。

4. 实验报告 实验结束后，对实验结果进行整理，得出结果和结论，撰写实验报告或研究论文，有谱图附上必要谱图。

五、注 意 事 项

1. 在正式实验开始前，指导教师组织学生就实验方案、实验条件、实验过程等相关问题进行讨论，指导教师批准后学生方可开始实验。

2. 学生的成绩由其在实验方案合理性、实验操作规范性、实验报告完整性等全过程表现，以及实验过程中的团体协作性表现组成。

（沈报春）

实验四十二　一测多评法建立三七多成分含量测定方法

一、目 的 要 求

1. 掌握一测多评法测定中药有效成分的原理和方法。
2. 熟悉中药多成分的含量测定方法。
3. 了解中药质量控制的现状。

二、实 验 原 理

中药多成分、多功能的特点决定了单一成分难以全面表达中药的质量，多成分同步质量控制模式显得尤为重要。多指标质量评价模式必须具备足够量、高纯度的化学对照品。实际情况中，因对照品供不应求、多指标质量评价高昂的检测成本等多方面的因素限制了多指标质量评价模式在实际生产、科研、监督中的应用。一测多评法（quantitative analysis of multi-components by single-marker, QAMS）是指在进行多指标质量评价时，以药材中某一成分（有对照品供应者）为内标物，建立该成分与其他成分之间的相对校正因子，通过该校正因子计算其他成分的含量。

在一定的线性范围，成分的量（重量或浓度）与检测器响应成正比。在多指标（a, b, …, i, …）质量评价时，以药材（或成药）中某一典型有效成分作内标物（s），建立内标物与其他待测成分（a, b, …, i, …）的相对校正因子（f_{sa}, f_{sb}, …, f_{si}, …），按式（4-1）计算：

$$f_{si} = \frac{f_s}{f_i} = \frac{A_s / c_s}{A_i / c_i} \tag{4-1}$$

式中，A_s 为内标物对照品 s 峰面积；c_s 为内标物对照品 s 浓度；A_i 为某待测成分对照品 i 峰面积；c_i 为某待测成分对照品 i 浓度。

在方法学建立时，主要是求出内标物与各待测成分间的相对校正因子（relative correction factor, RCF），并把它作为一个常数用于含量测定中。

在测定含量时，内标物（s）的浓度可按常规方法进行测定（c_s）；应用 RCF（f_{sa}, f_{sb}, …, f_{si}, …），结合内标物（s）实测值 c_s，计算待测成分（a, b, …, i, …）的浓度，见式（4-2）。

$$c_i = f_{si} \times c_s \times \frac{A_i}{A_s} \tag{4-2}$$

三七 *Panax notoginseng*（Burk.）F. H. Chen 又名田七，为五加科人参属植物，是我国传统的名贵中药材，在血液系统、神经系统、免疫系统、代谢系统、心血管系统，以及抗炎、抗衰老、抗肿瘤等方面具有广泛的药理作用。其主要有效成分为达玛烷型四环三萜皂苷，《中国药典》一部中规定：三七的质量标准"按干燥品计算，含人参皂苷 Rg_1、人参皂苷 Rb_1 及三七皂苷 R_1 的总量不得少于 5.0%"。

三、仪器、试剂及试样

仪器：高效液相色谱仪；移液枪；一次性使用无菌注射器；0.45μm 滤膜；0.22μm 微孔滤头；粉碎仪器；四号筛；具塞锥形瓶；超声振荡仪；EP 管等。

试剂：乙腈；60%甲醇；纯化水等。

试样：中药三七样品；人参皂苷 Rg₁ 对照品；人参皂苷 Rb₁ 对照品；三七皂苷 R₁ 对照品。

四、实 验 方 法

1. 色谱条件与系统适用性试验 用十八烷基硅烷键合硅胶为填充剂；以乙腈为流动相 A，以纯化水为流动相 B，按表 4-1 中的规定进行梯度洗脱；检测波长为 203nm；温度为 25℃；流速为 1.0 ml/min。理论板数按三七皂苷 R₁ 峰计算应不低于 4000。人参皂苷 Rg₁ 峰、人参皂苷 Rb₁ 峰及三七皂苷 R₁ 峰分离度应符合要求。

表 4-1 色谱条件

时间（min）	流动相 A（%）	流动相 B（%）
0～10	5～20	95～80
10～15	20～30	80～70
15～40	30～46	70～54
40～55	46～55	54～45
55～60	55	45

2. f 值耐用性系统考察 考察不同检测波长、不同仪器流速、不同柱温、不同色谱柱、不同高效液相色谱仪对 f 值的影响，其结果应符合要求。

3. 流动相和对照品溶液、供试品溶液配制

（1）准备所需的流动相、水相及有机相分别使用 0.45μm 滤膜过滤，超声脱气至少 20min。

（2）对照品储备溶液的制备：称取三七皂苷 R₁ 对照品、人参皂苷 Rg₁ 对照品，人参皂苷 Rb₁ 对照品适量，精密称定，分别用 60% 甲醇超声溶解，均配制成浓度为 1mg/ml 的溶液，以 0.22μm 微孔滤头过滤，取续滤液，作为对照品储备液。

（3）供试品溶液的制备：将中药三七样品粉碎过四号筛，取样品约 1g，精密称定，置 150ml 具塞锥形瓶中加入 50ml 60% 甲醇，精密称重，封口，置于超声振荡仪中超声 30min 使各皂苷成分溶出，取出放冷至室温，称重用 60% 甲醇补足减失重量，摇匀，以 0.22μm 微孔滤头滤过，取续滤液，作为供试品溶液。

4. 一测多评法测定样品含量 精确量取三七皂苷 R₁ 对照品储备液（1mg/ml），按一定方法配制得到 0.0625mg/ml 三七皂苷 R₁ 对照品溶液，分别进样 5μl、10μl、20μl、40μl、80μl 进行分析，记录保留时间和峰面积；结果以重量为横坐标，峰面积为纵坐标绘制三七皂苷 R₁ 标准曲线。

分别精密量取三七皂苷 R₁、对照品人参皂苷 Rg₁、对照品人参皂苷 Rb₁ 对照品溶液 300μl 置 EP 管中，摇匀，滤过，配置成每 1ml 含 0.33mg 三七皂苷 R₁、0.33mg 人参皂苷 Rg₁、0.33mg 人参皂苷 Rb₁ 混合对照品溶液，精密量取续滤液 10μl 注入液相色谱仪，记录保留时间和峰面积，以三七皂苷 R₁ 为内标物，根据式（4-1）计算得到相对校正因子，即 $f_{三七皂苷R_1-人参皂苷Rg_1}$、$f_{三七皂苷R_1-人参皂苷Rb_1}$。

精密吸取供试品溶液续滤液 10μl 注入液相色谱仪，记录保留时间及峰面积，将内标物三七皂苷 R₁ 峰面积代入所得标准曲线，可得到内标物实测值 $c_{三七皂苷R_1}$，根据式（4-2）、式（4-3）及 $f_{三七皂苷R_1-人参皂苷Rg_1}$、$f_{三七皂苷R_1-人参皂苷Rb_1}$，可计算得到人参皂苷 Rg₁ 和人参皂苷 Rb₁ 的含量，即 $c_{人参皂苷Rg_1}$、$c_{人参皂苷Rb_1}$。

$$含量（mg/g）=\frac{c_i \times V}{S} \tag{4-3}$$

式中，V 为供试品溶液配制体积；S 为供试品取样量。

五、结果与讨论

一测多评法计算中药三七中三七皂苷 R_1、人参皂苷 Rg_1 及人参皂苷 Rb_1 的含量。

六、思　考　题

1. 一测多评法含量测定方法与标准曲线法相比较，有哪些优点？
2. 中药质量控制与化学药质量控制在目的、项目和方法上的主要异同是什么？

（孙孔春）

第五章 药物质量分析与评价指导原则

一、药品质量标准分析方法验证指导原则
[《中国药典》（2020年版）四部通则9101]

分析方法验证（analytical method validation）的目的是证明建立的方法适合于相应检测要求。在建立药品质量标准时，分析方法需经验证；在药品生产工艺变更、制剂的组分变更、原分析方法进行修订时，则质量标准分析方法也需进行验证。方法验证理由、过程和结果均应记载在药品质量标准起草说明或修订说明中。生物制品质量控制中采用的方法包括理化分析方法和生物学测定方法，其中理化分析方法的验证原则与化学药品基本相同，所以可参照本指导原则进行，但在进行具体验证时还需要结合生物制品的特点考虑；相对于理化分析方法而言，生物学测定方法存在更多的影响因素，因此本指导原则不涉及生物学测定方法验证的内容。

验证的分析项目有：鉴别试验、限量或定量检查、原料药或制剂中有效成分含量测定，以及制剂中其他成分（如防腐剂等，中药中其他残留物、添加剂等）的测定。药品溶出度、释放度等检查中，其溶出量等的测定方法也应进行必要验证。

验证指标有：准确度、精密度（包括重复性、中间精密度和重现性）、专属性、检测限、定量限、线性、范围和耐用性。在分析方法验证中，须采用标准物质进行试验。由于分析方法具有各自的特点，并随分析对象而变化，因此需要视具体方法拟订验证的指标。表5-1中列出的分析项目和相应的验证指标可供参考。

表 5-1　检验项目和验证指标

内容＼项目	鉴别	杂质测定		含量测定及溶出量测定	校正因子
		定量	限度		
准确度	−	+	−	+	+
精密度					
重复性	−	+	−	+	+
中间精密度	−	+[①]	−	+[①]	+
专属性[②]	+	+	+	+	+
检测限	−	−[③]	+	−	−
定量限	−	+	−	−	+
线性	−	+	−	+	+
范围	−	+	−	+	+
耐用性	+	+	+	+	+

①已有重现性验证，不需验证中间精密度。②如一种方法不够专属，可用其他分析方法予以补充。③视具体情况予以验证

（一）准确度

准确度系指采用该方法测定的结果与真实值或参考值接近的程度，一般用回收率（％）表示。准确度应在规定的范围内测定。

1. 化学药含量测定方法的准确度　原料药采用对照品进行测定，或用本法所得结果与已知准确度的另一个方法测定的结果进行比较。制剂可在处方量空白辅料中，加入已知量被测物对照品进行测定。如不能得到制剂辅料的全部组分，可向待测制剂中加入已知量的被测物对照品进行测定，

或用所建立方法的测定结果与已知准确度的另一种方法测定结果进行比较。

准确度也可由所测定的精密度、线性和专属性推算出来。

2. 化学药杂质定量测定的准确度 可向原料药或制剂处方量空白辅料中加入已知量杂质进行测定。如不能得到杂质或降解产物对照品,可用所建立方法测定的结果与另一成熟的方法进行比较,如药典标准方法或经过验证的方法。在不能测得杂质或降解产物的校正因子或不能测得对主成分的相对校正因子的情况下,可用不加校正因子的主成分自身对照法计算杂质含量。应明确表明单个杂质和杂质总量相当于主成分的重量比(%)或面积比(%)。

3. 中药化学成分测定方法的准确度 可用对照品进行加样回收率测定,即向已知被测成分含量的供试品中再精密加入一定量的被测成分对照品,依法测定。用实测值与供试品中含有量之差,除以加入对照品量计算回收率。在加样回收试验中须注意对照品的加入量与供试品中被测成分含有量之和必须在标准曲线线性范围之内;加入对照品的量要适当,过小则引起较大的相对误差,过大则干扰成分相对减少,真实性差。

$$回收率\% = (C-A)/B \times 100\%$$

式中,A 为供试品所含被测成分量;B 为加入对照品量;C 为实测值。

4. 校正因子的准确度 对色谱方法而言,绝对(或定量)校正因子是指单位面积的色谱峰代表的待测物质的量。待测定物质与所选定的参照物质的绝对校正因子之比,即为相对校正因子。相对校正因子计算法常应用于化学药有关物质的测定、中药材及其复方制剂中多指标成分的测定。校正因子的表示方法很多,本指导原则中的校正因子是指气相色谱法和高效液相色谱法中的相对重量校正因子。

相对校正因子可采用替代物(对照品)和被替代物(待测物)标准曲线斜率比值进行比较获得;采用紫外吸收检测器时,可将替代物(对照品)和被替代物(待测物)在规定波长和溶剂条件下的吸收系数比值进行比较,计算获得。

5. 数据要求 在规定范围内,取同一浓度(相当于100%浓度水平)的供试品,用至少测定6份样品的结果进行评价;或设计3种不同浓度,每种浓度分别制备3份供试品溶液进行测定,用9份样品的测定结果进行评价。对于化学药,一般中间浓度加入量与所取供试品中待测定成分量之比控制在1:1左右,建议高、中、低浓度对照品加入量与所取供试品中待测定成分量之比控制在1.2:1,1:1,0.8:1左右,应报告已知加入量的回收率(%),或测定结果平均值与真实值之差及其相对标准偏差或置信区间(置信度一般为95%);对于中药,一般中间浓度加入量与所取供试品中待测定成分量之比控制在1:1左右,建议高、中、低浓度对照品加入量与所取供试品中待测定成分量之比控制在1.5:1,1:1,0.5:1左右,应报告供试品取样量、供试品中含有量、对照品加入量、测定结果和回收率(%)计算值,以及回收率(%)的相对标准偏差(RSD%)或置信区间。对于校正因子,应报告测定方法、测定结果和 RSD%。样品中待测定成分含量和回收率限度关系可参考表5-2。在基质复杂、组分含量低于0.01%及多成分等分析中,回收率限度可适当放宽。

表5-2 样品中待测定成分含量和回收率限度

待测成分含量	回收率限度(%)	待测成分含量	回收率限度(%)
100%	98~101	0.01%	85~110
10%	95~102	10μg/g(ppm)	80~115
1%	92~105	1μg/g	75~120
0.1%	90~108	10μg/kg(ppb)	70~125

(二)精密度

精密度系指在规定的条件下,同一份均匀供试品,经多次取样测定所得结果之间的接近程度。精密度一般用偏差、标准偏差或相对标准偏差表示。

在相同条件下,由同一个分析人员测定所得结果的精密度称为重复性;在同一个实验室,不同时间由不同分析人员用不同设备测定结果之间的精密度，称为中间精密度；在不同实验室由不同分析人员测定结果之间的精密度，称为重现性。

含量测定和杂质的定量测定应考察方法的精密度。

1. 重复性 在规定范围内，取同一浓度（相当于100%浓度水平）的供试品，用至少测定6份的结果进行评价；或设计3种不同浓度，每种浓度分别制备3份供试品溶液进行测定，用9份样品的测定结果进行评价。采用9份测定结果进行评价时，对于化学药，一般中间浓度加入量与所取供试品中待测定成分量之比控制在1∶1左右，建议高、中、低浓度对照品加入量与所取供试品中待测定成分量之比控制在1.2∶1，1∶1，0.8∶1左右，对于中药，一般中间浓度加入量与所取供试品中待测定成分量之比控制在1∶1左右，建议高、中、低浓度对照品加入量与所取供试品中待测定成分量之比控制在1.5∶1，1∶1，0.5∶1左右。

2. 中间精密度 考察随机变动因素如不同日期、不同分析人员、不同仪器对精密度的影响，应设计方案进行中间精密度试验。

3. 重现性 国家药品质量标准采用的分析方法，应进行重现性试验，如通过不同实验室检验获得重现性结果。协同检验的目的、过程和重现性结果均应记载在起草说明中。应注意重现性试验用样品质量的一致性及贮存运输中的环境对该一致性的影响，以免影响重现性结果。

4. 数据要求 均应报告偏差、标准偏差、相对标准偏差或置信区间。样品中待测定成分含量和精密度可接受范围参考表5-3。在基质复杂、含量低于0.01%及多成分等分析中，精密度接受范围可适当放宽。

表5-3 样品中待测定成分含量和精密度 RSD 可接受范围

待测定成分含量	重复性（RSD%）	重现性（RSD%）
100%	1	2
10%	1.5	3
1%	2	4
0.1%	3	6
0.01%	4	8
10μg/g（ppm）	6	11
1μg/g	8	16
10μg/kg（ppb）	15	32

（三）专属性

专属性系指在其他成分（如杂质、降解产物、辅料等）存在下，采用的分析方法能正确测定被测物的能力。鉴别反应、杂质检查和含量测定方法，均应考察其专属性。如方法专属性不强，应采用多种不同原理的方法予以补充。

1. 鉴别反应 应能区分可能共存的物质或结构相似化合物。不含被测成分的供试品，以及结构相似或组分中的有关化合物，应均呈阴性反应。

2. 含量测定和杂质测定 采用色谱法和其他分离方法，应附代表性图谱，以说明方法的专属性，并应标明各成分在图中的位置，色谱法中的分离度应符合要求。

在杂质对照品可获得的情况下，对于含量测定，试样中可加入杂质或辅料，考察测定结果是否受干扰，并可与未加杂质或辅料的试样比较测定结果。对于杂质检查，也可向试样中加入一定量的杂质，考察各成分包括杂质之间能否得到分离。在杂质或降解产物不能获得的情况下，可将含有杂质或降解产物的试样进行测定，与另一个经验证了的方法或药典方法比较结果。也可用强光照射、高温、高湿、酸（碱）水解或氧化等方法进行加速破坏，以研究可能存在的降解产物和降解途径对含量测定和杂质测定的影响。含量测定方法应对两种方法的结果，杂质检查应比对检出的杂质个数，必要时可采用光二极管阵列检测和质谱检测，进行峰纯度检查。

（四）检测限

检测限系指试样中被测物能被检测出的最低量。药品的鉴别试验和杂质检查方法，均应通过测试确定方法的检测限。检测限仅作为限度试验指标和定性鉴别的依据，没有定量意义。常用的方法如下：

1. 直观法 用已知浓度的被测物，试验出能被可靠地检测出的最低浓度或量。

2. 信噪比法 用于能显示基线噪声的分析方法，即把已知低浓度试样测出的信号与空白样品测出的信号进行比较，计算出能被可靠地检测出的被测物质最低浓度或量。一般以信噪比为 $3:1$ 或 $2:1$ 时相应浓度或注入仪器的量确定检测限。

3. 基于响应值标准偏差和标准曲线斜率法 按照 $LOD=3.3\delta/S$ 公式计算。式中，LOD 为检测限；δ 为响应值的偏差；S 为标准曲线的斜率。

δ 可以通过下列方法测得：①测定空白值的标准偏差；②标准曲线的剩余标准偏差或截距的标准偏差来代替。

4. 数据要求 上述计算方法获得的检测限数据须用含量相近的样品进行验证。应附测定图谱，说明试验过程和检测限结果。

（五）定量限

定量限系指试样中被测物能被定量测定的最低量，其测定结果应符合准确度和精密度要求。对微量或痕量药物分析、定量测定药物杂质和降解产物时，应确定方法的定量限。常用的方法如下。

1. 直观法 用已知浓度的被测物，试验出能被可靠地定量检定的最低浓度或量。

2. 信噪比法 用于能显示基线噪声的分析方法，即将已知低浓度试样测出的信号与空白样品测出的信号进行比较，计算出能被可靠地检测出的被测物质最低浓度或量。一般以信噪比为 $10:1$ 时相应浓度或注入仪器的量确定定量限。

3. 基于响应值标准偏差和标准曲线斜率法 按照 $LOQ=10\delta/S$ 公式计算。式中，LOQ 为定量限；δ 为响应值的偏差；S 为标准曲线的斜率。

δ 可以通过下列方法测得：①测定空白值的标准偏差；②采用标准曲线的剩余标准偏差或是截距的标准偏差。

4. 数据要求 上述计算方法获得的定量限数据须用含量相近的样品进行验证。应附测试图谱，说明测试过程和定量限结果，包括准确度和精密度验证数据。

（六）线性

线性系指在设计的范围内，测定响应值与试样中被测物浓度呈比例关系的程度。

应在规定的范围内测定线性关系。可用同一对照品贮备液经精密稀释，或分别精密称取对照品，制备一系列对照品溶液的方法进行测定，至少制备 5 份不同浓度的对照品溶液。以测得的响应信号对被测物的浓度作图，观察是否呈线性，再用最小二乘法进行线性回归。必要时，响应信号可经数学转换，再进行线性回归计算。或者可采用描述浓度-响应关系的非线性模型。

数据要求：应列出回归方程、相关系数和线性图（或其他数学模型）。

（七）范围

范围系指分析方法能达到一定精密度、准确度和线性要求时的高低限浓度或量的区间。

范围应根据分析方法的具体应用及其线性、准确度、精密度结果和要求确定。原料药和制剂含量测定，范围一般为测定浓度的 80%～120%；制剂含量均匀度检查，范围一般为测定浓度的 70%～130%，特殊剂型，如气雾剂和喷雾剂，范围可适当放宽；溶出度或释放度中的溶出量测定，范围一般为限度的 ±30%，如规定了限度范围，则应为下限的–20%至上限的+20%；杂质测定，范围应根据初步实际测定数据，拟订为规定限度的 ±20%。如果含量测定与杂质检查同时进行，用峰面积归一化法进行计算，则线性范围应为杂质规定限度的–20%至含量限度（或上限）的+20%。

在中药分析中，范围应根据分析方法的具体应用和线性、准确度、精密度结果及要求确定。对于有毒的、具特殊功效或药理作用的成分，其验证范围应大于被限定含量的区间。

校正因子测定时，范围一般应根据其应用对象的测定范围确定。

（八）耐用性

耐用性系指在测定条件有小的变动时，测定结果不受影响的承受程度，为所建立的方法用于日常检验提供依据。开始研究分析方法时，就应考虑其耐用性。如果测定条件要求苛刻，则应在方法中写明，并注明可以接受变动的范围，可以先采用均匀设计确定主要影响因素，再通过单因素分析等确定变动范围。典型的变动因素有：被测溶液的稳定性、样品的提取次数、时间等。高效液相色谱法中典型的变动因素有：流动相的组成和 pH、不同品牌或不同批号的同类型色谱柱、柱温、流速等。气相色谱法变动因素有：不同品牌或批号的色谱柱、固定相、不同类型的担体、载气流速、柱温、进样口和检测器温度等。

经试验，测定条件小的变动应能满足系统适用性试验要求，以确保方法的可靠性。

二、原料药物与制剂稳定性试验指导原则
[《中国药典》（2020 年版）四部通则 9001]

稳定性试验的目的是考察原料药物或制剂在温度、湿度、光线的影响下随时间变化的规律，为药品的生产、包装、储存、运输条件提供科学依据，同时通过试验建立药品的有效期。

稳定性试验的基本要求如下。

（1）稳定性试验包括影响因素试验、加速试验与长期试验。影响因素试验用 1 批原料药物或 1 批制剂进行。加速试验与长期试验要求用 3 批供试品进行。

（2）原料药物供试品应是一定规模生产的。供试品量相当于制剂稳定性试验所要求的批量，原料药物合成工艺路线、方法、步骤应与大生产一致。药物制剂供试品应是放大试验的产品，其处方与工艺应与大生产一致。药物制剂如片剂、胶囊剂，每批放大试验的规模，片剂至少应为 10 000 片，胶囊剂至少应为 10 000 粒。大体积包装的制剂如静脉输液等，每批放大规模的数量至少应为各项试验所需总量的 10 倍。特殊品种、特殊剂型所需数量，根据情况另定。

（3）供试品的质量标准应与临床前研究及临床试验和规模生产所使用的供试品质量标准一致。

（4）加速试验与长期试验所用供试品的包装应与上市产品一致。

（5）研究药物稳定性，要采用专属性强、准确、精密、灵敏的药物分析方法与有关物质（含降解产物及其他变化所生成的产物）的检查方法，并对方法进行验证，以保证药物稳定性试验结果的可靠性。在稳定性试验中，应重视降解产物的检查。

（6）由于放大试验比规模生产的数量要小，故申报者应承诺在获得批准后，从放大试验转入规模生产时，对最初通过生产验证的 3 批规模生产的产品仍需进行加速试验与长期稳定性试验。

本指导原则分两部分，第一部分为原料药物，第二部分为药物制剂。

（一）原料药

原料药物要进行以下试验：

1. 影响因素试验　此项试验是在比加速试验更激烈的条件下进行。其目的是探讨药物的固有稳定性、了解影响其稳定性的因素及可能的降解途径与降解产物，为制剂生产工艺、包装、贮存条件和建立降解产物分析方法提供科学依据。供试品可以用 1 批原料药物进行，将供试品置适宜的开口容器中（如称量瓶或培养皿），摊成≤5mm 厚的薄层，疏松原料药物摊成≤10mm 厚的薄层，进行以下试验。当试验结果发现降解产物有明显地变化，应考虑其潜在的危害性，必要时应对降解产物进行定性或定量分析。

（1）高温试验：供试品开口置适宜的洁净容器中，60℃温度下放置 10 天，于第 5 天和第 10 天取样，按稳定性重点考察项目进行检测。若供试品含量低于规定限度则在 40℃条件下同法进行

试验。若 60℃无明显变化，不再进行 40℃试验。

（2）高湿试验：供试品开口置恒湿密闭容器中，在 25℃分别于相对湿度 90%±5%条件下放置 10 天，于第 5 天和第 10 天取样，按稳定性重点考察项目要求检测，同时准确称量试验前后供试品的重量，以考察供试品的吸湿潮解性能。若吸湿增重 5%以上，则在相对湿度 75%±5%条件下，同法进行试验；若吸湿增重 5%以下，其他考察项目符合要求，则不再进行此项试验。恒湿条件可在密闭容器如干燥器下部放置饱和盐溶液，根据不同相对湿度的要求，可以选择 NaCl 饱和溶液（相对湿度 75%±1%，15.5~60℃），KNO$_3$ 饱和溶液（相对湿度 92.5%，25℃）。

（3）强光照射试验：供试品开口放在装有日光灯的光照箱或其他适宜的光照装置内，于照度为 4500lx±500lx 的条件下放置 10 天，于第 5 天和第 10 天取样，按稳定性重点考察项目进行检测，特别要注意供试品的外观变化。

关于光照装置，建议采用定型设备"可调光照箱"，也可用光橱，在箱中安装日光灯数支使达到规定照度。箱中供试品台高度可以调节，箱上方安装抽风机以排除可能产生的热量，箱上配有照度计，可随时监测箱内照度，光照箱应不受自然光的干扰，并保持照度恒定，同时防止尘埃进入光照箱内。

此外，根据药物的性质必要时可设计试验，探讨 pH 与氧及其他条件对药物稳定性的影响，并研究分解产物的分析方法。创新药物应对分解产物的性质进行必要的分析。

2. 加速试验　此项试验是在加速条件下进行。其目的是通过加速药物的化学或物理变化，探讨药物的稳定性，为制剂设计、包装、运输、贮存提供必要的资料。供试品要求 3 批，按市售包装，在温度 40℃±2℃、相对湿度 75%±5%的条件下放置 6 个月。所用设备应能控制温度±2℃、相对湿度±5%，并能对真实温度与湿度进行监测。在试验期间第 1 个月、2 个月、3 个月、6 个月末分别取样一次，按稳定性重点考察项目检测。在上述条件下，如 6 个月内供试品经检测不符合制订的质量标准，则应在中间条件下即在温度 30℃±2℃、相对湿度 65%±5%的情况下（可用 Na$_2$CrO$_4$ 饱和溶液，30℃相对湿度 64.8%）进行加速试验，时间仍为 6 个月。加速试验，建议采用隔水式电热恒温培养箱（20~60℃）。箱内放置具有一定相对湿度饱和盐溶液的干燥器，设备应能控制所需温度，且设备内各部分温度应该均匀，并适合长期使用。也可采用恒湿恒温箱或其他适宜设备。

对温度特别敏感的药物，预计只能在冰箱中（4~8℃）保存，此种药物的加速试验，可在温度 25℃±2℃、相对湿度 60%±10%的条件下进行，时间为 6 个月。

3. 长期试验　长期试验是在接近药物的实际贮存条件下进行，其目的是为制定药物的有效期提供依据。供试品 3 批，市售包装，在温度 25℃±2℃，相对湿度 60%±10%的条件下放置 12 个月，或在温度 30℃±2℃、相对湿度 65%±5%的条件下放置 12 个月，这是从我国南方与北方气候的差异考虑的，至于上述两种条件选择哪一种由研究者确定。每 3 个月取样一次，分别于 0 个月、3 个月、6 个月、9 个月、12 个月取样按稳定性重点考察项目进行检测。12 个月以后，仍需继续考察，分别于 18 个月、24 个月、36 个月，取样进行检测。将结果与 0 个月比较，以确定药物的有效期。由于实验数据的分散性，一般应按 95%可信限进行统计分析，得出合理的有效期。如 3 批统计分析结果差别较小，则取其平均值为有效期，若差别较大则取其最短的为有效期。如果数据表明，测定结果变化很小，说明药物是很稳定的，则不作统计分析。

对温度特别敏感的药物，长期试验可在温度 6℃±2℃的条件下放置 12 个月，按上述时间要求进行检测，12 个月以后，仍需按规定继续考察，制订在低温贮存条件下的有效期。

长期试验采用的温度为 25℃±2℃、相对湿度为 60%±10%，或温度 30℃±2℃、相对湿度 65%±5%，是根据国际气候带制定的。国际气候带见表 5-4。

温带主要有英国、北欧、加拿大、俄罗斯；亚热带有美国、日本、西欧（葡萄牙—希腊）；干热带有伊朗、伊拉克、苏丹；湿热带有巴西、加纳、印度尼西亚、尼加拉瓜、菲律宾。中国总体来说属亚热带，部分地区属湿热带，故长期试验采用温度为 25℃±2℃、相对湿度为 60%±10%，或温度 30℃±2℃、相对湿度 65%±5%，与美、日、欧国际协调委员会（ICH）采用条件基本是一致的。

原料药物进行加速试验与长期试验所用包装应采用模拟小桶，但所用材料与封装条件应与大桶一致。

表 5-4 国际气候带

气候带	计算数据			推算数据	
	温度[①]（℃）	MKT[②]（℃）	RH（%）	温度（℃）	RH（%）
Ⅰ 温带	20.0	20.0	42	21	45
Ⅱ 地中海气候、亚热带	21.6	22.0	52	25	60
Ⅲ 干热带	26.4	27.9	35	30	35
Ⅳ 湿热带	26.7	27.4	76	30	70

①记录温度；②MKT 为平均动力学温度

（二）药物制剂

药物制剂稳定性研究，首先应查阅原料药物稳定性有关资料，特别了解温度、湿度、光线对原料药物稳定性的影响，并在处方筛选与工艺设计过程中，根据主药与辅料性质，参考原料药物的试验方法，进行影响因素试验、加速试验与长期试验。

1. 影响因素试验 药物制剂进行此项试验的目的是考察制剂处方的合理性与生产工艺及包装条件。供试品用 1 批进行，将供试品如片剂、胶囊剂、注射剂（注射用无菌粉末如为西林瓶装，不能打开瓶盖，以保持严封的完整性），除去外包装，置适宜的开口容器中，进行高温试验、高湿度试验与强光照射试验，试验条件、方法、取样时间与原料药相同，重点考察项目见表 5-5。

2. 加速试验 此项试验是在加速条件下进行。其目的是通过加速药物制剂的化学或物理变化，探讨药物制剂的稳定性，为处方设计、工艺改进、质量研究、包装改进、运输、贮存提供必要的资料。供试品要求 3 批，按市售包装，在温度 40℃±2℃、相对湿度 75%±5%的条件下放置 6 个月。所用设备应能控制温度±2℃、相对湿度±5%，并能对真实温度与湿度进行监测。在试验期间第 1 个月、2 个月、3 个月、6 个月末分别取样一次，按稳定性重点考察项目检测。在上述条件下，如 6 个月内供试品经检测不符合制订的质量标准，则应在中间条件下即在温度 30℃±2℃、相对湿度 65%±5%的情况下进行加速试验，时间仍为 6 个月。溶液剂、混悬剂、乳剂、注射液等含有水性介质的制剂可不要求相对湿度。试验所用设备与原料药物相同。

对温度特别敏感的药物制剂，预计只能在冰箱中（4～8℃）保存，此类药物制剂的加速试验，可在温度 25℃±2℃、相对湿度 60%±10%的条件下进行，时间为 6 个月。

乳剂、混悬剂、软膏剂、乳膏剂、糊剂、凝胶剂、眼膏剂、栓剂、气雾剂、泡腾片及泡腾颗粒宜直接采用温度 30℃±2℃、相对湿度 65%±5% 的条件进行试验，其他要求与上述相同。

对于包装在半透性容器中的药物制剂，如低密度聚乙烯制备的输液袋、塑料安瓿、眼用制剂容器等，则应在温度 40℃±2℃、相对湿度 25%±5%的条件（可用 $CH_3COOK \cdot 1.5H_2O$ 饱和溶液）进行试验。

表 5-5 原料药及药物制剂稳定性重点考察项目参考表

剂型	稳定性重点考察项目	剂型	稳定性重点考察项目
原料药	性状、熔点、含量、有关物质、吸湿性及根据品种性质选定的考察项目	口服乳剂	性状、含量、分层现象、有关物质
		口服混悬剂	性状、含量、沉降体积比、有关物质、再分散性
片剂	性状、含量、有关物质、崩解时限或溶出度或释放度	散剂	性状、含量、粒度、有关物质、外观均匀度
胶囊剂	性状、含量、有关物质、崩解时限或溶出度或释放度、水分，软胶囊要检查内容物有无沉淀	气雾剂	递送剂量均一性、微粒子剂量、有关物质、每瓶总撒次、喷出总量、喷射速率

续表

剂型	稳定性重点考察项目	剂型	稳定性重点考察项目
注射剂	性状、含量、pH、可见异物、不溶性微粒、有关物质，应考察无菌	吸入制剂	递送剂量均一性、微粒子剂量
栓剂	性状、含量、融变时限、有关物质	喷雾剂	每瓶总喷次、每喷喷量、每喷主药
软膏剂	性状、均匀性、含量、粒度、有关物质		含量、递送速率和递送总量、微粒子含量
乳膏剂	性状、均匀性、含量、粒度、有关物质、分层现象	颗粒剂	形状、含量、粒度、有关物质、溶化性或溶出度或释放度
糊剂	性状、均匀性、含量、粒度、有关物质	贴剂（透皮贴剂）	性状、含量、有关物质、释放度、黏附力
凝胶剂	性状、均匀性、含量、有关物质、粒度，乳胶剂应检查分层现象	冲洗剂、洗剂、灌肠剂	性状、含量、有关物质、分层现象（乳状型）、分散性（混悬型）、冲洗剂应考察无菌
眼用制剂	如为溶液，应考察性状、可见异物、pH、含量、有关物质；如为混悬液，还应考察粒度、再分散性；洗眼剂还应考察无菌；眼丸剂应考察粒度与无菌	搽剂、涂剂、涂膜剂	性状、含量、有关物质、分层现象（乳状型）、分散性（混悬型）、涂膜剂还应考察膜性
丸剂	性状、含量、有关物质、溶散时限	耳用制剂	性状、含量、有关物质，耳用散剂、喷雾剂与半固体制剂分别按照相关剂型要求检查
糖浆剂	性状、含量、澄清度、相对密度、有关物质、pH	鼻用制剂	性状、pH、含量、有关物质，鼻用散剂、喷雾剂与半固体制剂分别按照相关剂型要求检查
口服溶液剂	性状、含量、澄清度、有关物质		

注：有关物质（含降解产物及其他变化所生成的产物）应说明其生成产物的数目及量的变化，如有可能应说明有关物质中何者为原料中的中间体，何者为降解产物，稳定性试验重点考察降解产物

3. 长期试验 长期试验是在接近药品的实际贮存条件下进行，其目的是为制订药品的有效期提供依据。供试品 3 批，市售包装，在温度 25℃±2℃，相对湿度 60%±10%的条件下放置 12 个月，或在温度 30℃±2℃、相对湿度 65%±5%的条件下放置 12 个月，这是从我国南方与北方气候的差异考虑的，至于上述两种条件选择哪一种由研究者确定。每 3 个月取样一次，分别于 0 个月、3 个月、6 个月、9 个月、12 个月取样按稳定性重点考察项目进行检测。12 个月以后，仍需继续考察，分别于 18 个月、24 个月、36 个月取样进行检测。将结果与 0 个月比较，以确定药品的有效期。由于实测数据的分散性，一般应按 95%可信限进行统计分析，得出合理的有效期。如 3 批统计分析结果差别较小，则取其平均值为有效期，若差别较大则取其最短的为有效期。数据表明很稳定的药品，不作统计分析。

对温度特别敏感的药品，长期试验可在温度 6℃±2℃的条件下放置 12 个月，按上述时间要求进行检测，12 个月以后，仍需按规定继续考察，制订在低温贮存条件下的有效期。

对于包装在半透性容器中的药物制剂，则应在温度 25℃±2℃、相对湿度 40%±5%，或 30℃±2℃、相对湿度 35%±5%的条件进行试验，至于上述两种条件选择哪一种由研究者确定。此外，有些药物制剂还应考察临用时配制和使用过程中的稳定性。原料药物及主要剂型的重点考察项目见表 5-5，表 5-5 中未列入的考察项目及剂型，可根据剂型及品种的特点制订。

三、药品杂质分析指导原则
[《中国药典》（2020 版）四部通则 9102]

本原则用于指导药品质量标准中化学合成或半合成的有机原料药及其制剂的杂质分析，并供药品研究、生产、质量标准起草和修订参考。

任何影响药品纯度的物质均称为杂质。药品质量标准中的杂质系指在按照经国家有关药品监督管理部门依法审查批准的规定工艺和规定原辅料生产的药品中，由其生产工艺或原辅料带入的杂质，或在贮存过程中产生的杂质。药品质量标准中的杂质不包括变更生产工艺或变更原辅料而产生的新的杂质，也不包括掺入或污染的外来物质。药品生产企业变更生产工艺或原辅料，并由此带进新的杂质对原质量标准的修订，均应依法向有关药品监督管理部门申报批准。药品中不得掺入或污染药品或其组分以外的外来物质。对于假劣药品，必要时应根据各具体情况，可采用非法定分析方法予以检测。

1. 杂质的分类 按杂质化学类别和特性，杂质可分为：有机杂质、无机杂质、有机挥发性杂质。按其来源，杂质可分为：一般杂质和特殊杂质。一般杂质是指在自然界中分布较广泛，在多种药物的生产和贮藏过程中容易引入的杂质，如铁盐、铵盐等。特殊杂质是指在特定药物的生产和贮藏过程中引入的杂质，多指有关物质。按其毒性，杂质又可分为：毒性杂质和信号杂质，毒性杂质如重金属、砷盐；信号杂质如氯化物、硫酸盐等，一般盐无毒，但其含量的多少可反映药物纯度和生产工艺或生产过程问题。由于杂质的分类方法甚多，所以，药品质量标准中检查项下杂质的项目名称，应根据国家药典委员会编写的《国家药品标准工作手册》的要求进行规范。如有机杂质的项目名称可参考下列原则选用。

（1）检查对象明确为某一物质时，就以该杂质的化学名作为项目名称，如磷酸可待因中的"吗啡"，氯贝丁酯中的"对氯酚"，盐酸苯海索中的"哌啶苯丙酮"，盐酸林可霉素中的"林可霉素 B"以及胰蛋白酶中的"糜蛋白酶"等。如果该杂质的化学名太长，又无通用的简称，可参考螺内酯项下的"巯基化合物"、肾上腺素中的"酮体"、盐酸地芬尼多中的"烯化合物"等，选用相宜的项目名称。在质量标准起草说明中应写明已明确杂质的结构式。

（2）检查对象不能明确为某一单一物质而又仅知为某一类物质时，则其项目名称可采用"其他甾体""其他生物碱""其他氨基酸""还原糖""脂肪酸""芳香第一胺""含氯化合物""残留溶剂"或"有关物质"等。

（3）未知杂质，仅根据检测方法选用项目名称，如"杂质吸光度""易氧化物""易炭化物""不挥发物""挥发性杂质"等。

2. 质量标准中杂质检查项目的确定 新原料药和新制剂中的杂质，应按我国申报有关要求和ICH新原料药中的杂质（Q3A）和新制剂中的杂质（Q3B）指导原则进行研究，必要时对杂质和降解产物进行安全性评价。新药研制部门对在合成、纯化和贮存中实际存在的杂质和潜在的杂质，应采用有效的分离分析方法进行检测。对于表观含量在 0.1% 及其以上的杂质以及表观含量在 0.1% 以下的具强烈生物作用的杂质或毒性杂质，予以定性或确证其结构。对在稳定性试验中出现的降解产物，也应按上述要求进行研究。新药质量标准中的杂质检查项目应包括经研究和稳定性考察检出的，并在批量生产中出现的杂质和降解产物，并包括相应的限度。结构已知和未知的这类杂质属于特定杂质。除降解产物和毒性杂质外，在原料中已控制的杂质，在制剂中一般不再控制。原料药和制剂中的无机杂质，应根据其生产工艺、起始原料情况确定检查项目，但对于毒性无机杂质，应在质量标准中规定其检查项。

在仿制药品的研制和生产中，如发现其杂质模式与其原始开发药品不同或与已有法定质量标准规定不同，需增加新的杂质检查项目的，应按上述方法进行研究，申报新的质量标准或对原质量标准进行修订，并报有关药品监督管理部门审批。

共存的异构体和抗生素多组分一般不作为杂质检查项目，作为共存物质，必要时，在质量标准中规定其比例，以保证生产用的原料药与申报注册时的一致性。但当共存物质为毒性杂质时，该物质就不再认为是共存物质。在单一对映体药物中，可能共存的其他对映体应作为杂质检查，并设比旋度项目；对消旋体药物的质量标准，必要时可以设旋光度检查项目。

残留溶剂，应根据生产工艺中所用有机溶剂及其残留情况，确定检查项目。可参考本药典关于残留溶剂的要求，或参考 ICH 文件 Q3C（残留溶剂指导原则）。对残留的毒性溶剂，应规定其检查项目。

3. 杂质检查分析方法和杂质的限度 杂质检查分析方法应专属、灵敏。杂质检查应尽量采用现代分离分析手段，主成分与杂质和降解产物均能分开，其检测限应满足限度检查的要求，对于需作定量检查的杂质，方法的定量限应满足相应的要求。

杂质检查分析方法的建立应按《中国药典》（2020 版）四部通则中的要求作方法验证。在研究时，应采用几种不同的分离分析方法或不同测试条件以便比对结果，选择较佳的方法作为质量标准的检查方法。杂质检查分析方法的建立，应考虑普遍适用性，所用的仪器和试验材料应容易获得。对于特殊试验材料，应在质量标准中写明。在杂质分析的研究阶段，可用可能存在的杂质、强制降解产物，分别或加入主成分中，配制供试溶液进行色谱分析，调整色谱条件，建立适用性要求，保证方法专属、灵敏。

杂质研究中，应进行杂质的分离纯化制备或合成制备，以供进行安全性和质量研究。对确实无法获得的杂质和降解产物，研制部门在药物质量研究资料和药物质量标准起草说明中应写明理由。

在采用现代色谱技术对杂质进行分离分析的情况下，对特定杂质中的已知杂质和毒性杂质，应使用杂质对照品进行定位；如无法获得该对照品时，可用相对保留值进行定位；特定杂质中的未知杂质可用相对保留值进行定位。杂质含量可按照薄层色谱法（通则 0502）和高效液相色谱法（通则 0512）测定。

对于立体异构体杂质的检测广泛采用手性色谱法和高效毛细管电泳法等。手性高效液相色谱法，包括手性固定相法和手性流动相添加剂法（直接法）、手性试剂衍生化法（间接法），其中手性固定相法由于其一般不需衍生化、定量分析准确性高、操作简便等特点，在手性药物的杂质检测中应用较多，缺点是每种固定相的适用对象有限制，需根据药物的结构特征选择合适的手性柱。对于立体异构体杂质检查方法的验证，立体专属性（选择性）和手性转化是实验考察的重点；通常立体异构体杂质的出峰顺序在前，而母体药物在后，有利于两者的分离和提高检测灵敏度。另外，由于手性色谱法不能直接反映手性药物的光学活性，需要与旋光度或比旋度测定相互补充，以有效控制手性药物的质量。

由于色谱法杂质限度检查受色谱参数设置值的影响较大，有关操作注意事项应在起草说明中写明，必要时，可在质量标准中予以规定。

杂质限度的制订应考虑如下因素：杂质及含一定限量杂质的药品的毒理学研究结果；给药途径；每日剂量；给药人群；杂质药理学可能的研究结果；原料药的来源；治疗周期；在保证安全有效的前提下，药品生产企业对生产高质量药品所需成本和消费者对药品价格的承受力。

药品质量标准对毒性杂质和毒性残留有机溶剂应严格规定限度。残留有机溶剂的限度制订可参考本药典和 ICH 的有关文本。

四、生物样品定量分析方法验证指导原则
[《中国药典》（2020 版）四部通则 9012]

（一）范围

准确测定生物基质（如全血、血清、血浆、尿）中的药物浓度，对于药物和制剂研发非常重要。这些数据可被用于支持药品的安全性和有效性，或根据毒动学、药动学和生物等效性试验的结果做出关键性决定。因此，必须完整地验证和记录应用的生物分析方法，以获得可靠的结果。

本指导原则提供生物分析方法验证的要求，也涉及非临床或临床试验样品实际分析的基本要求，以及何时可以使用部分验证或交叉验证，来替代完整验证。本指导原则二和三主要针对色谱分析方法，四针对配体结合分析方法。

生物样品定量分析方法验证和试验样品分析应符合本指导原则的技术要求。应该在相应的生物样品分析中遵守 GLP 原则或 GCP 原则。

（二）生物分析方法验证

1. 分析方法的完整验证 分析方法验证的主要目的是，证明特定方法对于测定在某种生物基质中分析物浓度的可靠性。此外，方法验证应采用与试验样品相同的抗凝剂。一般应对每个新分析方法和新分析物进行完整验证。当难于获得相同的基质时，可以采用适当基质替代，但要说明理由。

一个生物分析方法的主要特征包括：选择性、定量下限、响应函数和校正范围（标准曲线性能）、准确度、精密度、基质效应、分析物在生物基质以及溶液中储存和处理全过程中的稳定性。有时可能需要测定多个分析物。这可能涉及两种不同的药物，也可能涉及一个母体药物及其代谢物，或一个药物的对映体或异构体。在这些情况下，验证和分析的原则适用于所有涉及的分析物。

对照标准物质　在方法验证中，含有分析物对照标准物质的溶液将被加入到空白生物基质中。此外，色谱方法通常使用适当的内标。应该从可追溯的来源获得对照标准物质。应该科学论证对照标准物质的适用性。分析证书应该确认对照标准物质的纯度，并提供储存条件、失效日期和批号。对于内标，只要能证明其适用性即可，例如显示该物质本身或其相关的任何杂质不产生干扰。当在生物分析方法中使用质谱检测时，推荐尽可能使用稳定同位素标记的内标。它们必须具有足够高的同位素纯度，并且不发生同位素交换反应，以避免结果的偏差。

（1）选择性：该分析方法应该能够区分目标分析物和内标与基质的内源性组分或样品中其他组分。应该使用至少 6 个受试者的适宜的空白基质来证明选择性（动物空白基质可以不同批次混合），它们被分别分析并评价干扰。当干扰组分的响应低于分析物定量下限响应的 20%，并低于内标响应的 5%时，通常即可以接受。

应该考察药物代谢物、经样品预处理生成的分解产物以及可能的同服药物引起干扰的程度。在适当情况下，也应该评价代谢物在分析过程中回复转化为母体分析物的可能性。

（2）残留：应该在方法建立中考察残留并使之最小。残留可能不影响准确度和精密度。应通过在注射高浓度样品或校正标样后，注射空白样品来估计残留。高浓度样品之后在空白样品中的残留应不超过定量下限的 20%，并且不超过内标的 5%。如果残留不可避免，应考虑特殊措施，在方法验证时检验并在试验样品分析时应用这些措施，以确保不影响准确度和精密度。这可能包括在高浓度样品后注射空白样品，然后分析下一个试验样品。

（3）定量下限：定量下限是能够被可靠定量的样品中分析物的最低浓度，具有可接受的准确度和精密度。定量下限是标准曲线的最低点，应适用于预期的浓度和试验目的。

（4）标准曲线：应该在指定的浓度范围内评价仪器对分析物的响应，获得标准曲线。通过加入已知浓度的分析物（和内标）到空白基质中，制备各浓度的校正标样，其基质应该与目标试验样品基质相同。方法验证中研究的每种分析物和每一分析批，都应该有一条标准曲线。

在进行分析方法验证之前，最好应该了解预期的浓度范围。标准曲线范围应该尽量覆盖预期浓度范围，由定量下限和定量上限（校正标样的最高浓度）来决定。该范围应该足够描述分析物的药动学。

应该使用至少 6 个校正浓度水平，不包括空白样品（不含分析物和内标的处理过的基质样品）和零浓度样品（含内标的处理过的基质）。每个校正标样可以被多次处理和分析。

应该使用简单且足够描述仪器对分析物浓度响应的关系式。空白和零浓度样品结果不应参与计算标准曲线参数。

应该提交标准曲线参数，测定校正标样后回算得出的浓度应一并提交。在方法验证中，至少应该评价 3 条标准曲线。

校正标样回算的浓度一般应该在标示值的±15%以内，定量下限处应该在±20%内。至少 75%校正标样，含最少 6 个有效浓度，应满足上述标准。如果某个校正标样结果不符合这些标准，应该拒绝这一标样，不含这一标样的标准曲线应被重新评价，包括回归分析。

最好使用新鲜配制的样品建立标准曲线，但如果有稳定性数据支持，也可以使用预先配制并储存的校正标样。

（5）准确度：分析方法的准确度描述该方法测得值与分析物标示浓度的接近程度，表示为：（测得值/真实值）×100%。应采用加入已知量分析物的样品来评估准确度，即质控样品。质控样品的配制应该与校正标样分开进行，使用另行配制的储备液。应该根据标准曲线分析质控样品，将获得的浓度与标示浓度对比。准确度应报告为标示值的百分比。应通过单一分析批（批内准确度）和不同分析批（批间准确度）获得质控样品值来评价准确度。

为评价一个分析批中不同时间的任何趋势，推荐以质控样品分析批来证明准确度，其样品数不少于一个分析批预期的样品数。

批内准确度 为了验证批内准确度，应取一个分析批的定量下限及低、中、高浓度质控样品，每个浓度至少用 5 个样品。浓度水平覆盖标准曲线范围：定量下限，在不高于定量下限浓度 3 倍的低浓度质控样品，标准曲线范围中部附近的中浓度质控样品，以及标准曲线范围上限约 75% 处的高浓度质控样品。准确度均值一般应在质控样品标示值的 ±15% 之内，定量下限准确度应在标示值的 ±20% 范围内。

批间准确度 通过至少 3 个分析批，且至少两天进行，每批用定量下限以及低、中、高浓度质控样品，每个浓度至少 5 个测定值来评价。准确度均值一般应在质控样品标示值的 ±15% 范围内，对于定量下限，应在标示值的 ±20% 范围内。

报告的准确度和精密度的验证数据应该包括所有获得的测定结果，但是已经记录明显失误的情况除外。

（6）精密度：分析方法的精密度描述分析物重复测定的接近程度，定义为测量值的相对标准差（变异系数）。应使用与证明准确度相同分析批样品的结果，获得在同一批内和不同批间定量下限以及低、中、高浓度质控样品的精密度。

对于验证批内精密度，至少需要一个分析批的 4 个浓度，即定量下限以及低、中、高浓度，每个浓度至少 5 个样品。对于质控样品，批内变异系数一般不得超过 15%，定量下限的变异系数不得超过 20%。

对于验证批间精密度，至少需要 3 个分析批（至少 2 天）的定量下限以及低、中、高浓度，每个浓度至少 5 个样品。对于质控样品，批间变异系数一般不得超过 15%，定量下限的变异系数不得超过 20%。

（7）稀释可靠性：样品稀释不应影响准确度和精密度。应该通过向基质中加入分析物至高于定量上限浓度，并用空白基质稀释该样品（每个稀释因子至少 5 个测定值），来证明稀释的可靠性。准确度和精密度应在 ±15% 之内，稀释的可靠性应该覆盖试验样品所用的稀释倍数。

可以通过部分方法验证来评价稀释可靠性。如果能够证明其他基质不影响精密度和准确度，也可以接受其使用。

（8）基质效应：当采用质谱方法时，应该考察基质效应。使用至少 6 批来自不同供体的空白基质，不应使用合并的基质。如果基质难以获得，则使用少于 6 批基质，但应该说明理由。

对于每批基质，应该通过计算基质存在下的峰面积（由空白基质提取后加入分析物和内标测得），与不含基质的相应峰面积（分析物和内标的纯溶液）比值，计算每一分析物和内标的基质因子。进一步通过分析物的基质因子除以内标的基质因子，计算经内标归一化的基质因子。从 6 批基质计算的内标归一化的基质因子的变异系数不得大于 15%。该测定应分别在低浓度和高浓度下进行。

如果不能适用上述方式，例如采用在线样品预处理的情况，则应该通过分析至少 6 批基质，分别加入高浓度和低浓度（定量下限浓度 3 倍以内以及接近定量上限），来获得批间响应的变异。其验证报告应包括分析物和内标的峰面积，以及每一样品的计算浓度。这些浓度计算值的总体变异系数不得大于 15%。

除正常基质外，还应关注其他样品的基质效应，例如溶血的或高血脂的血浆样品等。

（9）稳定性：必须在分析方法的每一步骤确保稳定性，用于检查稳定性的条件，例如样品基质、抗凝剂、容器材料、储存和分析条件，都应该与实际试验样品的条件相似。用文献报道的数据证明稳定性是不够的。

采用低和高浓度质控样品（空白基质加入分析物至定量下限浓度 3 倍以内以及接近定量上限），在预处理后以及在所评价的条件储存后立即分析。由新鲜制备的校正标样获得标准曲线，根据标准曲线分析质控样品，将测得浓度与标示浓度相比较，每一浓度的均值与标示浓度的偏差应在 ±15% 范围内。

应通过适当稀释，考虑到检测器的线性和测定范围，检验储备液和工作溶液的稳定性。稳定性检查应考察不同储存条件，时间尺度应不小于试验样品储存的时间。通常应该进行下列稳定性考察：①分析物和内标的储备液和工作溶液的稳定性；②从冰箱储存条件到室温或样品处理温度，基质中分析物的冷冻和融化稳定性；③基质中分析物在冰箱储存的长期稳定性。此外，如果适用，也应该进行下列考察：①处理过的样品在室温下或在试验过程储存条件下的稳定性；②处理过的样品在自动进样器温度下的稳定性。

在多个分析物试验中，特别是对于生物等效性试验，应该关注每个分析物在含所有分析物基质中的稳定性。应特别关注受试者采血时，以及在储存前预处理的基质中分析物的稳定性，以确保由分析方法获得的浓度反映受试者采样时刻的分析物浓度。可能需要根据分析物的结构，按具体情况证明其稳定性。

2. 部分验证 在对已被验证的分析方法进行小幅改变情况下，根据改变的实质内容，可能需要部分方法验证。可能的改变包括：生物分析方法转移到另一个实验室，改变仪器、校正浓度范围、样品体积，其他基质或物种，改变抗凝剂、样品处理步骤、储存条件等。应报告所有的改变，并对重新验证或部分验证的范围说明理由。

3. 交叉验证 应用不同方法从一项或多项试验获得数据，或者应用同一方法从不同试验地点获得数据时，需要互相比较这些数据时，需要进行分析方法的交叉验证。如果可能，应在试验样品被分析之前进行交叉验证，同一系列质控样品或试验样品应被两种分析方法测定。对于质控样品，不同方法获得的平均准确度应在±15%范围内，如果放宽，应该说明理由。对于试验样品，至少67%样品测得的两组数值差异应在两者均值的±20%范围内。

（三）试验样品分析

在分析方法验证后，可以进行试验样品或受试者样品分析。需要在试验样品分析开始前证实生物分析方法的效能。应根据已验证的分析方法处理试验样品以及质控样品和校正标样，以保证分析批被接受。

1. 分析批 一个分析批包括空白样品和零浓度样品，包括至少 6 个浓度水平的校正标样，至少 3 个浓度水平质控样品（低、中、高浓度双重样品，或至少试验样品总数的 5%，两者中取数目更多者），以及被分析的试验样品。所有样品（校正标样、质控和试验样品）应按照它们将被分析的顺序，在同一样品批中被处理和提取。一个分析批包括的样品在同一时间处理，即没有时间间隔，由同一分析者相继处理，使用相同的试剂，保持一致的条件。质控样品应该分散到整个批中，以此保证整个分析批的准确度和精密度。对于生物等效性试验，建议一名受试者的全部样品在同一分析批中分析，以减少结果的变异。

2. 分析批的接受标准 应在分析试验计划或标准操作规程中，规定接受或拒绝一个分析批的标准。在整个分析批包含多个部分批次的情况，应该针对整个分析批，也应该针对分析批中每一部分批次样品定义接受标准。应该使用下列接受标准：

校正标样测定回算浓度一般应在标示值的±15%范围内，定量下限应在±20%范围内。不少于6 个校正标样，至少 75%标样应符合这些标准。如果校正标样中有一个不符合标准，则应该拒绝这个标样，重新计算不含该标样的标准曲线，并进行回归分析。

质控样品的准确度值应该在标示值的±15%范围内。至少 67%质控样品，且每一浓度水平至少50%样品应符合这一标准。在不满足这些标准的情况下，应该拒绝该分析批，相应的试验样品应该重新提取和分析。

在同时测定几个分析物的情况下，对每个分析物都要有一条标准曲线。如果一个分析批对于一个分析物可以接受，而对于另一个分析物不能接受，则接受的分析物数据可以被使用，但应该重新提取和分析样品，测定被拒绝的分析物。

如果使用多重校正标样，其中仅一个定量下限或定量上限标样不合格，则校正范围不变。

所有接受的分析批，每个浓度质控样品的平均准确度和精密度应该列表，并在分析报告中给出。如果总平均准确度和精密度超过 15%，则需要进行额外的考察，说明该偏差的理由。在生物等效性试验情况下，这可能导致数据被拒绝。

3. 校正范围 如果在试验样品分析开始前，已知或预期试验样品中的分析物浓度范围窄，则推荐缩窄标准曲线范围，调整质控样品浓度，或者适当加入质控样品新的浓度，以充分反映试验样品的浓度。

如果看起来很多试验样品的分析物浓度高于定量上限，在可能的情况下，应该延伸标准曲线的范围，加入额外浓度的质控样品或改变其浓度。

至少 2 个质控样品浓度应该落在试验样品的浓度范围内。如果标准曲线范围被改变，则生物分析方法应被重新验证（部分验证），以确认响应函数并保证准确度和精密度。

4. 试验样品的重新分析和报告值选择 应该在试验计划或标准操作规程中预先确定重新分析试验样品的理由以及选择报告值的标准。在试验报告中应该提供重新分析的样品数目以及占样品总数的比例。

重新分析试验样品可能基于下列理由：①由于校正标样或质控样品的准确度或精密度不符合接受标准，导致一个分析批被拒绝；②内标物的响应与校正标样和质控样品的内标物响应差异显著；③进样不当或仪器功能异常；④测得的浓度高于定量上限，或低于该分析批的定量下限，且该批的最低浓度标样从标准曲线中被拒绝，导致比其他分析批的定量下限高；⑤在给药前样品或安慰剂样品中测得可定量的分析物；⑥色谱不佳。

对于生物等效性试验，通常不能接受由于药动学理由重新分析试验样品。

在由于给药前样品阳性结果或者由于药动学原因进行重新分析的情况下，应该提供重新分析样品的身份、初始值、重新分析的理由、重新分析获得值、最终接受值以及接受理由。

在仪器故障的情况下，如果已经在方法验证时证明了重新进样的重现性和进样器内稳定性，则可以将已经处理的样品重新进样。但对于拒绝的分析批，则需要重新处理样品。

5. 色谱积分 应在标准操作规程中描述色谱的积分以及重新积分。任何对该标准操作规程的偏离都应在分析报告中讨论。实验室应该记录色谱积分参数，在重新积分的情况下，记录原始和最终的积分数据，并在要求时提交。

6. 用于评价方法重现性的试验样品再分析 在方法验证中使用校正标样和质控样品可能无法模拟实际试验样品。例如，蛋白结合、已知和未知代谢物的回复转化、样品均一性或同服药物引起的差异，可能影响这些样品在处理和储存过程中分析物的准确度和精密度。因此，推荐通过在不同天后，在另外一个分析批中重新分析试验样品，来评价实际样品测定的准确度。检验的范围由分析物和试验样品决定，并应该基于对分析方法和分析物的深入理解。建议获得 c_{max} 附近和消除相样品的结果，一般应该重新分析 10%样品，如果样品总数超过 1000，则超出部分重新分析 5%样品。

对于至少 67%的重复测试，原始分析测得的浓度和重新分析测得的浓度之间的差异应在两者均值的±20%范围内。

试验样品再分析显示偏差结果的情况下，应该进行考察，采取足够的步骤优化分析方法。至少在下列情形下，应该进行试验样品的再分析：①毒动学试验，每个物种一次；②所有关键性的生物等效性试验；③首次用于人体的药物试验；④首次用于患者的药物试验；⑤首次用于肝或肾功能不全患者的药物试验；⑥对于动物试验，可能仅需要在早期关键性试验中进行实际样品的再分析，例如涉及给药剂量和测得浓度关系的试验。

（四）配体结合分析

配体结合分析主要用于大分子药物。前述的验证原则以及对试验样品分析的考虑一般也适用。但是由于大分子固有的特点和结构复杂性，使其难以被提取，所以常常在无预先分离的情况下测定分析物。此外，方法的检测终点并不直接来自分析物的响应，而来自与其他结合试剂产生的间接信号。配体结合分析中，每个校正标样、质控样品以及待测样品一般都采用复孔分析。如无特殊说明，本节以双孔分析为原则。

1. 方法验证前的考量

（1）标准品选择：生物大分子具有不均一性，其中成分的效价与免疫反应可能存在差异。因此应对标准品进行充分表征。应尽量使用纯度最高的标准品。用于配制校正标样和质控样品的标准品应尽量与临床和非临床试验使用的受试品批号相同。标准品批号变更时，应尽量对其进行表征和生物分析评价，以确保方法性能不变。

（2）基质选择：一般不推荐使用经碳吸附、免疫吸附等方法提取过的基质，或透析血清、蛋白缓冲液等替代实际样品基质建立分析方法。但在某些情况下，复杂生物基质中可能存在高浓度与分析物结构相关的内源性物质，其高度干扰导致根本无法测定分析物。在无其他可选定量策略的前提下，可允许使用替代基质建立分析方法。但应对使用替代基质建立方法的必要性加以证明。可采用替代基质建立标准曲线，但质控样品必须用实际样品基质配制，应通过计算准确度来证明基质效应的消除。

（3）最低需求稀释度的确定：分析方法建立与验证过程中，可能需要对基质进行必要的稀释，以降低其产生的高背景信号。在此情况下，应考察最低需求稀释度。它是指分析方法中为提高信噪比、减少基质干扰、优化准确度与精密度而必须使用缓冲液对生物样品进行稀释的最小倍数。应使用与试验样品相同的基质来配制加药样品来确定最低需求稀释度。

（4）试剂：方法的关键试剂，如结合蛋白、适配子、抗体或偶联抗体、酶等，对分析结果会产生直接影响，因此须确保质量。如果在方法验证或样品分析过程中，关键试剂批次发生改变，须确认方法性能不因此改变，从而确保不同批次结果的一致性。

无论是关键试剂，还是缓冲液、稀释液、酸化剂等非关键试剂，都应对维持其稳定性的保障条件进行记录，以确保方法性能长期不变。

2. 方法验证

（1）完整验证

1）标准曲线与定量范围：标准曲线反映了分析物浓度与仪器响应值之间的关系。在配体结合分析方法中，标准曲线的响应函数是间接测得的，一般呈非线性，常为 S 形曲线。应使用至少 6 个有效校正标样浓度建立标准曲线。校正标样应在预期定量范围对数坐标上近似等距离分布。除校正标样外，可使用锚定点辅助曲线拟合。验证过程中，须至少对 6 个独立的分析批进行测定，结果以列表形式报告，以确定标准曲线回归模型整体的稳健性。拟合时，一条标曲允许排除由于明确或不明原因产生失误的浓度点。排除后应至少有 75% 的校正标样回算浓度在标示值的 ±20%（定量下限与定量上限在 ±25%）范围内。定量下限与定量上限之间的浓度范围为标准曲线的定量范围。锚定点校正样品是处于定量范围之外的标样点，用于辅助拟合配体结合分析的非线性回归标准曲线，因其在定量范围之外，可不遵循上述接受标准。

2）特异性：特异性是指在样品中存在相关干扰物质的情况下，分析方法能够准确、专一地测定分析物的能力。结构相关物质或预期合用药物应不影响方法对分析物的测定。如在方法建立与验证阶段无法获取结构相关物质，特异性评价可在最初方法验证完成后补充进行。应采用未曾暴露于分析物的基质配制高浓度与低浓度质控样品，加入递增浓度的相关干扰物质或预期合用药物进行特异性考察。未加入分析物的基质也应同时被测量。要求至少 80% 的质控样品准确度在 ±20% 范围内（如果在定量下限水平，则在 ±25% 范围内），且未加入分析物的基质的测量值应低于定量下限。

3）选择性：方法的选择性是指基质中存在非相关物质的情况下，准确测定分析物的能力。由于生物大分子样品一般不经提取，基质中存在的非相关物质可能会干扰分析物的测定。应通过向至少 10 个不同来源的基质加入定量下限和定量上限水平的分析物来考察选择性，也应同时测量未加入分析物的基质。选择性考察要求至少 80% 的样品准确度在 ±20% 范围内（如果在定量下限水平，则在 ±25% 范围内），且未加入分析物的基质的测量值应低于定量下限。如果干扰具有浓度依赖性，则须测定发生干扰的最低浓度。在此情况下，可能需要在方法验证之前调整定量下限。根据项目需要，可能需要针对病人群体基质或特殊基质（如溶血基质或高血脂基质）考察选择性。

4）精密度与准确度：应选择至少 5 个浓度的质控样品进行准确度、精密度及方法总误差考察。包括定量下限浓度、低浓度质控（定量下限浓度的 3 倍以内）、中浓度质控（标准曲线中段）、高浓度质控（定量上限浓度 75% 以上）以及定量上限浓度质控。低、中、高浓度质控标示值不得与校正标样浓度标示值相同，质控样品应经过冷冻，并与试验样品采用相同的方法进行处理。不建议采用新鲜配制的质控样品进行精密度与准确度考察。批间考察应在数日内进行至少 6 个独立的分析批测定。每批内应包含至少 3 套质控样品（每套含至少 5 个浓度的质控样品）。对于批内和批间准确度，各浓度质控样品的平均浓度应在标示值的 ±20%（定量下限和定量上限为 ±25%）范围内。批内和批间精密度均不应超过 20%（定量下限和定量上限为 25%）。此外，方法总误差（即 % 相对偏差绝对值与 % 变异系数之和）不应超过 30%（定量下限和定量上限为 40%）。

5）稀释线性：在标准曲线定量范围不能覆盖预期样品浓度的情况下，应使用质控样品进行方法的稀释线性考察，即评价样品浓度超过分析方法的定量上限时，用空白基质将样品浓度稀释至定量范围内后，方法能否准确测定。进行稀释实验的另一目的是考察方法是否存在"前带"或"钩状"效应，即高浓度分析物引起的信号抑制。稀释线性考察中，稀释至定量范围内的每个 QC 样品经稀释度校正后的回算浓度应在标示值的±20%范围内，且所有 QC 样品回算终浓度的精密度不超过 20%。

6）平行性：为发现可能存在的基质效应，或代谢物的亲和性差异，在可获得真实试验样品的情况下，应考虑对标准曲线和系列稀释的试验样品之间进行平行性考察。应选取高浓度试验样品（最好采用超出定量上限的样品），用空白基质将其稀释到至少 3 个不同浓度后进行测定，系列稀释样品间的精密度不应超过 30%。如果存在样品稀释非线性的情况（即非平行性），则应按事先的规定予以报告。如果在方法验证期间无法获取真实试验样品，则应在获得真实试验样品后尽快进行平行性考察。

7）样品稳定性：应使用低、高浓度质控样品考察分析物的稳定性。稳定性考察应包括室温或样品处理温度下的短期稳定性，以及冻—融稳定性。此外，如果试验样品需要长期冻存，则应在可能冻存样品的每个温度下进行长期稳定性考察。每一浓度质控样品应有 67%以上的样品浓度在标示值的±20%范围内。

8）商品化试剂盒：商品化试剂盒可以用来进行试验样品分析，但使用前必须按本指导原则的要求对其进行验证。

（2）部分验证和交叉验证：在（二）2 和（二）3 中叙述的关于验证的各项内容都适用于配体结合分析。

3. 试验样品分析

（1）分析批：配体结合分析中最常使用微孔板，一个微孔板通常为一个分析批。每个微孔板应包含一套独立的标准曲线和质控样品，以校准板间差异。在使用某些平台时，单个样品载体的通量可能有限，此时允许一个分析批包含多个载体。可在该分析批的首个与末个载体各设置一套标准曲线，同时在每一载体上设置质控样品。所有样品均应复孔测定。

（2）试验样品分析的接受标准：对于每个分析批，除锚定点外，标准曲线须有 75%以上的校正标样（至少 6 个）回算浓度在标示值的±20%（定量下限和定量上限为±25%）范围内。

每块板应含有至少 2 套 3 水平（低、中、高浓度）的复设质控样品。在试验样品测试过程的验证中，质控样品的复设数量应与试验样品分析一致。每块板至少 67%的质控样品应符合准确度在±20%范围以内，精密度不超过 20%的标准，且每一浓度水平的质控样品中至少 50%符合上述标准。

（3）实际样品再分析：在（三）6 中关于实际样品再分析的所有论述均适用于配体结合分析。再分析样品的接受标准为初测浓度与复测浓度都在二者均值的±30%范围内，再分析样品中至少 67%应符合该接受标准。

（五）试验报告

1. 方法验证报告 如果方法验证报告提供了足够详细的信息，则可以引用主要分析步骤的标准操作规程标题，否则应该在报告后面附上这些标准操作规程的内容。

全部源数据应该以其原始格式保存，并根据要求提供。应该记录任何对验证计划的偏离。方法验证报告应该包括至少下列信息：①验证结果概要；②所用分析方法的细节，如果参考了已有方法，给出分析方法的来源；③摘要叙述分析步骤（分析物，内标，样品预处理、提取和分析）；④对照标准品（来源，批号，分析证书，稳定性和储存条件）；⑤校正标样和质控样品（基质，抗凝剂，预处理，制备日期和储存条件）；⑥分析批的接受标准；⑦分析批：所有分析批列表，包括校正范围、响应函数、回算浓度、准确度；所有接受分析批的质控样品结果列表；储备液、工作溶液、质控在所用储存条件下的稳定性数据；选择性、定量下限、残留、基质效应和稀释考察数据；⑧方法验证中得到的意外结果，充分说明采取措施的理由；⑨对方法或对标准操作规程的偏离。所有测定及每个计算浓度都必须出现在验证报告中。

2. 样品分析报告 样品分析报告应该引用该试验样品分析的方法验证报告，还应包括对试验样品的详细描述。全部源数据应该以其原始格式保存，并根据要求提供。应该在分析报告中讨论任何对试验计划、分析步骤或标准操作规程的偏离。分析报告应至少包括下列信息：①对照标准品；②校正标样和质控样品的储存条件；③简要叙述分析批的接受标准，引用特定的试验计划或标准操作规程；④样品踪迹（接收日期和内容，接收时样品状态，储存地点和条件）；⑤试验样品分析：所有分析批和试验样品列表，包括分析日期和结果；所有接受的分析批的标准曲线结果列表；所有分析批的质控结果列表，落在接受标准之外的数值应该清楚标出；⑥失败的分析批数目和日期；⑦对方法或标准操作规程的偏离；⑧重新分析结果。

　　试验样品再分析的结果可以在方法验证报告、样品分析报告或者在单独的报告中提供。对于生物等效性试验等，应在样品分析报告之后按规定附上受试者分析批的全部色谱图，包括相应的质控样品和校正标样的色谱图。

（杨茜媚摘录）

第二部分　药物分析学习指导与习题集

第一章　药品质量研究内容与药典概况

一、选择题

A 型题（最佳选择题）

1. 《中国药典》的英文缩写是（　　）。

A. USP　　　B. BTB　　　C. GCP

D. TB　　　E. ChP

2. 关于限度下列说法正确的是（　　）。

A. 试验结果在运算过程中，不可比规定的有效数字多保留一位数

B. 规定的这些数字可以是百分数，其最后一位数字不计入有效数字

C. 标准中规定的各种纯度和限度数值及制剂的重（装）量差异，系包括上限和下限两个数值本身及中间数值

D. 计算所得的最后数值或读数不可以按修约规则进舍

E. 规定的这些数字可以是绝对数字，其最后一位数字不计入有效数字

3. 按《中国药典》规定，精密标定的滴定液（如盐酸及其浓度）正确表示为（　　）。

A. 盐酸滴定液（0.152mol/L）

B. 盐酸滴定液（0.1524mol/L）

C. 盐酸滴定液（0.152M/L）

D. 0.1524M/L 盐酸滴定液

E. 0.152mol/L 盐酸滴定液

4. 恒重系指供试品连续两次干燥或炽灼后称重的差异在（　　）以下的重量。

A. 0.1mg　　　B. 0.2mg　　　C. 0.3mg

D. 0.4mg　　　E. 0.5mg

5. 药品生产质量管理规范的英文缩写是（　　）。

A. GAP　　　B. GCP　　　C. GLP

D. GMP　　　E. GSP

6. 《中国药典》规定的取用量为"约"若干时，系指取用量不得超过规定量的（　　）。

A. ±5%　　　B. ±10%　　　C. ±20%

D. ±40%　　　E. ±50%

7. 可用信噪比（S/N）=10 估算的是（　　）。

A. 方法精密度　　　B. 方法准确度

C. 方法专属性　　　D. LOQ

E. LOD

8. 常温（室温）系指（　　）。

A. 10～30℃　B. 5～10℃　　C. 20～40℃

D. 8～15℃　　E. 15～40℃

9. 《中国药典》规定"称定"时，系指重量应准确在所取重量的（　　）。

A. 百分之一　　　B. 千分之一

C. 万分之一　　　D. 百分之十

E. 千分之三

10. 中华人民共和国成立后至 2020 年，《中国药典》已出版了（　　）。

A. 七版　　　B. 八版　　　C. 九版

D. 十版　　　E. 十一版

11. 《中国药典》规定称取 2.0g 药物时，系指称取（　　）。

A. 2.0g　　　　　B. 2.1g　　　C. 1.9g

D. 1.95～2.05g　　E. 1.9～2.1g

12. 《中国药典》包括几部（　　）。

A. 一部　　　B. 二部　　　C. 三部

D. 四部　　　E. 五部

13. 《中国药典》收载中药的是第几部（　　）。

A. 一部　　　B. 二部　　　C. 三部

D. 四部　　　E. 五部

14. 关于加速试验的供试品要求正确的是（　　）。

A. 供试品要求 2 批，按市售包装，在温度 30℃±2℃，相对湿度 25%±5%的条件下放置 3 个月

B. 供试品要求 2 批，按市售包装，在温度 30℃±2℃，相对湿度 55%±5%的条件下放置 6 个月

C. 供试品要求 3 批，按市售包装，在温度 30℃±2℃，相对湿度 55%±5%的条件下放置 6 个月

D. 供试品要求 3 批，按市售包装，在温度 40℃±2℃，相对湿度 75%±5%的条件下放置 6 个月

E. 供试品要求 3 批，按市售包装，在温度 60℃

±2℃，相对湿度95%±5%的条件下放置6个月

15. 关于药物溶解度要求中，"溶解"是指（ ）。

A. 溶质1g（ml）能在溶剂不到1ml中溶解

B. 溶质1g（ml）能在溶剂1～不到10ml中溶解

C. 溶质1g（ml）能在溶剂10～不到30ml中溶解

D. 溶质1g（ml）能在溶剂30～不到100ml中溶解

E. 溶质1g（ml）能在溶剂10 000ml中不能完全溶解

B型题（配伍选择题）

[1～4题共用选项]

A. 最粗粉　　　　　　　B. 粗粉

C. 细粉　　　　　　　　D. 极细粉

《中国药典》规定的粉末分等要求：

1. 指能全部通过一号筛,但混有能通过三号筛不超过20%的粉末（ ）

2. 指能全部通过二号筛,但混有能通过四号筛不超过40%的粉末（ ）

3. 指能全部通过五号筛,但混有能通过六号筛不超过95%的粉末（ ）

4. 指能全部通过八号筛,但混有能通过九号筛不超过95%的粉末（ ）

[5～9题共用选项]

A. 性状、含量、有关物质、崩解时限、软胶囊要检查内容物有无沉淀

B. 性状、含量、pH、可见异物、不溶性微粒、无菌

C. 性状、含量、澄清度、有关物质

D. 性状、熔点、含量、有关物质、吸湿性

《中国药典》规定的原料药物及制剂稳定性的重点考察项目：

5. 原料药、片剂（ ）

6. 胶囊剂（ ）

7. 糖浆剂（ ）

8. 注射剂（ ）

9. 口服溶液剂（ ）

[10～15题共用选项]

A. 假药　　　　　　　　B. 劣药

关于假冒伪劣药品的规定：

10. 药品所含成分与国家药品标准规定的成分不符合（ ）

11. 变质的（ ）

12. 被污染的（ ）

13. 以非药品冒充药品或者以他种药品冒充此种药品的（ ）

14. 不注明或者更改生产批号的（ ）

15. 超过有效期的（ ）

[16～19题共用选项]

A. GLP　　B. GCP　　C.GMP　　D. GSP

关于药品质量与规范管理的缩写：

16. 药物临床试验质量管理规范（ ）

17. 药品生产质量管理规范（ ）

18. 药物非临床研究质量管理规范（ ）

19. 药品经营质量管理规范（ ）

[20～23题共用选项]

A. 遮光　　　　　　　　B. 避光

C. 阴凉处　　　　　　　D. 凉暗处

药品质量标准中关于储藏的要求：

20. 系指避免日光直射（ ）

21. 系指用不透光的容器包装，如棕色容器或黑纸包裹的无色透明、半透明容器（ ）

22. 系指避光并不超过20℃（ ）

23. 系指不超过20℃（ ）

[24～27题共用选项]

A. 标准品　　　　　　　B. 对照品

C. 对照提取物　　　　　D. 对照药材

药品质量标准中关于标准物质的要求：

24. 系指基源明确、药用部位准确的优质中药材经适当处理后，用于中药材、提取物、中成药等鉴别用的标准物质（ ）

25. 系指经过特定提取工艺制备的含有多种主要有效成分或指标性成分，用于中药材、提取物、中成药等鉴别或含量测定用的标准物质（ ）

26. 系指用于生物检定或效价测定的标准物质（ ）

27. 系指采用理化方法进行鉴别、检查或含量测定时所用的标准物质（ ）

X型题（多项选择题）

1. 关于原料药的含量(%)说法正确的是（ ）。

A. 如规定上限为100%以上时，系指用现行版《中国药典》规定的分析方法测定时可能达到的数值

B. 如规定上限为100%以上时，它为《中国药典》规定的限度或允许偏差，并非真实含有量

C. 若未规定上限时，系指不超过101%

D. 除另有注明者外，均按重量计，如果是气体或者液体的含量百分数需要加注"（g/g）"

E. 范围是98.0%～102.0%

2. 关于制剂的含量限度,通常用标示百分含量表示，其指定的范围主要依据（ ）。

A. 主药含量的多少

B. 测定方法误差

C. 生产过程不可避免偏差

D. 储存期间可能产生降解的可接受程度

E. 药物杂质的含量

3. 制订药品质量标准的原则包括（　　）。

A. 先进性　　B. 科学性　　C. 有效性

D. 规范性　　E. 权威性

4. 稳定性试验分为（　　）。

A. 短期试验　　　　B. 影响因素试验

C. 加速试验　　　　D. 中长期试验

E. 长期试验

5. 药品标准分为（　　）。

A. 省级药品标准　　　　B. 部颁药品标准

C. 局颁药品标准　　　　D. 国家药品标准

E. 企业药品标准

6. 药物质量研究的内容包括（　　）。

A. 纯度　　　B. 性状特征　　　C. 鉴别方法

D. 安全性　　E. 含量（效价）

7. 关于药品检验，下列说法正确的有（　　）。

A. 药品检验工作的根本目的是保证人民用药的安全、有效

B. 药品检验工作首项程序是取样

C. 药品检验人员包括具备相应专业技术人员、见习期人员、外来进修人员和实习人员

D. 检验过程中，应按照原始记录要求如实记录，也可以事先记录、补记和转抄

E. 定性分析检验一般取 1 份样品进行试验，定量分析检验一般取 2 份样品进行平行试验

8. 主要的外国药典及其英文缩写正确的有（　　）。

A. 《美国药典》（USP-NF）

B. 《欧洲药典》（EP）

C. 《英国药典》（DP）

D. 《国际药典》（Ph Int）

E. 《日本药局方》（SP）

9. 药物标准中的检查项目包括（　　）。

A. 安全性检查　　　　B. 有效性检查

C. 均一性检查　　　　D. 纯度检查

E. 药物制剂质量一致性评价

10. 国家药物标准的内容包括（　　）。

A. 凡例　　　　B. 性状

C. 通则　　　　D. 鉴别、检查、含量测定

E. 药品名称

二、简答题

1. 原料药物稳定性试验中影响因素试验包含的内容和要求有哪些？

2. 什么是"空白试验"？含量测定中的"并将滴定的结果用空白试验校正"是什么意思？

（张海珠）

第二章 药物的鉴别

一、选择题

A 型题（最佳选择题）

1. 药物鉴别试验的目的是（ ）。
A. 判断药物的结构
B. 对未知物进行定性分析
C. 对未知物进行定量分析
D. 判断已知药物的真伪
E. 判断药物所含的杂质是否超过限量

2. 在采用薄层色谱法进行鉴别时，下列说法正确的是（ ）。
A. 选用与供试品化学结构相似的药物对照品，两者比移值应相同
B. 选用与供试品化学结构相似的杂质对照品，两者比移值应相同
C. 供试品色谱图中所显斑点的位置和颜色应与标准物质色谱图的斑点一致
D. 供试品色谱图中所显斑点的位置、颜色和面积应与标准物质色谱图的斑点一致
E. 必要时化学药品可采用供试品溶液与标准溶液混合点样、展开，与标准物质相应斑点应为多个、松散斑点

3. 取供试品一定量，加稀盐酸 1ml，必要时缓缓煮沸使溶解，加 0.1mol/L 亚硝酸钠溶液数滴和等体积的脲溶液，振摇 1min，滴加碱性 β-萘酚试液数滴，生成由粉红色到猩红色沉淀，该鉴别反应是（ ）。
A. 生物碱沉淀反应
B. Vitali 反应
C. 硫色素荧光反应
D. 芳香第一胺反应
E. 坂口反应

4. 直接采用芳香第一胺反应来鉴别药物时，该药物所含的官能团是（ ）。
A. 芳伯氨基
B. 酚羟基
C. 含 N 杂环
D. 丙二酰脲母核
E. C-ACA 母核

5. 中药何首乌鉴别试验的描述是粉末黄棕色，淀粉粒单粒类圆形；草酸钙簇晶直径 10～80μm；棕色细胞类圆形或椭圆形，壁稍厚，胞腔内充满淡黄棕色、棕色或红棕色物质并含淀粉粒；具缘纹孔导管。该鉴别方法属于（ ）。
A. 呈色反应鉴别法
B. 薄层扫描鉴别法
C. 气相色谱法
D. 生成特殊颜色沉淀法
E. 显微鉴别法

6. 下列鉴别反应中，属于丙二酰脲类反应的是（ ）。
A. 甲醛硫酸反应
B. 硫色素反应
C. 铜盐反应
D. 硫酸荧光反应
E. N-甲基葡萄糖胺反应

7. 药物制剂的首选鉴别方法是（ ）。
A. 呈色反应法
B. 色谱法
C. 光谱法
D. 显微法
E. 外观性状鉴别法

8. 药物鉴别试验中，测定条件发生小的变动时，测定结果受到的影响程度是指（ ）。
A. 精密度
B. 准确度
C. 专属性
D. 回收率
E. 耐用性

9. 关于比旋度，下列说法错误的是（ ）。
A. 比旋度的大小与温度有关
B. 可以反映手性药物特性
C. 可以反映药物纯度
D. 可以区别药品、检查纯度或测定制剂的含量
E. 指偏振光透过长 1dm 且每 1ml 中含有旋光性物质 1g 的溶液时测得的旋光度

10. 鉴别水杨酸及其盐类，最常用的试液是（ ）。
A. 碘化钾
B. 碘化汞钾
C. 三氯化铁
D. 硫酸亚铁
E. 亚铁氰化钾

B 型题（配伍选择题）

[1～4 题共用选项]
A. 一般鉴别试验
B. 专属鉴别试验
下列试验属于药物的哪种鉴别试验：

1. 水杨酸类药物的稀溶液，与三氯化铁反应显紫色（ ）

2. 硫喷妥钠与铜吡啶试液反应显绿色（ ）

3. 盐酸氯丙嗪溶液，在稀硝酸酸性溶液中，与硝酸银反应生成白色凝乳状沉淀（ ）

4. 乙酸地塞米松与碱性酒石酸铜试液反应生成砖红色沉淀（ ）

[5～9 题共用选项]
A. 氯化物
B. 硫酸盐
C. 硝酸盐
D. 均不是
关于无机酸根的鉴别试验：

5. 取供试品溶液,滴加氯化钡试液,即生成白色沉淀(　　)

6. 取供试品溶液,加硫酸与铜丝,加热,即发生红棕色的蒸气(　　)

7. 取供试品少量,置试管中,加等量的二氧化锰,混匀,加硫酸湿润,缓缓加热,使湿润的碘化钾淀粉试纸显蓝色(　　)

8. 取供试品溶液,滴加乙酸铅试液,即生成白色沉淀(　　)

9. 取供试品,加过量的氢氧化钠试液后,加热,发生氨臭;遇用水湿润的红色石蕊试纸,能使之变蓝色(　　)

[10～15题共用选项]

A. 色谱鉴别法　　　　B. 光谱鉴别法
C. 生物学鉴别法　　　D. 化学鉴别法

关于药物鉴别方法的类型:

10. 硫酸奎宁的稀硫酸溶液显蓝色荧光(　　)

11. 配制甘草酸对照品和供试品溶液,注入液相色谱仪,以磷酸二氢钾-庚烷磺酸钠水溶液-乙腈(33∶33∶34)为流动相,250nm波长下检测,比较对照品和样品出峰时间(　　)

12. 取适量缩宫素注射液,照缩宫素生物检定法[《中国药典》通则1210]测定,应有子宫收缩的反应(　　)

13. 取氯化锌注射液含量测定项下方法配制的对照液和供试液,以水为空白进行原子吸收测定,在锌的发射波长 213.8 处应有最大吸收(　　)

14. 氢溴酸山莨菪碱水解后,与硫酸-重铬酸钾在加热条件下,逸出苦杏仁臭味(　　)

15. 肝素钠用重水作溶剂,采用 ^{1}H-NMR 方法,用标准对照法进行鉴别(　　)

[16～20题共用选项]

A. 鲜黄色　　　　B. 紫色　　　　C. 砖红色
D. 粉红色　　　　E. 黄绿色

关于采用焰色反应的药物鉴别方法:

16. 取铂丝,盐酸湿润后,蘸取钙尔奇片,在无色火焰中燃烧,火焰颜色是(　　)

17. 取铂丝,盐酸湿润后,蘸取青霉素 V 钾,在无色火焰中燃烧,火焰颜色是(　　)

18. 取铂丝,盐酸湿润后,蘸取苯妥英钠片,在无色火焰中燃烧,火焰颜色是(　　)

19. 取铂丝,盐酸湿润后,蘸取硫酸钡,在无色火焰中燃烧,火焰颜色是(　　)

20. 取铂丝,盐酸湿润后,蘸取氯化钾缓释片(该片剂中混有少量的氯化钠),在无色火焰中燃烧,透过蓝色钴玻璃后火焰颜色是(　　)

X 型题（多项选择题）

1. 药物的性状鉴别包括(　　)。
A. 外观　　　　B. 臭　　　　C. 味
D. 溶解度　　　E. 物理常数

2. 对药物所选用的鉴别方法要求(　　)。
A. 专属性强　　　　B. 灵敏度高
C. 操作简便　　　　D. 快速　　　E. 安全

3. 下列属于药物鉴别方法中,属于化学鉴别法的有(　　)。
A. 呈色反应鉴别法
B. 沉淀生成反应鉴别法
C. 荧光反应鉴别法
D. 气体生成反应鉴别法
E. 使试液褪色的鉴别法

4. 能直接与三氯化铁试液反应生成有色配位化合物的药物有(　　)。
A. 水杨酸　　　　　B. 阿司匹林
C. 肾上腺素　　　　D. 盐酸异丙肾上腺素
E. 对乙酰氨基酚

5. 药物鉴别试验一般需要对方法进行的验证内容包括(　　)。
A. 精密度　　　B. 准确度　　　C. 专属性
D. 回收率　　　E. 耐用性

6. 药物鉴别试验中,需考虑的实验条件有(　　)。
A. 被测物的浓度　　　　B. 溶液的温度
C. 溶液的酸碱度　　　　D. 试验反应时间
E. 试剂的用量

7. 关于指纹图谱鉴别法,下列说法错误的有(　　)。
A. 中药指纹图谱从化学物质基础的角度保证中药制剂的稳定和可靠
B. 指纹图谱有其实际意义,可以适应全部中药自身的特点来应用
C. 指纹谱图通常是指主要有效成分的特征峰图谱,而指纹图谱除了主要有效成分的特征峰外,还包括更多内容,更具有专一性
D. 中药指纹图谱鉴别法可用于中药材、饮片、提取物或中间体、成方制剂等
E. 中药指纹图谱鉴别法可以分为色谱、光谱及其他分析手段,其中光谱法是中药指纹图谱建立的首选和主要方式

8. 在进行红外光谱鉴别时,试样制备的方法有(　　)。
A. 压片法　　　B. 浆法　　　C. 膜法
D. 糊法　　　　E. 溶液法

9. 药物鉴别试验过程中,所加试剂的种类和浓度

主要影响（　　）。

A. 沉淀的观察　　　　B. 反应颜色的观察

C. 吸光度的大小　　　D. 最小吸收波长

E. 最大吸收波长

10. 下列属于生物学鉴别法的是（　　）。

A. 气相色谱法

B. 基因鉴别法

C. 红外标准图谱比对法

D. 总皂苷特征图谱鉴别法

E. 生物效价测定法

二、简答题

1. 什么是一般鉴别试验？什么是专属鉴别试验？

2. 药物的鉴别方法有哪些？

（张海珠）

第三章 药物的杂质检查

一、选择题

A 型题（最佳选择题）

1. 以下选项哪一个是从生产过程中引入的杂质（   ）。
  A. 未完全反应的起始原料
  B. 外界环境或微生物作用下的聚合产物
  C. 水解产物
  D. 氧化产物
  E. 潮解和发霉等变化，使药物中产生的杂质

2. 以下选项哪一个是从储藏过程中引入的杂质（   ）。
  A. 未完全反应的起始原料
  B. 反应的中间体
  C. 反应副产物
  D. 参与反应的试剂溶剂和催化剂
  E. 在温度、湿度、日光、空气等外界条件影响下，药物中产生的有关杂质

3. 以下物质哪一种是特殊杂质（   ）。
  A. 氯化物　　B. 水杨酸　　　　C. 铁盐
  D. 铵盐　　　E. 砷盐

4. 取一定量的被检杂质标准溶液和一定量供试品溶液，在相同条件下处理，比较反应结果，以确定杂质含量是否超过限量的方法是（   ）。
  A. 对照法　　B. 灵敏度法　　C. 比较法
  D. 限量法　　E. 外标法

5. 供试品溶液中加入一定量的试剂,在一定的反应条件下，不得有正反应出现，以判断供试品中所含杂质是否符合限量规定的方法是（   ）。
  A. 对照法　　　　B. 灵敏度法　　C. 比较法
  D. 目视比色法　　E. 对比法

6. 取供试品一定量依法检查,测定特定待检杂质的参数（如吸光度等）与规定的限量比较，不得更大，这个方法是（   ）。
  A. 对照法　　　　B. 灵敏度法
  C. 比较法　　　　D. 紫外-可见分光光度法
  E. E 值法

7. 下列杂质检查方法属于化学方法的是（   ）。
  A. 显色反应检查法　　B. TLC
  C. HPLC　　　　　　D. 气相色谱法
  E. 紫外-可见分光光度法

8. 检查药物中的残留溶剂首选的方法是（   ）。
  A. HPLC　　　B. TLC　　　C. GC

D. IR　　　　　E. MS

9. 以下方法适用于没有杂质对照品的情况是（   ）。
  A. TLC-杂质对照品法
  B. HPLC-外标法
  C. HPLC-不加校正因子的主成分自身对照法/TLC-自身稀释对照法
  D. 毛细管电泳法
  E. HPLC-加校正因子的主成分自身对照法

10. 维生素 C 中铁盐铜盐的检查用到的方法是（   ）。
  A. 红外分光光度法
  B. 紫外-可见分光光度法
  C. 高效液相色谱法
  D. 原子吸收分光光度法
  E. 薄层色谱法

11. 一般杂质检查中，氯化物检查法和硫酸盐检查法最后纳氏比色管观察方法正确的是（   ）。
  A. 置白色背景上，自比色管上方向下观察
  B. 置白色背景前，平视观察
  C. 置任意背景上，自比色管上方向下观察
  D. 置黑色背景前，平视观察
  E. 置黑色背景上，自比色管上方向下观察

12. 一般杂质检查中，铁盐检查法纳氏比色管的观察方法正确的是（   ）。
  A. 置白色背景上，自比色管上方向下观察
  B. 置白色背景前，平视观察
  C. 置任意背景上，自比色管上方向下观察
  D. 置黑色背景前，平视观察
  E. 置黑色背景上，自比色管上方向下观察

13. 硫代乙酰胺法检查重金属时，以下反应条件及主要反应试剂正确的组合是（   ）。
  A. pH 5.5—$CHCl_3$　　　B. pH 3.5—CH_3CSNH_2
  C. pH 3.5—CH_3OH　　　D. pH 4.5—CH_3CSNH_2
  E. pH 10.0—CH_3CSNH_2

14. 重金属检查中第二法应控制炽灼温度，炽灼温度应该控制为（   ）。
  A. 200～300℃　　　　　B. 300～400℃
  C. 400～500℃　　　　　D. 500～600℃
  E. 700～800℃

15. 一般杂质检查中，检查砷盐时，装置中装入

的乙酸铅棉花的作用是（　　）。

A. 还原 As^{5+} 　　　　B. 吸收 H_2S

C. 吸收 As^{5+} 　　　　D. 吸收 AsH_3

E. 吸收 HBr

16. 当含有锑的药物检查砷时，应采用的方法是（　　）。

A. 古蔡氏法　　　　　B. DDC-Ag 法

C. 硫代乙酰胺法　　　D. 白田道夫法

E. 硫化钠法

17. 关于炽灼残渣检查法，以下说法错误的是（　　）。

A. 除另有规定外，炽灼温度应控制在 700～800℃

B. 通常使用瓷坩埚

C. 含氟的药物应采用铂坩埚

D. 如需将炽灼残渣留作重金属检查时，炽灼温度必须控制在 500～600℃

E. 检查时使用的坩埚不必经过恒重处理

18. 易炭化物检查法，纳氏比色管的观察方法是（　　）。

A. 置白色背景上，自比色管上方向下观察

B. 置白色背景前，平视观察

C. 置任意背景上，自比色管上方向下观察

D. 置黑色背景前，平视观察

E. 置黑色背景上，自比色管上方向下观察

19. 药物中存在的残留溶剂，毒性最大的是（　　）。

A. 第一类　　B. 第二类　　C. 第三类

D. 第四类　　E. 第五类

B 型题（配伍选择题）

[1～3 题共用选项]

A. 对照法　　　　　B. 灵敏度法　C. 比较法

D. 目视比色法　　　E. 紫外-可见分光光度法

杂质检查方法：

1. 取一定量的被检杂质标准溶液和一定量供试品溶液，在相同条件下处理，比较反应结果，以确定杂质含量是否超过限量的方法是（　　）

2. 供试品溶液中加入一定量的试剂，在一定的反应条件下，不得有正反应出现，以判断供试品中所含杂质是否符合限量规定的方法是（　　）

3. 取供试品一定量依法检查，测定特定待检杂质的参数（如吸光度等）与规定的限量比较，不得更大，这个方法是（　　）

[4～6 题共用选项]

A. 常压恒温干燥法

B. 减压干燥法与恒温减压干燥法

C. 干燥剂干燥法

D. 硫代乙酰胺法

E. 费休氏法

干燥失重测定法中：

4. 适用于熔点低或受热分解的供试品，应当采用减压干燥器（通常为室温）或恒温减压干燥器

5. 适用于受热稳定的药物（　　）

6. 适用于受热分解或易升华的供试品（　　）

[7～9 题共用选项]

A. 渐次升高温度干燥法　　B. 高温干燥法

C. 定时失重法　　　　　　D. 恒重干燥法

E. 干燥剂干燥法

常压恒温干燥法中：

7. 含较多结晶水的药物，在 105℃ 不易除去结晶水；或结晶与吸附溶剂不易失去时，可提高干燥温度的方法是（　　）

8. 某些易吸湿或受热发生相变而达不到恒重的药物，可采用一定温度下，干燥一定时间所减失的重量代表干燥失重，该方法为（　　）

9. 除另有规定外，将供试品在低于熔化温度 5～10℃ 的温度下干燥至大部分水分除去后，再按规定条件干燥的方法是（　　）

X 型题（多项选择题）

1. 关于杂质的定义，以下说法正确的是（　　）。

A. 任何影响药物纯度的物质

B. 无治疗作用

C. 影响药物的稳定性和疗效

D. 损害人们的健康

E. 原料药中不含杂质

2. 关于化学试剂的纯度与临床用药品的纯度，以下说法正确的是（　　）。

A. 具有本质的不同，不能相互混淆

B. 化学试剂不能作为药品使用

C. 二者因为适用范围不同，所考察的相关项目也不一样

D. 药品的纯度与杂质控制是为了保障药品的安全、有效和质量稳定可靠

E. 药用规格的硫酸钡要进行"酸溶性钡盐"检查，与化学试剂的硫酸钡不同

3. 以下选项属于一般杂质检查的是（　　）。

A. 氯化物　　　　B. 硫酸盐　　　C. 硒

D. 炽灼残渣　　　E. 有机溶剂残留量

4. 在以下的选项中，选出所有的特殊杂质选项（　　）。

A. 阿司匹林-游离水杨酸

B. 对乙酰氨基酚-对氨基酚和对氯苯乙酰胺

C. 肾上腺素-酮体

D. 盐酸普鲁卡因-对氨基苯甲酸

E. 苯巴比妥-有关物质

5. 请在以下选项中，选出信号杂质（　　）。

A. 铅　　　　B. 砷盐　　　　C. 氯化物

D. 硫酸盐　　E. 汞

6. 请选出杂质限量检查法包含的方法（　　）。

A. 对照法　　B. 灵敏度法　　C. 比较法

D. 质谱法　　E. 红外分光光度法

7. 《中国药典》的检查项下除包括纯度检查外，还包括（　　）。

A. 有效性　　B. 均匀性　　　C. 安全性

D. 必要性　　E. 耐用性

8. 药物杂质检查常用的方法有（　　）。

A. 化学方法　　　　B. 色谱方法

C. 光谱方法　　　　D. 物理方法

E. 显微方法

9. 下列杂质检查方法属于色谱方法的是（　　）。

A. TLC　　　　　　B. 紫外-可见分光光度法

C. 气相色谱法　　　D. HPLC

E. 红外分光光度法

10. 下列杂质检查方法不属于光谱方法的是（　　）。

A. 紫外-可见分光光度法

B. 滴定法

C. 红外分光光度法

D. 高效液相色谱法

E. 原子吸收分光光度法

11. 一般杂质检查中，铁盐检查法参与反应的离子是（　　）。

A. Fe^{2+}　　　B. Fe^{3+}　　　C. SCN^-

D. $KMnO_4$　　E. SO_4^{2-}

12. 干燥剂干燥法中常用的干燥剂有（　　）。

A. 硅胶　　　B. 盐酸　　　C. 五氧化二磷

D. 硫酸　　　E. 氢氧化钠

13. 《中国药典》通则规定的药物的"溶液颜色检查法"的几种方法有（　　）。

A. 目视比色法　　　　B. E值法

C. 对照品比较法　　　D. 吸光度比较法

E. 色差计法

二、简答题

1. 古蔡氏法检查砷盐时,碘化钾及氯化亚锡的作用是什么?

2. 简述一般杂质和特殊杂质的区别。

三、计算题

1. 苯丙氨酸中氯化物的检查：取本品 0.30g，加纯化水溶解使成 25ml，置 50ml 纳氏比色管中，再加稀硝酸 10ml，加纯化水使成约 40ml，摇匀，即得供试品溶液。另取标准氯化钠溶液 6ml（10μg Cl/ml）置 50ml 纳氏比色管中，加稀硝酸 10ml，加纯化水使成 40ml，摇匀，即得对照溶液。于供试品溶液和对照溶液中，分别加入硝酸银试液 1.0ml，用纯化水稀释使成 50ml，摇匀，在暗处放置 5min，同置黑色背景上，观察比较，要求供试品管与对照管比较不得更浓。计算氯化物的限量。

2. 萘丁美酮中重金属的检查：取本品 1.0g，依法（《中国药典》通则 0821 第二法）获得残渣后，再加乙酸盐缓冲液（pH 3.5）2ml，微热溶解后，移至纳氏比色管中，加纯化水稀释成 25ml，作为乙管；另取配制供试品溶液的试剂，置瓷皿中蒸干后，加乙酸盐缓冲液（pH 3.5）2ml 与纯化水 15ml，微热溶解后，移置纳氏比色管中，加标准铅溶液（10μg Pb/ml）一定量，再用纯化水稀释成 25ml，作为甲管；再在甲、乙两管中分别加硫代乙酰胺试液各 2ml，摇匀，放置 2min，同置白纸上，自上向下透视，乙管中显出的颜色与甲管比较，不得更深。要求：药物中含重金属不得超过百万分之二十，试计算应取多少标准铅溶液？

3. 盐酸甲氧明中酮胺的检查：取本品 0.15g，置于 100ml 容量瓶中，溶解并稀释至刻度，摇匀，在 347nm 波长处测定吸光度不得超过 0.06，已知酮胺在 347nm 波长处的 $E_{1cm}^{1\%}$ 为 154，求酮胺的限量。

4. 乙胺嘧啶的有关物质检查：取本品，加三氯甲烷-甲醇（9：1）制成每 1ml 含 20mg 的溶液，作为供试品溶液；精密量取适量，用同一溶剂稀释制成每 1ml 含 50μg 的溶液，作为对照溶液。照薄层色谱法（通则 0502）试验，吸取上述两种溶液各 10μl，分别点于同一硅胶 GF_{254} 薄层板上，以甲苯-冰醋酸-正丙醇-三氯甲烷（25：10：10：2）为展开剂，展开，晾干，置紫外线灯（254nm）下检视。供试品溶液如显杂质斑点，与对照溶液的主斑点比较，不得更深，计算有关物质杂质限量。

（赵明智）

第四章　药物的含量测定方法与验证

一、选择题

A 型题（最佳选择题）

1. 原料药（API）含量如未规定上限，系指不超过（　　）。
A. 100.0%
B. 100.1%
C. 100.2%
D. 101.0%
E. 110.0%

2. 根据 Lambert-Beer 定律，由 $E_{1cm}^{1\%}$ 值法计算得到的浓度 c 的单位是（　　）。
A. mg/ml
B. g/ml
C. mg/100ml
D. g/100ml
E. g/ml

3. 每 1ml 规定浓度的滴定液所相当的被测药物重量（mg）是（　　）。
A. 标准溶液
B. 滴定剂
C. 滴定度
D. 容量分析
E. 滴定分析

4. 原料药含量测定首选容量法的主要原因是（　　）。
A. 容量法灵敏度高
B. 容量法专属性好
C. 容量法操作简便
D. 容量法检测成本低
E. 容量法准确度高

5. 哪种类型的制剂含量测定前一般需要加入适当溶剂并加热融化后提取药物分析（　　）。
A. 固体制剂
B. 半固体制剂
C. 液体制剂
D. 气体制剂
E. 混悬剂

6. 含下列哪种元素的药物氧瓶燃烧法破坏后只用水作为吸收液即可（　　）。
A. 氟
B. 氯
C. 溴
D. 碘
E. 硫

7. 药品标准中对于各品种项下 HPLC 法测定的色谱条件，除下列哪项不能改变外，其他均可适当改变，以适应供试品并达到系统适用性试验的要求（　　）。
A. 色谱柱内径
B. 色谱柱长度
C. 固定相种类
D. 流动相流速
E. 检测器的品牌

8. HPLC 的定性参数是（　　）。
A. 峰面积
B. 峰高
C. 保留时间
D. 比移值

E. 分离度

9. HPLC 的定量参数是（　　）。
A. 峰面积
B. 半峰高
C. 保留时间
D. 比移值
E. 分离度

10. 有其他成分（杂质、降解物、辅料等）可能存在情况下采用的方法能准确测定出被测物特性的是（　　）。
A. 准确度
B. 精密度
C. 专属性
D. 定量限
E. 线性

11. 衡量准确度的指标是（　　）。
A. 偏差
B. 相对标准偏差
C. 信噪比
D. 回收率
E. 相关系数

12. 衡量线性的指标是（　　）。
A. 偏差
B. 相对标准偏差
C. 信噪比
D. 回收率
E. 相关系数

B 型题（配伍选择题）

[1~7 题共用选项]
A. 指用该方法测定的结果与真实值或参考值接近的程度
B. 在规定的测试条件下，同一个均匀供试品，经多次取样测定所得结果接近的程度
C. 有其他成分（杂质、降解物、辅料等）可能存在的情况下采用的方法，能准确测定出被测物的特性
D. 药物能被检出的最低浓度
E. 药物能被定量测定的最低浓度
F. 待测结果（响应值）与试样中被测物的浓度或量直接成正比关系的程度
G. 测定条件稍有变动时，对测定结果的影响程度效能指标的定义：

1. 线性（　　）
2. 专属性（　　）
3. 检测限（　　）
4. 准确度（　　）
5. 定量限（　　）
6. 精密度（　　）
7. 耐用性（　　）

[8~10题共用选项]

A. $R = \dfrac{2(t_{R_2} - t_{R_1})}{W_1 + W_2}$

B. R_f = 样品中心到原点的距离/溶剂前沿到原点的距离

C. $T = \dfrac{W_{0.05h}}{2d_1}$

8. 拖尾因子（　　）

9. 分离度（　　）

10. 比移值（　　）

X型题（多项选择题）

1. 紫外-可见分光光度计需要定期校正,《中国药典》规定需对仪器进行哪些校正和检定（　　）。

A. 波长　　　　　　　　B. 分辨率

C. 杂散光　　　　　　　D. 最大吸收波长

E. 吸光度的准确度

2. 色谱法的系统适用性试验一般要求（　　）。

A. 重复性 RSD 应不大于 2.0%（n=5）

B. 固定相和流动相组成适当

C. 分离度 R 应大于 1.5

D. 峰高法定量时, 拖尾因子 T 应在 0.95~1.05 范围内

E. 流动相的流速应大于 2ml/min

3. 容量分析法的特点有（　　）。

A. 操作简单、结果准确

B. 耐用性高

C. 专属性强

D. 适用于准确度与精确度要求较高的样品测定

E. 专属性差

4. 紫外吸收光谱法测定药物含量的常用方法有（　　）。

A. 外标法　　　　　　　B. 比色法

C. 对照品比较法　　　　D. 吸收系数法

E. 计算分光光度法

5. 高效液相色谱法测定药物含量的常用方法有（　　）。

A. 外标法　　　　　　　B. 内标法

C. 归一化法　　　　　　D. 主成分自身对照法

E. 吸收系数法

6. 样品前处理中, 有机破坏法有（　　）。

A. 凯氏定氮法　　　　　B. 氧瓶燃烧法

C. 高温炽灼法　　　　　D. 碱降解法

E. 酸水解法

7. 需要验证专属性的项目有（　　）。

A. 鉴别　　　　　　　　B. 杂质限量

C. 杂质定量　　　　　　D. 含量测定

E. 溶出度测定

8. 杂质限量检查需要验证的内容是（　　）。

A. 准确度　　　　　　　B. 精密度

C. 专属性　　　　　　　D. 检测限

E. 耐用性

二、计算题

1. 溴酸钾法测定异烟肼含量[M（$C_6H_7N_3O$）=137.14]，$c_{溴酸钾}$=0.016 67mol/L，求溴酸钾对异烟肼的滴定度。

2. 精密称取非那西丁（$C_{10}H_{13}NO_2$）0.3630g 加稀盐酸回流 1h 后，放冷，用亚硝酸钠溶液（0.1010mol/L）滴定，用去 20.00ml。每 1ml 亚硝酸钠溶液（0.1mol/L）相当于 17.92mg 的非那西丁，计算非那西丁的含量。

3. 司可巴比妥钠的含量测定：精密称取 0.1053g，置 250ml 碘量瓶中，加纯化水 10ml，振摇使溶解，精密加入溴滴定液（0.05mol/L）25ml，再加盐酸 5ml，密塞振摇，暗处放置 15min，加碘化钾试液 10ml 摇匀，用硫代硫酸钠滴定液（0.1mol/L）滴定，做空白校正。1ml 溴滴定液相当于 13.01mg 的司可巴比妥钠。已知样品消耗硫代硫酸钠滴定液（0.1mol/L）17.10ml，空白消耗硫代硫酸钠滴定液（0.1mol/L）25.12ml。0.1mol/L 的硫代硫酸钠滴定液的 F 值=1.003，计算样品的百分含量。

4. 测得某药物 A 的对照品溶液（$1.00×10^{-1}$mol/L）在 300nm 处吸光度为 0.400。对患者尿样中药物 A 进行测定：精密吸取尿样 10ml，稀释至 100ml，在与对照品相同条件下测量吸光度值，于 300nm 处测得吸光度为 0.325。试计算患者尿样中药物 A 的物质的量浓度。

5. 取标示量为 25mg 的盐酸氯丙嗪片 10 片，除去糖衣后精密称定，总重量为 1.2060g，研细，精密称量片粉 0.047 36g，置 100ml 容量瓶中，加盐酸溶液（9→1000）70ml，振摇使盐酸氯丙嗪溶解，用同一溶剂稀释至刻度，摇匀，滤过，精密量取续滤液 5ml，置 100ml 容量瓶中，加同一溶剂稀释至刻度，摇匀，在 254nm 波长处测得吸光度为 0.435。已知 $C_{17}H_{19}ClN_2S\cdot HCl$ 的吸收系数（$E_{1cm}^{1\%}$）为 915，求该片剂相当于标示量的百分含量。

6. HPLC 法测定复方磺胺甲噁唑中磺胺甲噁唑含量：取本品 10 片，精密称重为 5.5435g。磨细，精密称取 0.030 49g，置 100ml 容量瓶中，加 0.1mol/L 盐酸溶液适量，超声处理使主成分溶解，用 0.1mol/L 盐酸溶液稀释至刻度，摇匀，滤

过，精密量取续滤液 20μl 注入液相色谱仪，测定磺胺甲噁唑峰面积为 398 377；另取磺胺甲噁唑对照品适量，精密称定，加 0.1mol/L 盐酸溶液溶解并定量稀释制成每 1ml 中含磺胺甲噁唑 0.22mg 的溶液，摇匀，同法测定，测得峰面积为 393 244。按外标法以峰面积计算，求磺胺甲噁唑占示量的百分含量。磺胺甲噁唑的标示量为 0.4g/片。

7. 乙酸氢化可的松的含量采用高效液相法测定：取本品对照品适量，精密称定为 36.2mg，加甲醇稀释成并定容到 100ml。精密量取该溶液和内标溶液（0.30mg/ml 炔诺酮甲醇溶液）各 5ml，置 25ml 容量瓶中，加甲醇稀释至刻度，摇匀，取 10ml 注入液相色谱仪，记录色谱图。另取本品适量，精密称定为 35.5mg，同法测定，按内标法计算含量。测得对照液中乙酸氢化可的松和内标物的峰面积分别为 5 467 824 和 6 125 843，样品液中乙酸氢化可的松和内标物的峰面积分别为 5 221 345 和 6 122 845，计算本品的含量。

（孙孔春）

第五章 体内药物分析

一、选择题

A型题（最佳选择题）

1. 体内药物分析采用的体内样品有很多,其中最常用的是（   ）。
A. 血浆或血清 B. 尿液 C. 唾液
D. 头发 E. 乳汁

2. 用于微量元素测定的常用体内样品是（   ）。
A. 血浆或血清 B. 尿液 C. 唾液
D. 头发 E. 乳汁

3. 下列药物中,可测唾液浓度代替血浆中游离药物浓度的是（   ）。
A. 磺胺嘧啶 B. 肾上腺素
C. 维生素C D. 苯妥英
E. 阿司匹林

4. 全血样品室温放置或从2～8℃储存处取出恢复室温之后,可明显分为上、下两层,其中上层为（   ）。
A. 白细胞 B. 血小板 C. 血细胞
D. 血清 E. 血浆

5. 将采集的静脉血液置于离心试管中,放置30min～1h。然后以约1000×g离心力,离心5～10min,上层澄清的淡黄色液体为（   ）。
A. 白细胞 B. 血小板 C. 血细胞
D. 血清 E. 血浆

6. 健康人排出的尿液pH范围和唾液的pH范围分别是（   ）。
A. 1～4.8；4.8～6.2 B. 4.8～8.0；6.2～7.4
C. 4.0～6.2；7.4～8.4 D. 7.4～9.0；7.4～9.0
E. 1～4.8；8.0～11.0

7. 使用唾液代替血浆作为治疗药物监测样本,应满足的条件是（   ）。
A. 血浆中药物浓度足够大
B. 唾液中药物浓度足够大
C. P/S 足够大
D. S/P 足够大
E. S/P 恒定

8. 当采用液-液萃取法测定血浆中碱性药物（ $pK_a=9.0$ ）时,血浆最佳pH是（   ）。
A. 7 B. 8 C. 9
D. 10 E. 12

9. 常用的使蛋白质沉淀的试剂是（   ）。
A. 盐酸 B. 乙酸 C. 乙腈

D. 三氯化铁 E. 硫酸

10. 下列哪项不是血样分析的目的（   ）。
A. 有关物质的检查
B. 药动学研究
C. 生物利用度的评价
D. 内源性活性物质的测定
E. 临床药物检测

B型题（配伍选择题）

[1～5题共用选项]
A. 血清 B. 血浆 C. 血细胞

生物样品的分离:

1. 全血样品室温放置或从2～8℃储存处取出恢复室温之后,可明显分为上、下两层,其中上层为（   ）

2. 全血样品室温放置或从2～8℃储存处取出恢复室温之后,可明显分为上、下两层,其中下层为（   ）

3. 将采集的静脉血液置于离心试管中,放置30min～1h,以约1000×g离心力,离心5～10min,上层澄清的淡黄色液体为（   ）

4. 制取量为全血的50%～60%（   ）

5. 制取量为全血的20%～40%（   ）

[6～9题共用选项]
A. 色谱分析法 B. 免疫分析法
C. 生物学方法

体内样品分析中的常用检测方法的特点及适用对象:

6. 可用于大多数小分子药物的药动学及代谢产物研究（   ）

7. 主要有RIA、EIA、FIA等,多用于临床TDM及蛋白质、多肽等生物大分子类物质的检测（   ）

8. 常用于抗生素类药物的体内分析,一般特异性较差,常需采用特异性高的方法进行平行监测（   ）

9. 体内样品中药物及其代谢产物分析检测的首选方法（   ）

[10～15题共用选项]
A. 试剂与溶剂试验 B. 生物基质试验
C. 质控样品试验

体内药物分析方法建立过程中,色谱条件的优化:

10. 取空白血浆,按照拟定的体内样品处理与样

品分析方法操作（　　　）

11. 取空白生物基质，按照试验样品中药物的预期浓度范围，加入一定量的分析物配制校正标样和 QC 样品，照"生物基质试验"项下方法试验（　　　）

12. 取待测药物的水溶液，按照拟定的分析方法进行衍生化反应、萃取分离等样品处理步骤后，进样分析以考察反应试剂对测定的干扰（　　　）

13. 主要考察生物基质中的内源性物质对测定的干扰（　　　）

14. 主要考察需经化学反应的样品处理过程（　　　）

15. 主要考察内源性物质是否对待测药物或内标物构成干扰（　　　）

X 型题（多项选择题）

1. 下列属于体内样品的有（　　　）。

A. 血浆或血清　　B. 尿液　　　C. 唾液

D. 头发　　　　　E. 心

2. 下列关于体内样品的特点描述正确的有（　　　）。

A. 采样量比较多，一般数十毫升至数百毫升

B. 体内样本中待测药物及其代谢产物浓度通常比较低，甚至低至 10^{-12}g/ml

C. 生物样本，尤其是血样中含有蛋白质、脂肪等，通常对测定构成干扰

D. 药物的代谢物与药物本身同时存在于生物体内，不会干扰原形药物的分析

E. 血样中含有 Na^+、K^+ 等也会对药物的分析产生干扰

3. 体内药物分析中常用的测定方法主要有（　　　）。

A. 气相色谱法　　　　　B. 免疫分析法

C. 生物学法　　　　　　D. LC-MS/MS

E. LC-MS

4. 关于体内药物分析方法验证的内容，以下说法正确的有（　　　）。

A. 建立可靠的和可重复的定量分析方法是进行体内样品分析的基础

B. 为了保证分析方法的可行性与可靠性，体内样品分析方法在用于试验样品分析之前，必须对方法进行充分的方法学验证

C. 体内样品分析方法的验证分为完整验证、部分验证和交叉验证三种情况

D. 对于首次建立的体内样品分析方法、新的药物或新增代谢产物定量分析，应进行完整的方法验证

E. 分析方法验证的内容包括分析方法的效能指标与样品稳定性及提取回收率的验证

5. 关于体内样品的储存与处理说法错误的是（　　　）。

A. 冷藏和冷冻保存是最常用的方法

B. 冷藏既可以终止样品中酶的活性，又可以储存样品

C. 血浆和血清都需要在采血后放置 6～12h，分离后再置冰箱或冷冻柜中保存

D. 解冻后的样品测定完毕后，应把剩余的样本继续冻存，下一次再解冻后继续测定

E. 尿液的保存时间为 24～36h，可置冰箱（4℃）中；长时间保存时，应冰冻（-20℃或-80～-70℃）

6. 体内样品处理方法包括（　　　）。

A. 蛋白质沉淀法　　　B. 分离与浓缩法

C. 缀合物的水解　　　D. 化学衍生化法

E. 微波萃取和微透析技术

7. 体内药物分析时，分析方法验证的内容包括（　　　）。

A. 特异性　　　　　B. 标准曲线与定量范围

C. 定量下限　　　　D. 精密度与准确度

E. 稳定性和回收率

8. 去除血浆中的蛋白质，可采用的方法有（　　　）。

A. 加入甲醇　　　　　B. 加入异丙醇

C. 加热至 90℃　　　　D. 加入 6%高氯酸溶液

E. 加入磷酸二氢钾缓冲溶剂

9. 在体内药物分析方法的建立过程中，用 QC 样品进行验证的项目有（　　　）。

A. 方法的准确度　　　B. 方法的特异性

C. 方法的提取回收率　D. HPLC 检测波长

E. 方法的精密度

10. 血药浓度测定的种类有（　　　）。

A. 游离型药物的测定

B. 结合型药物的测定

C. 内源性活性物质的测定

D. 药物活性代谢物的测定

E. 游离型和结合型药物总浓度的测定

二、简答题

1. 体内样品具有的性质特点有哪些？体内药物分析的特点有哪些？

2. 在测定血样时，首先应进行蛋白质沉淀。蛋白质沉淀有几种方法？列举每种方法所用的试剂或条件。

（张海珠）

第六章　芳酸类非甾体抗炎药的分析

一、选择题

A 型题（最佳选择题）

1. 下列芳酸类非甾体抗炎药，酸性最强的是（　　）。
   - A. 阿司匹林
   - B. 水杨酸
   - C. 布洛芬
   - D. 对乙酰氨基酚
   - E. 尼美舒利

2. 下列芳酸类非甾体抗炎药中，高温条件下，可使湿润的乙酸铅试纸显黑色的是（　　）。
   - A. 阿司匹林
   - B. 对乙酰氨基酚
   - C. 双氯芬酸钠
   - D. 美洛昔康
   - E. 二氟尼柳

3. 《中国药典》双水杨酯中游离水杨酸的检查采用（　　）。
   - A. 三氯化铁呈色
   - B. 水相萃取比色法
   - C. 薄层色谱法
   - D. 比旋度法
   - E. 高效液相色谱法

4. 阿司匹林与碳酸钠试液加热水解,加过量稀硫酸酸化后，生成的白色沉淀是（　　）。
   - A. 苯甲酸
   - B. 阿司匹林
   - C. 甲酸
   - D. 水杨酸
   - E. 苯酚

5. 阿司匹林与碳酸钠试液加热水解,加过量稀硫酸酸化后，生成的臭气是（　　）。
   - A. 苯甲酸
   - B. 乙酸
   - C. 甲酸
   - D. 水杨酸
   - E. 苯酚

6. 下列药物中,不能与三氯化铁试液发生呈色反应的是（　　）。
   - A. 吲哚美辛
   - B. 水杨酸
   - C. 对乙酰氨基酚
   - D. 双水杨酯
   - E. 二氟尼柳

7. 下列芳酸类非甾体抗炎药,可以采用重氮化-偶合反应进行鉴别的是（　　）。
   - A. 水杨酸
   - B. 阿司匹林
   - C. 对乙酰氨基酚
   - D. 尼美舒利
   - E. 二氟尼柳

8. 阿司匹林原料药含量测定中,采用直接滴定法，1ml 氢氧化钠滴定液（0.1mol/L）相当于多少毫克的阿司匹林（$C_9H_8O_4$）（　　）。
   - A. 6.82mg
   - B. 0.1802mg
   - C. 1.802mg
   - D. 18.02mg
   - E. 180.2mg

9. 芳酸类非甾体抗炎药的酸碱滴定中,常采用中性乙醇作溶剂,"中性"是指（　　）。
   - A. pH=7
   - B. 除去酸性杂质的乙醇
   - C. 对甲基橙显中性
   - D. 对甲基红显中性
   - E. 对所用酸碱指示剂显中性

10. 采用直接滴定法测定双水杨酯原料含量时,若滴定过程中双水杨酯发生水解,对测定结果的影响是（　　）。
    - A. 偏高
    - B. 偏低
    - C. 不确定
    - D. 无影响
    - E. 与所选的指示剂有关

B 型题（配伍选择题）

[1～5 题共用选项]
   - A. 双氯芬酸钠
   - B. 美洛昔康
   - C. 对乙酰氨基酚
   - D. 酮洛芬

药物鉴别试验：

1. 与三氯化铁试液呈色（　　）
2. 具有氯化物鉴别反应（　　）
3. 具有硫元素鉴别反应（　　）
4. 与二硝基苯肼缩合显色（　　）
5. 重氮化-偶合反应（　　）

[6～9 题共用选项]
   - A. 中性乙醇
   - B. 甲醇-水
   - C. 丙酮

采用直接滴定法，用于溶解药物的溶剂选择：

6. 阿司匹林（　　）
7. 二氟尼柳（　　）
8. 萘普生（　　）
9. 尼美舒利（　　）

X 型题（多项选择题）

1. 下列芳酸类非甾体抗炎药可发生水解反应的有（　　）。
   - A. 阿司匹林
   - B. 水杨酸
   - C. 双水杨酯
   - D. 吲哚美辛
   - E. 尼美舒利

2. 下列药物中,能与三氯化铁试液发生显色反应的有（　　）。
   - A. 阿司匹林
   - B. 水杨酸
   - C. 吡罗昔康
   - D. 双氯芬酸钠
   - E. 美洛昔康

3. 芳酸类非甾体抗炎药可以采用哪些方法进行鉴别试验（　　）。
   - A. 与铁盐呈色反应
   - B. 缩合反应
   - C. 双缩脲反应
   - D. 紫外-可见分光光度法

E. 高效液相色谱法

4. 阿司匹林的鉴别反应有（　　　）。

A. 重氮化-偶合反应　　　B. 三氯化铁显色反应

C. 使溴水褪色　　　　　　D. 沉淀反应

E. 可产生荧光

5. 下列属于芳酸类非甾体抗炎药杂质检查的有（　　　）。

A. 对氨基酚检查　　　　　B. 水杨酸检查

C. 酮体检查　　　　　　　D. 对氯苯乙酰胺检查

E. 有关物质检查

6. 芳酸类非甾体抗炎药的含量测定可以采用（　　　）。

A. 直接滴定法

B. 返滴定法

C. 水解后剩余滴定法

D. 紫外-可见分光光度法

E. 高效液相色谱法

7. 关于阿司匹林原料药采用的直接滴定法进行含量测定，下列说法错误的有（　　　）。

A. 反应的物质的量比为 1∶1

B. 滴定液采用 0.1mol/L 的氢氧化钠

C. 以酚酞作为指示剂

D. 以 pH 7 的乙醇溶液作为溶剂

E. 反应过程应加热

8. 对乙酰氨基酚可选用的鉴别方法有（　　　）。

A. 三氯化铁反应

B. 重氮化-偶合反应

C. 与生物碱沉淀剂反应

D. 紫外分光光度法

E. 氯化物反应

9. 可以采用酸碱滴定法测定含量的芳酸类非甾体抗炎药有（　　　）。

A. 阿司匹林原料药　　　　B. 阿司匹林肠溶片

C. 二氟尼柳原料药　　　　D. 对乙酰氨基酚片

E. 双水杨酯原料药

10. 芳酸类非甾体抗炎药制剂的含量测定，下列说法正确的有（　　　）。

A. 当制剂的辅料等附加成分对主成分的紫外分光光度法测定不构成显著干扰时，可采用紫外-可见分光光度法的测定含量

B. 当附加成分显著影响主成分测定时，高效液相色谱法作为比较常用的含量测定方法

C. 《中国药典》收载的本类药物制剂大多采用高效液相色谱法测定含量

D. 本类药物高效液相色谱法测定含量时，常在流动相中加入离子对试剂

E. 主要采用正相色谱法测定含量

二、简答题

1. 采用直接滴定法测定阿司匹林的含量，试简述测定过程，并说明测定中为什么采用中性乙醇作为溶剂？

2. 某片剂，其主药结构式如下

$$\text{COOH}$$
$$\text{OCOCH}_3$$

$C_9H_8O_4$　M=180.16

写出：

（1）药物名称。

（2）根据药物的结构和性质，设计药物的化学鉴别、杂质检查、含量测定方法。

三、计算题

取尼美舒利对照品用 0.1mol/L 盐酸乙醇溶液配成 10μg/ml 的对照液。另取 50mg 尼美舒利供试品置 100ml 容量瓶中，加 0.1mol/L 盐酸乙醇溶液 70ml，充分振摇使溶解，用 0.1mol/L 盐酸乙醇溶液稀释至刻度，摇匀，滤过，精密量取续滤液 1ml，置另一 50ml 容量瓶中，用 0.1mol/L 盐酸乙醇溶液稀释至刻度，摇匀，制成供试品溶液。在 315nm 波长处测定吸光度，对照液为 0.431，供试液为 0.427，计算尼美舒利的百分含量。

（张海珠）

第七章 苯乙胺类拟肾上腺素药物的分析

一、选择题

A型题（最佳选择题）

1. 苯乙胺类药物加盐酸（9→1000）溶解后，加水与三氯化铁试液即显翠绿色，再加氨试液变紫色，最后变紫红色的是（　　）。
   A. 肾上腺素
   B. 盐酸异丙肾上腺素
   C. 重酒石酸去甲肾上腺素
   D. 盐酸去氧肾上腺素
   E. 盐酸多巴胺

2. 可显双缩脲反应的药物是（　　）。
   A. 盐酸多巴胺　　　　B. 肾上腺素
   C. 盐酸麻黄碱　　　　D. 阿司匹林
   E. 对氨基苯甲酸

3. 下列药物中,不可以利用还原性反应进行定性鉴别的药物是（　　）。
   A. 肾上腺素
   B. 盐酸异丙肾上腺素
   C. 重酒石酸去甲肾上腺素
   D. 维生素C
   E. 硫代巴比妥

4. 下列药物中，不具有紫外吸收特性的是（　　）。
   A. 肾上腺素
   B. 盐酸异丙肾上腺素
   C. 重酒石酸去甲肾上腺素
   D. 硫酸庆大霉素
   E. 盐酸多巴胺

5. 苯乙胺类拟肾上腺素药物,需要检查的特殊杂质是（　　）。
   A. 对氨基苯甲酸　　　B. 酮体
   C. 游离水杨酸　　　　D. 铁、铜离子检查
   E. 游离磷酸盐

6. 下列药物中,需要检查酮体杂质的是（　　）。
   A. 司可巴比妥　　　　B. 盐酸氯丙嗪
   C. 阿司匹林　　　　　D. 肾上腺素
   E. 维生素A

7. 《中国药典》对于苯乙胺类拟肾上腺素药物检查酮体杂质时,采用的方法是（　　）。
   A. 紫外分光光度法　　B. 薄层色谱法
   C. 酸碱滴定法　　　　D. 高效液相色谱法
   E. 气相色谱法

8. 下列苯乙胺类拟肾上腺素药物,可以采用亚硝酸钠法进行含量测定的是（　　）。
   A. 肾上腺素　　　　　B. 盐酸克伦特罗
   C. 重酒石酸间羟胺　　D. 盐酸麻黄碱
   E. 重酒石酸去甲肾上腺素

9. 《中国药典》盐酸去氧肾上腺素含量测定中,1ml 溴滴定液（0.1mol/L）相当于多少毫克的盐酸去氧肾上腺素（M=203.67）（　　）。
   A. 6.11mg　　B. 6.789mg　　C. 20.38mg
   D. 3.395mg　　E. 33.95mg

10. 可显 Rimini 反应的药物是（　　）。
    A. 阿司匹林　　　　　B. 苯佐卡因
    C. 维生素C　　　　　D. 苯巴比妥钠
    E. 重酒石酸间羟胺

B型题（配伍选择题）

[1～6题共用选项]
A. 一个酚羟基　　　　B. 两个酚羟基
C. 无酚羟基

药物的官能团：
1. 肾上腺素有（　　）
2. 盐酸异丙肾上腺素有（　　）
3. 水杨酸有（　　）
4. 阿司匹林有（　　）
5. 对乙酰氨基酚有（　　）
6. 盐酸普鲁卡因有（　　）

[7～10题共用选项]
A. 盐酸异丙肾上腺素
B. 肾上腺素
C. 重酒石酸去甲肾上腺素
D. 盐酸去氧肾上腺素

苯乙胺类药物与甲醛在硫酸中反应显色：
7. 显红色的是（　　）
8. 显棕色至暗紫色的是（　　）
9. 显淡红色的是（　　）
10. 显玫瑰红→橙红→深棕红的是（　　）

X型题（多项选择题）

1. 下列属于苯乙胺类拟肾上腺素药物的有（　　）。
   A. 肾上腺素
   B. 盐酸异丙肾上腺素
   C. 重酒石酸去甲肾上腺素
   D. 盐酸多巴胺

E. 硫酸特布他林

2. 下列药物中,可与三氯化铁试液发生显色反应的有（　　）。

A. 肾上腺素　　　B. 水杨酸　　　C. 巴比妥钠

D. 盐酸异丙嗪　　E. 重酒石酸去甲肾上腺素

3. 苯乙胺类药物可以采用哪些方法进行鉴别试验（　　）。

A. 与铁盐反应

B. 与甲醛硫酸反应

C. 氨基醇的双缩脲反应

D. 硫色素反应

E. 生物碱沉淀反应

4. 下列药物中，可显双缩脲反应的药物有（　　）。

A. 盐酸麻黄碱　　　　B. 对乙酰氨基酚

C. 盐酸伪麻黄碱　　　D. 阿司匹林

E. 盐酸去氧肾上腺素

5. 下列属于苯乙胺类药物杂质检查的有（　　）。

A. 酮体杂质检查　　　B. 游离磷酸盐检查

C. 溶液澄清度检查　　D. 光学纯度检查

E. 有关物质检查

6. 苯乙胺类拟肾上腺素药物的含量测定可以采用（　　）。

A. 非水溶液滴定法

B. 高效液相色谱法

C. 溴量法

D. 紫外分光光度法及比色法

E. 亚硝酸钠滴定法

7. 关于苯乙胺类拟肾上腺素药物采用的非水溶液滴定法进行含量测定，下列说法错误的有（　　）。

A. 本法主要用于 $pK_b>8$ 的有机弱碱性药物及其盐类的含量测定

B. 选择的溶剂可以是冰醋酸、醋酐，也可以是冰醋酸和醋酐的混合液

C. 常用的滴定剂是氢氧化钠

D. 指示终点的方法不能用指示剂法，只能用电位滴定法

E. 测定过程不受温度的影响

8. 盐酸去氧肾上腺素常用的鉴别反应有（　　）。

A. 重氮化-偶合反应　　　B. 三氯化铁显色反应

C. 双缩脲反应　　　　　D. 氧化反应

E. Rimini 反应

9. 盐酸多巴胺可选用的鉴别方法有（　　）。

A. 三氯化铁反应

B. 柯柏反应比色法

C. 与生物碱沉淀剂反应

D. 紫外分光光度法

E. 氯化物反应

10. 可以采用非水溶液滴定法测定含量的药物有（　　）。

A. 硫酸沙丁胺醇　　　B. 盐酸普鲁卡因

C. 肾上腺素　　　　　D. 盐酸异丙肾上腺素

E. 盐酸多巴胺

二、简答题

1. 请设计实验区分盐酸麻黄碱和盐酸去氧肾上腺素。

2. 简述非水碱量法的原理。在生物碱类药物的分析中，各类酸根对非水溶液滴定法是否有影响？如果有影响，如何消除其干扰？

三、计算题

称取盐酸异丙肾上腺素 0.1751g，精密称定，加冰醋酸 30ml，微温使溶解，放冷，加乙酸汞试液 5ml 与结晶紫指示液 1 滴，用高氯酸滴定液（0.1mol/L）滴定至溶液显蓝色，并将滴定结果用空白试验校正。消耗高氯酸滴定液（0.1034 mol/L）6.97ml，空白试验消耗 0.10ml，每 1ml 的高氯酸滴定液（0.1mol/L）相当于 24.77mg 的盐酸异丙肾上腺素，求本品的百分含量？

（张海珠）

第八章 对氨基苯甲酸酯和酰苯胺类局麻药物的分析

一、选择题

A 型题（最佳选择题）

1. 盐酸普鲁卡因常用的鉴别反应是（　　　）。
A. 重氮化-偶合反应　　　B. 氧化反应
C. 磺化反应　　　D. 碘化反应
E. 水解反应

2. 盐酸普鲁卡因注射液易水解产生的特殊杂质是（　　　）。
A. 对氨基水杨酸钠　　　B. 氨苯砜
C. 对氨基酚　　　D. 对氨基苯甲酸
E. 对丁氨基苯甲酸

3. 亚硝酸钠滴定指示终点的方法有若干，《中国药典》采用的方法为（　　　）。
A. 电位法　　　B. 外指示剂法
C. 内指示剂法　　　D. 永停滴定法
E. 碱量法

4. 用外指示剂法指示亚硝酸钠滴定法的终点，所用的外指示剂为（　　　）。
A. 甲基红-溴甲酚绿指示剂
B. 淀粉指示剂
C. 酚酞
D. 甲基橙
E. 碘化钾-淀粉指示剂

5. 重氮化-偶合反应所用的偶合试剂为（　　　）。
A. 酚酞　　　B. 碱性 β-萘酚
C. 碱性酒石酸铜　　　D. 三硝基酚
E. 溴酚蓝

6. 不能采用非水溶液滴定法的药物是（　　　）。
A. 盐酸丁卡因　　　B. 盐酸利多卡因
C. 对乙酰氨基酚　　　D. 盐酸妥卡尼
E. 以上均不对

7. 亚硝酸钠滴定法中将滴定尖端插入液面下约 2/3 处，滴定被测样品。其原因是（　　　）。
A. 避免亚硝酸挥发和分解
B. 防止被测样品分解
C. 防止重氮盐分解
D. 防止样品吸收 CO_2
E. 避免样品被氧化

8. 亚硝酸钠滴定法测定含有芳伯氨基药物含量时，加酸可使反应速度加快，所用的酸是（　　　）。
A. HAc　　　B. $HClO_4$
C. HNO_3　　　D. HCl
E. H_2SO_4

9. 下列哪个药物不会发生重氮化-偶合反应（　　　）。
A. 盐酸丁卡因　　　B. 对乙酰氨基酚
C. 盐酸普鲁卡因　　　D. 对氨基水杨酸钠
E. 以上均不对

10. 对乙酰氨基酚由于酰化不完全或储存不当发生水解，均可引入对氨基酚，应严格控制其限量，方法是（　　　）。
A. 在酸性条件下与三氯化铁反应
B. 在酸性条件下与亚硝酸钠反应
C. 在碱性条件下与硝普酸钠生成蓝色配位化合物
D. 与铜盐反应
E. 与氨制硝酸银反应

11. 以下药物中应检查对氨基苯甲酸的是（　　　）。
A. 盐酸丁卡因　　　B. 盐酸普鲁卡因胺
C. 盐酸氯普鲁卡因　　　D. 盐酸利多卡因
E. 盐酸普鲁卡因

12. 用永停滴定法指示亚硝酸钠滴定法的终点，所用的电极系统为（　　　）。
A. 甘汞-铂电极系统
B. 铂-铂电极系统
C. 玻璃电极-甘汞电极
D. 玻璃电极-铂电极
E. 银-氯化银电极

B 型题（配伍选择题）

[1~6 题共用选项]
A. 盐酸普鲁卡因胺
B. 对乙酰氨基酚
C. 盐酸丁卡因
D. 盐酸利多卡因
E. 盐酸普鲁卡因

鉴别试验：
1. 与氢氧化钠反应生成白色沉淀的是（　　　）
2. 在酸性溶液中与氯化钴反应生成亮绿色沉淀的是（　　　）

3. 能与三氯化铁作用形成紫红色的羟肟酸铁的是（　　　）
4. 与三氯化铁反应呈蓝紫色的是（　　　）
5. 与硫酸铜反应生成蓝紫色配合物,溶于三氯甲烷显黄色的是（　　　）
6. 与亚硝酸反应，生成乳白色沉淀的是（　　　）

[7～12 题共用选项]
A. 紫外分光光度法　　　B. 高效液相色谱法
C. 非水溶液滴定法　　　D. 亚硝酸钠滴定法
含量测定:
7. 对乙酰氨基酚栓剂的含量测定是用（　　　）
8. 盐酸普鲁卡因的含量测定可直接用（　　　）
9. 检查对乙酰氨基酚咀嚼片中的特殊杂质是用（　　　）
10. 盐酸利多卡因的含量测定是用（　　　）
11. 醋氨苯砜经酸水解后测定其含量可用（　　　）
12. 测定盐酸丁卡因的含量是用（　　　）

X 型题（多项选择题）
1. 盐酸普鲁卡因采用亚硝酸钠滴定法测定含量时的反应条件是（　　　）。
A. 强酸
B. 加入适量溴化钾
C. 室温（10～30℃）下滴定
D. 滴定管尖端深入液面
E. 永停法指示终点
2. 亚硝酸钠滴定法中,可用于指示终点的方法有（　　　）。
A. 自身指示剂法　　　　B. 内指示剂法
C. 永停法　　　　　　　D. 外指示剂法
E. 电位法
3. 下列可采用亚硝酸钠滴定法测定含量的是（　　　）。
A. Ar-NH$_2$　　　　　　B. Ar-NO$_2$
C. Ar-NHCOR　　　　　D. Ar-NHR
E. Ar-SO$_2$NHR
4. 盐酸普鲁卡因胺常用的鉴别反应有（　　　）。
A. 重氮化-偶合反应　　B. 羟肟酸铁盐反应
C. 氧化反应　　　　　　D. 磺化反应
E. 碘化反应
5. 根据对乙酰氨基酚的结构,可以采用的含量测定方法有（　　　）。
A. 亚硝钠滴定法　　　　B. 紫外分光光度法
C. 非水溶液滴定法　　　D. 高效液相色谱法
E. 重氮化-偶合反应比色法
6. 盐酸普鲁卡因具有下列性质（　　　）。
A. 具芳伯氨基，有重氮化-偶合反应
B. 红外光谱图中 3300cm^{-1} 处有酚羟基的特征峰

C. 红外光谱图中 1692cm^{-1} 处有羰基的特征峰
D. 具有酯键，可水解，水解产物具有两性
E. 侧链烃胺具碱性
7. 关于亚硝酸钠滴定法的叙述，正确的有（　　　）。
A. 对有酚羟基的药物，均可用此方法测定含量
B. 水解成芳伯氨基的药物，可用此方法测定含量
C. 芳伯氨基在碱性液中与亚硝酸钠定量反应，生成重氮盐
D. 在强酸性介质中，可加速反应的进行
E. 反应终点多用永停法指示
8. 亚硝酸钠滴定法测定时,加入适量溴化钾的目的是（　　　）。
A. 生成 NO$^+$·Br$^-$　　　　B. 使氨基游离
C. 增加 NO$^+$的浓度　　　D. 加快反应速度
E. 增加离子强度
9. 下列药物属于芳胺类药物的是（　　　）。
A. 肾上腺素　　　　　　B. 对乙酰氨基酚
C. 盐酸普鲁卡因　　　　D. 盐酸利多卡因
E. 盐酸苯海拉明
10. 影响重氮化反应的因素有（　　　）。
A. 药物的化学结构
B. 酸的种类及酸的浓度
C. 芳伯氨基的碱性强弱
D. 反应温度
E. 滴定速率
11. 重氮化反应要求在强酸性介质中进行，这是因为（　　　）。
A. 防止亚硝酸挥发
B. 可加速反应的进行
C. 重氮化合物在酸性溶液中稳定
D. 可使反应平稳进行
E. 可防止生成偶氮氨基化合物
12. 下列药物能与亚硝酸钠、β-萘酚作用产生猩红色沉淀的是（　　　）。
A. 盐酸普鲁卡因　　　　B. 盐酸丁卡因
C. 盐酸利多卡因　　　　D. 苯佐卡因
E. 对乙酰氨基酚

二、简答题
1. 在亚硝酸钠滴定法中,一般向供试品溶液中加入适量溴化钾。加入溴化钾的目的是什么？说明其原理。
2. 对乙酰氨基酚的特殊杂质是什么？用什么方法对其进行鉴别？

三、计算题
1. 精密称定对乙酰氨基酚药品 41.5mg，置

250mg 容量瓶中，加 0.4%氢氧化钠溶液 50ml 溶解后，加水至刻度，摇匀，精密量取 5ml，置 100ml 容量瓶中，加 0.4%氢氧化钠溶液 10ml，加水至刻度，摇匀，照紫外-可见光分光光度法，在 257nm 波长处测得吸收度（A）为 0.589，对乙酰氨基酚的吸收系数（$E_{1cm}^{1\%}$）为 715，计算本品的百分含量。

2. 称取盐酸普鲁卡因药品约 0.6210g，用亚硝酸钠滴定液（0.1mol/L）滴定至终点时，消耗亚硝酸钠滴定液（0.1mol/L）22.67ml。已知 1ml 亚硝酸钠滴定液（0.1mol/L）相当于 27.28mg 的盐酸普鲁卡因，《中国药典》规定，按干燥品计算，含盐酸普鲁卡因不得少于 99.0%，通过计算判断本品含量是否符合规定。

（李艳红）

第九章 二氢吡啶类钙通道阻滞药物的分析

一、选择题

A 型题（最佳选择题）

1. 下列有关物质检查中需避光操作的是（ ）。
A. 维生素 B$_1$
B. 阿司匹林
C. 尼莫地平
D. 头孢噻吩
E. 阿莫西林

2. 各国药典规定对二氢吡啶类药物中引入的杂质检查大多采用的方法是（ ）。
A. TLC
B. 紫外分光光度法
C. 比色法
D. HPLC
E. IR

3.《中国药典》的二氢吡啶类药物原料药采用何种方法测定含量（ ）。
A. TLC
B. 紫外分光光度法
C. 铈量法
D. HPLC
E. 非水溶液滴定法

4. 二氢吡啶类药物含有（ ），在酸性下被锌粉还原为芳伯氨基，可用重氮化-偶合反应鉴别。
A. 苯环
B. 硝基
C. 吡啶环
D. 亚硝基
E. 氨基

5. 尼莫地平与亚铁盐反应，呈现的颜色变化是（ ）。
A. 溶液变为白色
B. 出现沉淀，沉淀由灰绿色变为红棕色
C. 溶液显橙红色
D. 出现橙红色沉
E. 黑色沉淀

6. 下列药物中在氢氧化钠溶液中变成橙红色的是（ ）。
A. 硝苯地平
B. 地西泮
C. 地塞米松
D. 氯霉素
E. 伊曲康唑

7. 下列药物中能发生生物碱显色反应的是（ ）。
A. 维生素 A
B. 阿司匹林
C. 尼群地平
D. 氢化可的松
E. 布洛芬

8.《中国药典》收载的苯磺酸氨氯地平软胶囊采用何种方法测定含量（ ）。
A. TLC
B. 紫外-可见分光光度法
C. 铈量法
D. HPLC
E. 非水溶液滴定法

9. 硝苯地平原料药的含量测定，ChP 采用铈量法，所用的指示剂为（ ）。

A. 酚酞
B. 甲基橙
C. 茜素黄
D. 邻二氮菲-亚铁
E. 百里酚蓝

10. 人血浆中氨氯地平的含量测定采用（ ）。
A. TLC
B. IR
C. UV
D. HPLC
E. LC-MS/MS

B 型题（配伍选择题）

[1～10 题共用选项]
A. 硝苯地平
B. 尼群地平软胶囊
C. 盐酸尼卡地平注射液
D. 尼莫地平注射液
E. 苯磺酸氨氯地平
F. A～D 均可
G. A～E 均可
H. A～E 均不可

性质及鉴别试验：
1. 与氯化汞溶液，生成白色沉淀（ ）
2. 结构中不含手性碳（ ）
3. 在酸性下被锌粉还原为芳伯氨基，发生重氮化-偶合反应（ ）
4. 不可将氢氧化亚铁氧化成氢氧化铁（ ）
5. 含苯环，在紫外光区有吸收（ ）
6. 可用 IR 鉴别（ ）
7. 与酸反应显橙红色（ ）
8. 碘化铋钾试液，即发生橙红色浑浊（ ）
9. 硫氰酸铬铵试液数滴，即生成粉红色沉淀（ ）
10. 可直接显氯化物的鉴别反应（ ）

[11～16 题共用选项]
A. 薄层色谱法
B. 高效液相色谱法
C. 紫外-可见分光光度法
D. 非水溶液滴定法
E. 铈量法
F. 红外光谱

鉴别、杂质检查及含量测定方法：
11. 专属性高，是一种有效而可靠的定性分析工具，多用于硝苯地平原料药的鉴别（ ）
12. JP 16 用于测定盐酸尼卡地平含量（ ）
13. 设备简单、操作方便、具有分离功能，可排除氨氯地平原料药中有关物质、制剂中辅料干扰

的鉴别方法（　　）

14. 利用药物分子结构中具有共轭体系，在紫外光区有特征吸收（　　）

15. 分辨率高，分离度好，既可用于二氢吡啶类药物的鉴别、检查，又可用于含量测定（　　）

16. 反应简单，副反应少，特别适用于二氢吡啶类药物糖浆剂、片剂等制剂的含量测定（　　）

[17～18 题共用选项]

A. 还原性　　　　　B. 氧化性

C. 光敏感性　　　　D. 弱碱性

E. 解离性

17. 二氢吡啶类药物需要在避光条件下检查有关物质是由于其（　　）性质

18. 铈量法测定硝苯地平原料药的含量是利用硝苯地平的（　　）性质

X 型题（多项选择题）

1. 下列符合硝苯地平性质的是（　　）。

A. 无臭，无味，在丙酮或氯仿中易溶，在乙醇中略溶，在水中几乎不溶

B. 遇光不稳定

C. 还原后重氮化-偶合反应

D. 水解后与茚三酮呈色

E. 非水碱量法测定含量（加乙酸汞处理）

2. 属于二氢吡啶类药物鉴别反应的是（　　）。

A. 亚铁盐反应　　　　B. 沉淀反应

C. 重氮化-偶合反应　　D. 硫色素反应

E. 与氢氧化钠反应

3. 根据尼莫地平的结构特点，对其原料药及其制剂进行定量分析时不宜采用方法是（　　）。

A. 酸碱滴定法　　　　B. 铈量法

C. HPLC 法　　　　　D. TLC 法

E. NaNO₂ 滴定法

4. 二氢吡啶类药物硝苯地平遇光和氧化剂极不稳定，可能生成的光化产物是（　　）。

A.

B.

C.

D.

5. 下列符合硝苯地平结构特征的是（　　）。

A. 芳香环　　　　B. NH₂　　　　C. NO

D. NO₂　　　　　E. COOH

6. 符合铈量法测定硝苯地平含量的是（　　）。

A. 硝苯地平与硫酸铈反应的物质的量比为 1：2

B. 以橙红色消失指示滴定终点

C. 以临用新制的邻二氮菲为指示剂

D. 反应在强酸条件下进行

E. 滴定接近终点时，应在水浴中加热至 50℃左右，再缓缓滴定

7. 苯磺酸氨氯地平中有关物质检查可用（　　）检查。

A. 薄层色谱

B. 紫外-可见分光光度法

C. 高效液相色谱法

D. 铈量法

E. 非水溶液滴定法

8. 下列方法中可用于二氢吡啶类药物含量测定的方法有（　　）。

A. 红外光谱

B. 紫外-可见分光光度法

C. 高效液相色谱法

D. 铈量法

E. 非水溶液滴定法

9. 紫外分光光度法用于二氢吡啶类药物鉴别的参数有（　　）。

A. 吸光度　　　　　B. 最大吸收波长

C. 保留时间　　　　D. 最大和最小吸收度比值

E. 吸收系数

10. 硝苯地平片的含量测定采用 HPLC 法，下列符合色谱条件与系统适用性试验的是（　　）。

A. 用十八烷基硅烷键合硅胶为填充剂

B. 以甲醇-纯化水（60：40）为流动相

C. 检测波长为 235nm

D. 理论板数按硝苯地平峰计算不低于 2000

E. 色谱峰的分离度应符合要求

二、简答题

1. 二氢吡啶类药物主要有哪些？具有什么性质？常用的含量测定方法有哪些？

2. 硝苯地平药物为什么要进行有关物质检查？一般采用什么方法？检查时需要注意什么？

三、计算题

1. 取硝苯地平约 0.4g，精密称定为 0.4001g，加无水乙醇 50ml，微温使溶解，加高氯酸溶液（取 70%高氯酸 8.5ml，加纯化水至 100ml）50ml、邻二氮菲指示液 3 滴，立即用硫酸铈滴定液（0.1mol/L）滴定，至近终点时，在水浴中加热至 50℃左右，继续缓缓滴定至橙红色消失，共消耗 23.1ml，空白试验消耗硫酸铈滴定液 0.2ml，求该批次硝苯地平的含量。每 1ml 硫酸铈滴定液（0.1mol/L）相当于 17.32mg 的硝苯地平。已知硫酸铈滴定液的浓度校正因子 $F = 0.9995$。

2. 《中国药典》中尼莫地平软胶囊的含量测定：避光操作。取本品 20 粒，精密称定，总重为 8.6675g，计算平均装量，取内容物（20mg 规格）研细，混合均匀，精密称取 0.2201g（约相当于尼莫地平 10mg），置 50ml 容量瓶中，加流动相适量，超声约 15min 使尼莫地平溶解，放冷，用流动相稀释至刻度，摇匀，滤过，精密量取续滤液 5.00ml，置 50ml 容量瓶中，用流动相稀释至刻度，摇匀，作为供试品溶液，精密量取 20μl 注入液相色谱仪，记录色谱图，峰面积为 42 659；另取尼莫地平对照品适量，精密称定，用流动相溶解并定量稀释制成每 1ml 中含 20μg 的溶液，同法测定，峰面积为 42 211，请计算尼莫地平的含量，判断该批次样品是否合格[《中国药典》要求尼莫地平（$C_{21}H_{26}N_2O_7$）应为标示量的 90.0%～110.0%]。

（蒋孟圆）

第十章 巴比妥类药物及苯二氮草类镇静催眠药的分析

一、选择题

A型题（最佳选择题）

1. 以下药物中，显弱酸性的是（   ）。
A. 巴比妥
B. 地西泮
C. 盐酸克伦特罗
D. 盐酸普鲁卡因
E. 磷酸氯喹

2. 以下药物中，可根据药物本身或与某种试剂的反应产物的特殊晶型，利用显微镜进行鉴别的有（   ）。
A. 苯巴比妥
B. 阿司匹林
C. 肾上腺素
D. 维生素C
E. 硫酸奎宁

3. 以下药物与吡啶-硫酸铜作用，生成绿色配位化合物的药物是（   ）。
A. 苯巴比妥
B. 硫喷妥钠
C. 司可巴比妥钠
D. 异戊巴比妥
E. 巴比妥

4. 以下药物中，可与氢氧化钠试液和乙酸铅试液生成白色沉淀，加热后沉淀变为黑色的药物是（   ）。
A. 苯巴比妥
B. 司可巴比妥钠
C. 巴比妥
D. 硫喷妥钠
E. 戊巴比妥

5. 以下药物中可以使碘试液褪色的药物是（   ）。
A. 苯巴比妥
B. 司可巴比妥钠
C. 巴比妥
D. 硫喷妥钠
E. 戊巴比妥

6. 苯巴比妥含有芳香取代基，可发生硝基化反应，生成黄色硝基化合物，反应试剂是（   ）。
A. 硝酸钾及盐酸
B. 亚硝酸钠及硫酸
C. 硝酸铋及盐酸
D. 硝酸钾及硫酸
E. 硫酸钾及硝酸

7. 苯巴比妥检查有关物质的方法是（   ）。
A. LS-MS
B. HPLC
C. GC
D. TLC
E. NMR

8. 苯二氮草类药物在强酸性溶液中，可水解，形成相应的（   ），这是本类药物的主要有关物质。

A. 苯酚
B. 二苯甲酮衍生物
C. 对氨基苯甲酸
D. 砜类化合物
E. 水杨酸

9. 地西泮与（   ）振摇溶解后，在紫外线灯（365nm）下检视，显黄绿色荧光。
A. 硫酸
B. 盐酸
C. 硝酸
D. 冰醋酸
E. 草酸

10. 以下药物不能发生芳香第一胺类鉴别反应的是（   ）。
A. 氯氮草
B. 盐酸普鲁卡因
C. 硝西泮
D. 盐酸氯丙嗪
E. 艾司唑仑

11. 《中国药典》中氯氮草有关物质的检查用的是HPLC检查法中的哪种方法（   ）。
A. 峰面积归一化法
B. 内标法
C. 外标法
D. 对照品对照法
E. 主成分自身对照法

B型题（配伍选择题）

[1～6题共用选项]
A. 司可巴比妥钠
B. 苯巴比妥
C. A和B均可
D. A和B均不可

鉴别试验：

1. 与碱溶液共沸产生氨气的是（   ）
2. 在碱性溶液中与硝酸银试液反应生成白色沉淀的是（   ）
3. 与硝酸钾及硫酸共热，可发生硝化反应的是（   ）
4. 加铜吡啶试液，即显紫色或生成紫色沉淀的是（   ）
5. 在酸性溶液中与三氯化铁反应显紫堇色的是（   ）
6. 加碘试液，试液的棕黄色消失的是（   ）

[7～9题共用选项]
A. 240nm
B. 250nm
C. 255nm
D. 287nm
E. 304nm

巴比妥类药物的最大吸收峰：

7. 在pH 10的碱性溶液中，巴比妥类药物的最大吸收波长为（   ）
8. 在pH 13的强碱性溶液中，5, 5-二取代巴比妥类药物最大吸收波长为（   ）

9. 在 pH 13 的强碱性溶液中，1，5，5-三取代巴比妥类药物最大吸收波长为（　　　）

X 型题（多项选择题）

1. 用于鉴别司可巴比妥钠的方法有（　　　）。

A. 银镜反应进行鉴别

B. 与铜吡啶试液反应呈紫色

C. 与溴试验反应

D. 与碘试液反应

E. 碱性条件下和高锰酸钾溶液反应，溶液呈棕色

2. 以下药物能发生水解反应的有（　　　）。

A. 异戊巴比妥　　　　　B. 阿司匹林

C. 盐酸普鲁卡因　　　　D. 盐酸异丙肾上腺素

E. 巴比妥

3. 以下药物可以用"丙二酰脲类的鉴别反应"鉴别的是（　　　）。

A. 苯巴比妥　　　　　　B. 维生素 C

C. 司可巴比妥钠　　　　D. 磷酸氯喹

E. 异戊巴比妥

4. 可用来区别苯巴比妥和其他不含芳环取代基的巴比妥类药物的方法有（　　　）。

A. 与硫酸-亚硝酸钠反应

B. 与碘试液的反应

C. 与甲醛-硫酸反应

D. 与溴试液的反应

E. 与高锰酸钾反应

5. 《中国药典》中苯巴比妥的特殊杂质检查包括（　　　）。

A. 酸度　　　　　　　　B. 乙醇溶液的澄清度

C. 中性或碱性物质　　　D. 有关物质

E. 钙盐

6. 以下药物与吡啶-硫酸铜作用，生成紫色配位化合物的药物有（　　　）。

A. 苯巴比妥　　　　　　B. 硫喷妥钠

C. 司可巴比妥钠　　　　D. 异戊巴比妥

E. 巴比妥

7. 以下药物可以和生物碱沉淀剂作用的有（　　　）。

A. 氯硝西泮　　　　　　B. 氯氮䓬

C. 阿普唑仑　　　　　　D. 盐酸氟西泮

E. 三唑仑

二、简答题

1. 巴比妥类药物的母核是什么？具有哪些性质？利用这些性质，如何鉴别该类药物？

2. 试说明苯二氮䓬类药物的特征结构与化学鉴别试验之间的联系。

3. 请设计试验区分苯巴比妥、异戊巴比妥和司可巴比妥。

三、计算题

1. 异戊巴比妥片（规格 0.1g）的含量测定：取本品 20 片，精密称定重量是 3.1340g，研细，精密称取 0.3263g，加甲醇 40ml 使异戊巴比妥溶解后，再加新制的 3% 无水碳酸钠溶液 15ml，照电位滴定法，用硝酸银滴定液（0.1mol/L）滴定，消耗硝酸银滴定液（0.1023mol/L）9.02ml。每 1ml 硝酸银滴定液（0.1mol/L）相当于 22.63mg 的异戊巴比妥，试计算异戊巴比妥的标示量的百分含量。

2. 司可巴比妥钠的含量测定：取本品约 0.1036g，精密称定，置 250ml 碘量瓶中，加纯化水 10ml，振摇使溶解，精密加溴滴定液（0.05mol/L）25ml，再加盐酸 5ml，立即密塞并振摇 1min，在暗处静置 15min 后，注意微开瓶塞，加碘化钾试液 10ml，立即密塞，摇匀后，用硫代硫酸钠滴定液（0.1mol/L）滴定，至近终点时，加淀粉指示液，继续滴定至蓝色消失，消耗硫代硫酸钠滴定液 14.75ml，并将滴定结果用空白试验校正，空白试验消耗硫代硫酸钠滴定液 22.27ml。每 1ml 溴滴定液（0.05mol/L）相当于 13.01mg 的司可巴比妥钠。已知：硫代硫酸钠滴定液（0.1mol/L）浓度校正因数 $F=1.038$。试求司可巴比妥钠的百分含量。

3. 苯巴比妥片（规格 30mg）的含量测定，取本品 20 片，精密称定重量为 2.2136g，研细，精密称取片粉 0.1068g，置 50ml 容量瓶中，加流动相适量，超声 20min 使苯巴比妥溶解，放冷，用流动相稀释至刻度，摇匀，滤过，精密量取续滤液 1ml，置 10ml 容量瓶中，用流动相稀释至刻度，摇匀，作为供试品溶液，精密量取 10μl 注入液相色谱仪，记录峰面积为 69 589；另取苯巴比妥对照品，精密称定，加流动相溶解并定量稀释制成每 1ml 中约含苯巴比妥 60μg 的溶液，同法测定，峰面积为 70 236。按外标法以峰面积计算，即得。计算苯巴比妥片的标示量的百分含量。

4. 艾司唑仑片（规格 1mg）的含量测定：取本品 30 片，精密称定 1.5022g，研细，精密称取适量 0.5329g，置 100ml 容量瓶中，加盐酸溶液（9→1000）60ml，充分振摇使艾司唑仑溶解，用盐酸溶液（9→1000）稀释至刻度，摇匀，滤过，精密量取续滤液 5ml，置 50ml 容量瓶中，用盐酸溶液（9→1000）稀释至刻度，摇匀，照紫外-可见分光光度法（通则 0401），在 268mn 的波长处测定吸光度 0.392，按艾司唑仑的吸收系数（$E_{1cm}^{1\%}$）为 352 计算，试求艾司唑仑片剂的标示量的百分含量。

（赵明智）

第十一章 吩噻嗪类抗精神病药物的分析

一、选择题

A 型题（最佳选择题）

1. 吩噻嗪类原料药物《中国药典》多采用的含量测定方法是（　　　）。
   A. 铈量法　　　　　　　B. 钯离子比色法
   C. 非水溶液滴定法　　　D. 紫外分光光度法
   E. 高效液相色谱法

2. 能与钯离子络合显色的药物是（　　　）。
   A. 尼可刹米　　　　　　B. 硝苯地平
   C. 异烟肼　　　　　　　D. 盐酸氯丙嗪
   E. 地西泮

3. 氧瓶燃烧有机破坏后与茜素氟蓝络合显色的药物是（　　　）。
   A. 硅酸奎宁　　　　　　B. 硫酸阿托品
   C. 盐酸氟奋乃静　　　　D. 异烟肼
   E. 奥沙西泮

4. 有氧化产物存在时，吩噻嗪类药物的鉴别与含量测定的方法是（　　　）。
   A. 亚硝酸钠滴定法　　　B. 非水溶液滴定法
   C. 紫外分光光度法　　　D. 薄层色谱法
   E. 钯离子比色法

5. 钯离子比色法可以测定的药物是（　　　）。
   A. 地西泮　　　　　　　　B. 癸氟奋乃静
   C. 盐酸去氧肾上腺素　　　D. 硫酸奎宁
   E. 对乙酰氨基酚

6. 采用 TLC 鉴别氟奋乃静注射液时，为抑制氟奋乃静与硅胶基团的结合，减轻斑点拖尾，在丙酮展开剂中加入的是（　　　）。
   A. 醋酐　　B. 冰醋酸　　C. 三氯甲烷
   D. 氨水　　E. 甲醇

7. 能与盐酸异丙嗪反应生成沉淀的是（　　　）。
   A. 三氯化铁　　　B. 茜素氟蓝
   C. 三硝基苯酚　　D. 溴水
   E. 氯化钡

8. 能用于鉴别盐酸氯丙嗪的试剂是（　　　）。
   A. 三氯化铁　　B. 硫酸铈　　C. 乙酸铵
   D. 硫酸钡　　　E. 抗坏血酸

9. 用非水溶液滴定法测定吩噻嗪类药物的含量时，下列说法中不正确的是（　　　）。
   A. 测定过程中为消除氯离子的干扰，一般加入乙酸汞
   B. 可用电位法指示终点

   C. 非水溶液滴定法常用于片剂及注射剂的直接测定
   D. 常用的滴定剂为高氯酸滴定液
   E. 用于 10 位取代基含有氮原子而显碱性的该类药物的测定

10. 《中国药典》检查吩噻嗪类药物及制剂中的有关物质常采用的方法是（　　　）。
    A. HPLC　　　　B. UV　　　　C. IR
    D. TLC　　　　　E. 容量分析法

B 型题（配伍选择题）

[1～5 题共用选项]
A. 酸性染料比色法
B. 乙醇-水溶液中的氢氧化钠滴定法
C. 紫外-可见分光光度法
D. 非水溶液滴定法
E. 高效液相色谱法

《中国药典》规定以下药物含量测定方法是
1. 盐酸氯丙嗪注射液（　　　）
2. 盐酸氯丙嗪原料药（　　　）
3. 盐酸异丙嗪原料药（　　　）
4. 盐酸异丙嗪片（　　　）
5. 奋乃静原料药（　　　）

[6～7 题共用选项]
A. 外标法
B. 加校正因子的主成分自身对照
C. 不加校正因子的主成分自身对照
D. 内标法
E. 面积归一化法

《中国药典》中以下药物有关物质检查的方法是
6. 盐酸三氟拉嗪（　　　）
7. 盐酸异丙嗪（　　　）

X 型题（多项选择题）

1. 吩噻嗪类药物用非水溶液滴定法测定含量时，下列说法中正确的是（　　　）。
   A. 常用非水酸量法进行测定
   B. 以乙酸、醋酐为溶剂
   C. 用甲醇钠-甲醇为溶剂
   D. 用结晶紫为指示剂
   E. 用偶氮紫为溶剂

2. 吩噻嗪类药物的理化性质有（　　　）。
   A. 多个吸收峰的紫外特性
   B. 易被氧化

C. 可与金属离子络合

D. 杂环上的氮原子碱性较弱

E. 侧链上的氮原子碱性较强

3. 紫外分光光度法用于吩噻嗪类药物鉴别的参数有（　　　）。

A. 最大吸收波长　　　B. 吸收度比值

C. 吸收度　　　　　　D. 最小吸收波长

E. 吸收系数

4. 吩噻嗪类药物在下列波长处有最大紫外吸收的有（　　　）。

A. 205nm　　　B. 230nm　　　C. 254nm

D. 280nm　　　E. 300nm

5. 反相高效液相色谱法测定吩噻嗪类药物的含量，常用的扫尾剂有（　　　）。

A. 二乙胺　　　　　　B. 三乙胺

C. 庚烷磺酸钠　　　　D. 乙酸铵

E. 四甲基溴化铵

6. 离子对色谱法要在流动相中加入与呈解离状态的待测组分离子电荷相反的离子对试剂，分析酸性物质时常用的离子对试剂有（　　　）。

A. 三乙胺　　　　　　B. 十二烷基磺酸钠

C. 四丁基氢氧化铵　　D. 庚烷磺酸钠

E. 四丁基溴化铵

7. 可用于吩噻嗪类药物的含量测定的方法是（　　　）。

A. HPLC 法　　　　　B. 直接紫外分光光度法

C. 非水溶液滴定法　　D. 钯离子比色法

E. 酸碱滴定法

8. 可用于鉴别吩噻嗪类药物的方法是（　　　）。

A. HPLC 法　　　　　B. UV 法

C. 与过氧化氢反应　　D. 与抗坏血酸反应

E. 与三硝基苯酚反应

二、简答题

1. 简述采用乙醇-水溶液中的氢氧化钠滴定法测定吩噻嗪类药物盐酸盐的含量的原理。

2. 采用非水溶液定法测定吩噻嗪类药物注射剂时，是否需要消除注射液中溶剂水的干扰？如何消除？

三、计算题

1.《中国药典》中，盐酸氯丙嗪注射液（$C_{17}H_{19}ClN_2S \cdot HCl$）的含量测定方法如下：避光操作。精密量取本品适量（约相当于盐酸氯丙嗪 50mg），置 200ml 容量瓶中，用盐酸溶液（9→1000）稀释至刻度，摇匀；精密量取 2ml，置 100ml 容量瓶中，用盐酸溶液（9→1000）稀释至刻度，摇匀，照紫外-可见分光光度法（通则 0401），在 254nm 的波长处测定吸光度，按盐酸氯丙嗪的吸收系数（$E_{1cm}^{1\%}$）为 915 计算，即得。实际测定 0.5mg/ml 的盐酸氯丙嗪注射液时，精密量取本品 0.15ml 进行供试品溶液配制，供试品吸光度为 0.688。请计算供试品的标示百分含量。

2.《中国药典》中，盐酸硫利达嗪（$C_{21}H_{28}N_2S_2 \cdot HCl$）的含量测定方法如下：取本品约 0.3g，精密称定，加无水冰醋酸-乙酸（1：1）80ml 使溶解，照电位滴定法（通则 0701），用高氯酸滴定液（0.1mol/L）滴定，并将滴定的结果用空白试验校正。每 1ml 高氯酸滴定液（0.1mol/L）相当于 40.70mg 的盐酸硫利达嗪。实际测定中，供试品 0.3038g 消耗 6.26ml 高氯酸滴定液（0.1022mol/L），空白试验消耗 0.15ml 相同的滴定液。请计算供试品中盐酸硫利达嗪的含量。

（杨兴鑫）

第十二章　喹啉与青蒿素类抗疟药物的分析

一、选择题

A 型题（最佳选择题）

1. 供试品溶液加稀硫酸成酸性后,滴加溴试液与氨溶液,即显翠绿色。此反应可鉴别的药物是（　　）。
  A. 磷酸可待因　　　　　　B. 硫酸奎宁
  C. 盐酸麻黄碱　　　　　　D. 氢溴酸山莨菪碱
  E. 盐酸吗啡

2. 《中国药典》检查硫酸奎宁中其他金鸡纳碱的方法是（　　）。
  A. HPLC 法　　　　　　　B. TLC 法
  C. 旋光度测定法　　　　　D. 容量分析法
  E. UV 法

3. 经碱化再用溶剂提取后非水溶液滴定法测定硫酸奎宁片的含量时, 1mol 硫酸奎宁消耗高氯酸的量是（　　）。
  A. 1mol　　　B. 2mol　　　C. 3mol
  D. 4mol　　　E. 5mol

4. 除硫酸奎宁外,能在稀硫酸溶液中显蓝色荧光的喹啉类药物有（　　）。
  A. 磷酸伯氨喹　　　　　　B. 磷酸氯喹
  C. 硫酸奎尼丁　　　　　　D. 哌喹
  E. 硫酸羟氯喹

5. 采用非水溶液滴定法测定下列药物含量时,不宜采用结晶紫指示液指示终点的是（　　）。
  A. 硫酸奎宁　　　　　　　B. 硝酸毛果芸香碱
  C. 氢溴酸后马托品　　　　D. 磷酸可待因
  E. 马来酸麦角新碱

6. 《中国药典》中用于某生物碱药物的鉴别方法:供试品水溶液中滴加溴试液与氨试液,即显翠绿色, 该反应是（　　）。
  A. 甲醛-硫酸反应　　　　 B. 双缩脲反应
  C. Vitali 反应　　　　　　 D. 绿奎宁反应
  E. Rimini 反应

7. 《中国药典》中测定青蒿素类原料药含量主要采用的方法是（　　）。
  A. HPLC　　B. UV　　C. 非水溶液滴定法
  D. GC　　　E. 碘量法

8. 《中国药典》中测定磷酸绿奎片采用的方法是（　　）。
  A. 非水溶液滴定法　　　　B. UV　C. GC
  D. HPLC　　　　　　　　 E. 溴量法

9. 《中国药典》中硫酸奎宁中其他金鸡纳碱检查所用的显色剂是（　　）。
  A. 碘铂酸钾　　　　　　　B. 碘化铋钾
  C. 茚三酮　　　　　　　　D. 硫酸乙醇
  E. 碘蒸气

10. 《中国药典》中青蒿素中有关物质的检查方法是（　　）。
  A. HPLC 法　　　B. UV 法　　 C. TLC 法
  D. IR 法　　　　　E. 旋光度法

B 型题（配伍选择题）

[1～4 题共用选项]
  A. 硫酸阿托品　　 B. 对乙酰氨基酚
  C. 苯巴比妥　　　 D. 盐酸伪麻黄碱
  E. 硫酸奎宁

以下反应可用于鉴别:

1. 重氮化-偶合反应（　　　）
2. 绿奎宁反应（　　　）
3. 甲醛-硫酸反应（　　　）
4. 双缩脲反应（　　　）

[5～8 题共用选项]
  A. 盐酸布比卡因原料药
  B. 硫酸奎尼丁原料药
  C. 硫酸奎宁片
  D. 硫酸阿托品片
  E. 哌喹片

《中国药典》规定以下含量测定方法可测定的药物:

5. 样品加冰醋酸 10ml 后, 用高氯酸滴定液滴定（　　　）
6. 样品加冰醋酸 20ml 和乙酸汞试液 20ml 后, 用高氯酸滴定液滴定（　　　）
7. HPLC 法（　　　）
8. 样品置分液漏斗中, 加氢氧化钠溶液, 再加三氯甲烷, 静置分层, 取三氯甲烷溶液适量, 加冰醋酸 10ml 后, 用高氯酸滴定液滴定（　　　）

[9～12 题共用选项]
  A. 红外光谱法
  B. 紫外-可见分光光度法
  C. 凝胶滤过色谱法
  D. 反相高效液相色谱法
  E. 薄层色谱法

《中国药典》规定以下药物中的特殊杂质检查方法是

9. 哌喹中的有关物质（　　　）
10. 硫酸奎尼丁中的有关物质（　　　）
11. 头孢拉定中的聚合物（　　　）
12. 青蒿素中的有关物质（　　　）

X 型题（多项选择题）

1. 硫酸奎尼丁的鉴别试验有（　　　）。
A. 与钼硫酸试液反应
B. 产生蓝色荧光的反应
C. 与甲醛-硫酸试液反应
D. 与乙酸铅试液的反应
E. 绿奎宁反应

2.《中国药典》中硫酸奎宁的检查项包括（　　　）。
A. 其他金鸡纳碱　　　　B. 其他生物碱
C. 氯仿-乙醇中不溶物　　D. 士的宁
E. 酸度

3. 精密称取供试品，加适量冰醋酸溶解后，再加结晶紫指示液，用 0.1mol/L 高氯酸滴定液滴定。可用此法测定含量的药物是（　　　）。
A. 盐酸伪麻黄碱　　　　B. 硫酸奎尼丁
C. 氢溴酸山莨菪碱　　　D. 硝酸士的宁
E. 磷酸氯喹

4. 非水溶液滴定法测定硫酸奎宁含量的条件包括（　　　）。
A. 高氯酸滴定液（0.1mol/L）滴定
B. 以冰醋酸-乙酸汞为溶剂
C. 1mol 高氯酸与 1/3mol 硫酸奎宁反应
D. 1mol 高氯酸与 2mol 硫酸奎宁反应
E. 电位法指示终点

5. 能用紫外-可见分光光度法鉴别的药物有（　　　）。
A. 磷酸伯氨喹　　　　　B. 磷酸氯喹
C. 哌喹　　　　　　　　D. 青蒿素琥酯
E. 磷酸咯萘啶

6. 喹啉类药物的主要理化性质有（　　　）。
A. 弱碱性　　　　　　　B. 弱酸性
C. 旋光性　　　　　　　D. 紫外吸收特性
E. 不能与硫酸成盐

7.《中国药典》中用碘化钾试液-淀粉进行鉴别的青蒿素类药物有（　　　）。
A. 青蒿素　B. 蒿甲醚　C. 双氢蒿甲醚
D. 青蒿琥酯　E. 双氢青蒿素

8. 青蒿素类药物的主要鉴别方法有（　　　）。
A. 羟肟酸铁反应
B. 香草醛-硫酸反应
C. 碘化钾试液-淀粉反应

D. UV
E. IR

9. 青蒿素类药物共有的化学性质有（　　　）。
A. 还原性　　B. 氧化性　　C. 水解性
D. 旋光性　　E. 母核中有共轭体系

10.《中国药典》中青蒿素类药物中有关物质检查方法有（　　　）。
A. HPLC 法　　　　B. TLC 法　　C. UV 法
D. 酸碱滴定法　　　E. IR 法

二、简答题

1. 采用非水溶液滴定法测定硫酸奎宁与硫酸奎宁片含量时，两种药物所消耗高氯酸滴定液的物质的量比为何不同？
2. 采用以硅胶为固定相的 TLC 法分析碱类药物时常出现什么问题？原因何在？如何解决？

三、计算题

1.《中国药典》中，硫酸奎尼丁片[（$C_{20}H_{24}N_2O_2$）$_2$·H_2SO_4·$2H_2O$]的含量测定方法如下：取本品 20 片，除去包衣，精密称定，研细，精密称取适量（约相当于硫酸奎尼丁 0.2g），加醋酐 20ml，加热使硫酸奎尼丁溶解后，加结晶紫指示液 1 滴，用高氯酸滴定液（0.1mol/L）滴定至溶液显绿色，并将滴定的结果用空白试验校正。每 1ml 高氯酸滴定液（0.1mol/L）相当于 26.10mg 的硫酸奎尼丁。实际测定 0.2g/片的硫酸奎尼丁片时，20 片重 4.1286g，称取片粉 0.2051g，高氯酸滴定液浓度为 0.1006mol/L，滴定体积为 7.57ml，空白试验消耗 0.04ml 相同的滴定液。请计算供试品标示量的百分含量。

2.《中国药典》中，磷酸伯氨喹片（$C_{15}H_{21}N_3O$·$2H_3PO_4$）的含量测定方法如下：取本品 20 片，除去糖衣后，精密称定，研细，精密称取细粉适量（约相当于磷酸伯氨喹 90mg）置 100ml 容量瓶中，加流动相适量振摇使磷酸伯氨喹溶解，用流动相稀释至刻度，摇匀，滤过，精密量取续滤液，注入液相色谱仪，记录色谱图；另取磷酸伯氨喹对照品适量，同法测定。已知磷酸伯氨喹片的规格为 0.1g；平均装量为 0.1889g；称取内容物重量 0.0988g。若对照品的浓度为 400μg/ml，供试品溶液与对照品溶液的峰面积分别为 1520 和 1165，求其标示量的百分含量。

（杨兴鑫）

第十三章　莨菪烷类抗胆碱药物的分析

一、选择题

A 型题（最佳选择题）

1. 供试品与硝酸共热，得黄色产物，放冷后加醇制氢氧化钾少许，即显深紫色。此反应可鉴别的药物是（　　）。

A. 氢溴酸山莨菪碱　　　B. 硫酸奎宁

C. 盐酸伪麻黄碱　　　　D. 盐酸吗啡

E. 磷酸可待因

2. 取供试品，按干燥品计算，加水制成 1ml 中含 50mg 的溶液，依法测定，旋光度不得过−0.4°。用此方法检查的是（　　）。

A. 硫酸奎宁中其他金鸡纳碱

B. 盐酸麻黄碱中的重金属

C. 盐酸吗啡中的有关物质

D. 硫酸阿托品中的莨菪碱

E. 马来酸麦角新碱中的有关物质

3. 《中国药典》检查氢溴酸东莨菪碱中有关物质的方法是（　　）。

A. TLC 标准品对照法

B. HPLC 标准品自身对照法

C. TLC 自身稀释对照法

D. HPLC 主成分自身对照法

E. HPLC 面积归一化法

4. 各国药典中生物碱原料药的含量测定基本采用（　　）。

A. 酸碱滴定法　　　B. 非水溶液滴定法

C. 光谱法　　　　　D. 酸性染料比色法

E. 色谱法

5. 酸性染料比色法中，水相的 pH 过高，则（　　）。

A. 酸性染料以分子形式存在

B. 有机碱药物以分子形式存在

C. 酸性染料以阴离子形式存在

D. 形成离子对

E. 有机溶剂提取完全

6. 酸性染料比色法中，对溶液 pH 的要求下列哪种说法有误（　　）。

A. 必须有利于离子对的形成

B. 必须使酸性染料解离成 In⁻

C. 必须使酸性染料成分子状态

D. 必须使有机碱与 H⁺ 结合成盐

E. 必须使有机碱成阳离子，染料成阴离子

7. 反向高效液相色谱法测定含氮碱性药物时常需加入扫尾剂，其目的是（　　）。

A. 增加被测物的稳定性

B. 调节被测物的极性

C. 使固定相表面形成双电层

D. 抑制固定相表面的游离硅醇基活性

E. 调节流动相的极性

8. 采用 RP-HPLC 法测定氢溴酸东莨菪碱时，在流动相中加入十二烷基硫酸钠的目的是（　　）。

A. 作为离子对试剂，增加生物碱的保留时间

B. 作为离子对试剂，减少生物碱的保留时间

C. 作为扫尾剂，改善生物碱色谱峰的峰形

D. 调节流动性极性

E. 调节流动相酸碱性

9. 采用非水溶液滴定法测定氢溴酸山莨菪碱含量时，加入乙酸汞的目的是（　　）。

A. 消除高氯酸干扰　　B. 消除山莨菪碱干扰

C. 消除结晶紫干扰　　D. 消除氢溴酸干扰

E. 消除氮原子干扰

10. 采用酸性染料比色法测定硫酸阿托品注射液含量，分取的三氯甲烷液中应严防混入水分，否则微量水分可导致有机相浑浊，且由于下列因素而影响实验结果（　　）。

A. 带入了水相中的过量染料

B. 使离子对不稳定

C. 使提取不完全

D. 使离子对解离

E. 稀释了离子对的浓度

B 型题（配伍选择题）

[1～4 题共用选项]

A. 样品加冰醋酸 10ml 和乙酸汞试液 4ml 后，用高氯酸滴定液滴定

B. 样品加冰醋酸 20ml 后，用高氯酸滴定液滴定

C. 样品用 0.1mol/L 氢氧化钠溶液制成每 1ml 约含 20μg 的溶液，在 250nm 处测定吸光度

D. 用药物阳离子（BH⁺）与溴甲酚绿阴离子（In⁻）结合成离子对进行测定

E. HPLC 法

《中国药典》规定以下药物的含量测定方法为

1. 盐酸吗啡原料药（　　）

2. 氢溴酸山莨菪碱片（　　）

3. 硫酸阿托品原料药（　　）

4. 氢溴酸东莨菪碱片（　　　）

[5～8 题共用选项]

A. 配制成 50mg/ml 的溶液，测定旋光度，不得过-0.4°

B. 供试品溶液加加高锰酸钾滴定液，10min 内红色不得完全消失

C. 供试品加冰醋酸溶解，在 388nm 处测定吸光度，不得过 0.10

D. TLC

E. HPLC

《中国药典》规定以下药物中的特殊杂质检查方法是

5. 硫酸阿托品中的莨菪碱（　　　）

6. 硫酸阿托品中的有关物质（　　　）

7. 氢溴酸东莨菪碱中的易氧化物（　　　）

8. 氢溴酸山莨菪碱中的其他生物碱（　　　）

[9～12 题共用选项]

A. 硝普酸钠试液

B. 对二甲氨基苯甲醛

C. 氢氧化钠和硫酸铜

D. 发烟硝酸和醇制氢氧化钾

E. 溴水和氨试液

以下药物特征鉴别反应所采用的试剂是

9. 硫酸奎宁（　　　）

10. 氢溴酸山莨菪碱（　　　）

11. 重酒石酸间羟胺（　　　）

12. 盐酸麻黄碱（　　　）

X 型题（多项选择题）

1. 莨菪烷类生物碱药物的鉴别可采用（　　　）。

A. 沉淀反应　　B. 旋光法　　C. 显色反应

D. 光谱法　　　E. 色谱法

2. 氢溴酸山莨菪碱的鉴别试验有（　　　）

A. 加甲醛硫酸试液 1 滴，即显紫堇色

B. 与硝酸共热，即生成黄色产物，放冷后加醇制氢氧化钾，即显深紫色

C. 与溴水和氨试液作用即显翠绿色

D. 加入硫酸铜试液与 20%氢氧化钠溶液，显蓝紫色

E. 加入硝酸银试液，即生成淡黄色凝乳状沉淀；分离，沉淀能在氨试液中微溶，但在硝酸中几乎不溶

3. 与莨菪烷类生物碱药物发生沉淀反应的试剂是（　　　）。

A. 鞣酸　　　B. 氯化汞　　　C. 碘化汞钾

D. 草酸　　　E. 硫酸-甲醛溶液

4.《中国药典》中硫酸阿托品须检查的特殊杂质包括（　　　）。

A. 可待因　　B. 有关物质　　　C. 山莨菪碱

D. 莨菪碱　　E. 其他生物碱

5. 莨菪烷类药物的含量测定常用方法有（　　　）。

A. 亚硝酸钠滴定法　　　B. 酸性染料比色法

C. 溴量法　　　　　　　D. 非水溶液滴定法

E. HPLC 法

6. 影响酸性染料比色法测定准确性的因素有（　　　）。

A. 有机相中的水分

B. 水相的 pH

C. 有机溶剂的种类

D. 酸性染料的种类及浓度

E. 酸性染料中的有色杂质

7. 酸性染料比色法测定生物碱，常用的酸性染料是（　　　）。

A. 溴麝香草酚蓝　　　B. 甲基橙　　C. 酚红

D. 溴酚蓝　　　　　　E. 溴甲酚绿

8.《中国药典》中用酸性染料比色法测定含量的药物有（　　　）。

A. 氢溴酸山莨菪碱注射液

B. 氢溴酸东莨菪碱注射液

C. 硫酸阿托品片

D. 氢溴酸后马托品原料药

E. 硫酸奎宁片

9. 离子对色谱法要在流动相中加入与呈解离状态的待测组分离子电荷相反的离子对试剂，分析碱性物质时常用的离子对试剂有（　　　）。

A. 三乙胺　　　　　　B. 十二烷基磺酸钠

C. 十二烷基硫酸钠　　D. 庚烷磺酸钠

E. 四丁基溴化铵

10. 氢溴酸东莨菪碱中其他生物碱的检查方法是（　　　）。

A. 水溶液加入氨试液不得产生浑浊

B. 水溶液加入氨试液产生浑浊

C. 加入氢氧化钾试液无浑浊

D. 加入氢氧化钾试液有浑浊

E. 加入氢氧化钾试液数滴，只发生瞬即消失的类白色沉淀

二、简答题

1. HPLC 法分析碱性药物时，采用 ODS 柱作为分析柱，常出现哪些问题？原因何在？如何解决？

2. 简述酸性染料比色法的原理、关键所在及其影响定量结果准确性的因素。

三、计算题

1.《中国药典》中，氢溴酸后马托品（$C_{16}H_{21}NO_3 \cdot HBr$）的含量测定方法如下：取本

品约 0.2g，精密称定，加醋酐-冰醋酸（7∶3）30ml 使溶解，照电位滴定法（通则 0701），用高氯酸滴定液（0.1mol/L）滴定，并将滴定的结果用空白试验校正。每 1ml 高氯酸滴定液（0.1mol/L）相当于 35.63mg 的氢溴酸后马托品。实际测定中，供试品 0.2088g 消耗 6.18ml 高氯酸滴定液（0.0982mol/L），空白试验消耗 0.12ml 相同的滴定液。请计算供试品中氢溴酸后马托品的含量。

2.《中国药典》中，氢溴酸山莨菪碱注射液（$C_{17}H_{23}NO_4 \cdot HBr$）的含量测定方法如下：精密量取本品适量，用纯化水定量稀释制成每 1ml 中约含氢溴酸山莨菪碱 70μg 的溶液，作为供试品溶液；另取氢溴酸山莨菪碱对照品适量，精密称定，加纯化水溶解并定量稀释制成每 1ml 约含 70μg 的溶液，作为对照品溶液。精密量取供试品溶液与对照品溶液各 3ml，分别置预先精密加三氯甲烷 15ml 的分液漏斗中，各加溴甲酚绿溶液（取溴甲酚绿 50mg 与邻苯二甲酸氢钾 1.021g，加 0.2mol/L 盐酸溶液 1.6ml 使溶解后，加水稀释至 100ml，摇匀，必要时滤过）6.0ml，摇匀，振摇 3min 后，静置使分层，分取澄清的三氯甲烷液，照紫外-可见分光光度法（通则 0401），在 420nm 的波长处分别测定吸光度，计算，即得。实际测定 10mg/ml 的氢溴酸山莨菪碱注射液时，精密量取本品 1.4ml 至 200ml 容量瓶中，用水稀释至刻度，摇匀，作为供试品溶液，氢溴酸山莨菪碱对照品溶液浓度为 70.21μg/ml，供试品的吸光度为 0.597，对照品的吸光度为 0.591。请计算供试品的标示百分含量。

（杨兴鑫）

第十四章 维生素类药物的分析

一、选择题

A 型题（最佳选择题）

1. 可与硝酸银反应进行鉴别的药物是（　　）。
   A. 维生素 E 　　　　　　B. 维生素 C
   C. 维生素 A 　　　　　　D. 烟酸
   E. 泛酸

2. 用三氯化锑反应鉴别维生素 A 条件是（　　）。
   A. 需在无水、无醇条件下进行
   B. 需在盐酸酸性条件下进行
   C. 需在乙酸酸性下进行
   D. 需在无水、无醛条件下进行
   E. 需在碱性水溶液条件下进行

3. 紫外-可见分光光度法测定维生素 A 的含量中校正公式是采用（　　）。
   A. 一点法 　B. 二点法 　　C. 三点法
   D. 四点法 　E. 五点法

4. 维生素 A 含量用生物效价表示，其效价单位是（　　）。
   A. IU 　　B. g 　　C. ml 　　D. IU/g 　E. IU/ml

5. 硫色素反应可用来对（　　）进行鉴别。
   A. 维生素 A 　　　　　　B. 维生素 B_1
   C. 维生素 C 　　　　　　D. 维生素 D
   E. 维生素 E

6. 药物的碱性溶液，加入铁氰化钾后，再加正丁醇，显蓝色荧光的是（　　）。
   A. 维生素 A 　　　　　　B. 维生素 B_1
   C. 维生素 C 　　　　　　D. 维生素 D
   E. 维生素 E

7. 测定维生素 C 注射液的含量时，在操作过程中要加入丙酮，这是为了（　　）。
   A. 保持维生素 C 的稳定
   B. 增加维生素 C 的溶解度
   C. 使反应完全
   D. 加快反应速度
   E. 消除注射液中抗氧剂的干扰

8. 维生素 C 注射液碘量法测定过程中操作不正确的是（　　）。
   A. 加入新沸过的冷水
   B. 加入乙酸
   C. 加入丙酮作掩蔽剂
   D. 接近终点时加入淀粉指示剂
   E. 立即滴定

9. 维生素 C 能使 2,6-二氯靛酚钠试液颜色消失，是因为维生素 C 具有（　　）。
   A. 氧化性 　　B. 还原性 　　C. 酸性
   D. 碱性 　　　E. 两性

10. 下列哪种药物与醋酐-浓硫酸反应现象是初显黄色，渐变红色，迅速变为紫色、蓝绿色、最后变为绿色（　　）。
    A. 维生素 A 　　　　　　B. 维生素 B
    C. 维生素 D_2 　　　　　D. 维生素 D_3
    E. 维生素 E

11. 需检查游离生育酚杂质的药物为（　　）。
    A. 地西泮 　B. 维生素 D 　　C. 维生素 E
    D. 丙磺舒 　E. 维生素 A

12. 气相色谱法测定维生素 E 的含量时，采用的内标物是（　　）。
    A. 正三十烷 　　　　　　B. 正十二烷
    C. 三十二烯 　　　　　　D. 正三十二烷
    E. 生育酚

13. 《中国药典》测定维生素 E 含量的方法是（　　）。
    A. 重量法 　　　　　　　B. 紫外分光光度法
    C. 荧光分光光度法 　　　D. 高效液相色谱法
    E. 气相色谱法

14. 使用碘量法测定维生素 C 的含量，已知维生素 C 的分子量为 176.13，每 1ml 碘滴定液（0.05mol/L），相当于维生素 C 的量为（　　）。
    A. 88.06mg 　B. 8.806mg 　C. 176.1mg
    D. 17.61mg 　E. 1.761mg

15. 《中国药典》收录的维生素 D 含量测定方法为（　　）。
    A. 气相色谱法
    B. 反相高效液相色谱法
    C. 正相高效液相色谱法
    D. 紫外-可见分光光度法
    E. 三氯化锑比色法

B 型题（配伍选择题）

[1～5 题共用选项]
A. 硫色素荧光法 　　　　B. 三氯化锑比色法
C. 铈量法 　　　　　　　D. 二氯靛酚钠法
E. 永停法

含量测定方法：
1. 维生素 A 采用（　　）

2. 维生素 B₁ 采用（　　　）

3. 维生素 C 采用（　　　）

4. 维生素 E 采用（　　　）

5. 磺胺甲噁唑采用（　　　）

[6～10 题共用选项]

A. 醋酐-浓硫酸反应　　　　B. 二氯靛酚反应

C. 硫色素荧光反应　　　　　D. 硝酸反应

E. 麦芽酚反应

下列药物的特征反应：

6. 维生素 C 是（　　　）

7. 硫酸链霉素是（　　　）

8. 维生素 B₁ 是（　　　）

9. 维生素 D 是（　　　）

10. 维生素 E 是（　　　）

X 型题（多项选择题）

1. 常用于鉴别维生素 A 的方法有（　　　）。

A. 三氯化锑反应　　　　B. 紫外光谱法

C. 绿奎宁反应　　　　　D. 硅钨酸沉淀反应

E. 硫酸苯肼呈色反应

2. 维生素 A 分子中含有共轭多烯醇侧链，因此它具有下列物理化学性质（　　　）。

A. 不稳定，易被紫外光裂解

B. 易被空气中氧或氧化剂氧化

C. 遇三氯化锑试剂呈现不稳定蓝色

D. 有紫外吸收

E. 易溶于水

3. 常用于测定维生素 B₁ 含量的方法有（　　　）。

A. 非水溶液滴定法　　　B. 紫外分光光度法

C. 硫色素荧光法　　　　D. 红外分光光度法

E. 三氯化锑比色法

4. 以下方法中，可用于鉴别维生素 B₁ 的有（　　　）。

A. 与碘化汞钾反应生成淡黄色沉淀

B. 与碘反应生成红色沉淀

C. 与硅钨酸反应生成白色沉淀

D. 与苦酮酸反应生成黄色沉淀

E. 与碱性酒石酸铜生成砖红色沉淀

5. 维生素 C 的鉴别反应，能采用的试剂有（　　　）。

A. 碱性酒石酸铜　　　　B. 硝酸银

C. 2,6-二氯靛酚　　　　D. 高锰酸钾

E. 碘化铋钾

6. 维生素 C 与分析方法的关系有（　　　）。

A. 烯二醇结构具有还原性，可用碘量法定量

B. 无紫外吸收

C. 有紫外吸收

D. 与糖结构类似，有糖的某些性质

E. 烯二醇结构有弱酸性

7. 维生素 D 的呈色鉴别试验有（　　　）。

A. 与三氯化锑反应

B. 与三氯化铁反应

C. 与二氯丙醇、乙酰氯试剂反应

D. 与二氯靛酚反应

E. 与醋酐-浓硫酸反应

8. 鉴别维生素 E 可采用的反应有（　　　）。

A. 硝酸反应　　　　　B. 三氯化铁反应

C. 盐酸反应　　　　　D. 硫色素反应

E. 醋酐-浓硫酸反应

9. 维生素 E 的含量测定方法有（　　　）。

A. 酸性染料比色法　　　B. 气相色谱法

C. 高效液相色谱法　　　D. 铈量法

E. 三氯化锑比色法

10. 可采用三氯化锑反应进行鉴别的药物是（　　　）。

A. 维生素 D　　　　　B. 维生素 B₁

C. 维生素 A　　　　　D. 维生素 E

E. 泛酸

11. 对维生素 E 鉴别实验叙述正确的是（　　　）。

A. 维生素 E 无水乙醇溶液无紫外吸收

B. 硝酸反应中维生素 E 水解后，又被氧化为生育红而显橙红色

C. 硝酸反应中维生素 E 水解生成 α-生育酚显橙红色

D. FeCl₃-联吡啶反应中，Fe^{3+} 与联吡啶生成血红色配位离子

E. FeCl₃-联吡啶反应中，Fe^{2+} 与联吡啶生成血红色配位离子

12. 《中国药典》对维生素 B₁ 及其制剂采用（　　　）法进行含量测定。

A. 硫色素荧光法　　　　B. 紫外分光光度法

C. 非水滴定法　　　　　D. 高效液相色谱法

E. 硅钨酸重量法

13. 2,6-二氯靛酚法测定维生素 C 含量（　　　）。

A. 2,6-二氯靛酚的还原型为红色

B. 2,6-二氯靛酚的还原型为无色

C. 滴定在酸性介质中进行

D. 2,6-二氯靛酚由红色→无色指示终点

E. 滴定不需要另外添加指示剂

14. 紫外分光光度法（三点校正法）直接测定维生素 A 含量时，以下（　　　）情况需要应用校正值计算含量。

A. λ_{max} 在 326～329nm

B. A_i/A_{328} 值超过规定比值的 ±0.02

C. $\dfrac{A_{328(校正)}-A_{328}}{A_{328}}\times100\%<\pm3\%$

D. $\dfrac{A_{328(校正)}-A_{328}}{A_{328}}\times100\%$ 在 $-15\%\sim-3\%$

E. $\dfrac{A_{328(校正)}-A_{328}}{A_{328}}\times100\%<-15\%或>3\%$

二、简答题

1. 简述碘量法测定维生素 C 的原理。为什么要采用酸性介质和新煮沸的冷水？如何消除维生素 C 注射液中抗氧化剂的影响？

2. 根据维生素 B_1 结构与性质的关系，可以使用哪些方法进行鉴别及含量测定？

三、计算题

1. 维生素 A 胶丸含量测定：精密称取本品装量差异项下（平均装量 0.080 60g/丸）的内容物 0.1201g 至 10ml 烧杯中，加环己烷溶解并定量转移至 50ml 容量瓶中，用环己烷稀释至刻度，摇匀；精密量取 2.0ml，置于另一支 50ml 容量瓶中，用环己烷稀释至刻度，摇匀。以环己烷为空白，测定最大吸收波长为 327nm，并在下列波长处测得吸收度为 0.374（300nm）、0.592（316nm）、0.664（328nm）、0.553（340nm）、0.228（360nm）。计算胶丸中维生素 A 的标示量百分比（维生素 A 规格为 10 000 IU/丸）。

	A_{300}/A_{328}	A_{316}/A_{328}	A_{328}/A_{328}	A_{340}/A_{328}	A_{360}/A_{328}
规定值	0.555	0.907	1.000	0.811	0.299

2. 气相色谱法测定维生素 E 的含量（维生素 E 胶囊规格为 100mg）：内标溶液为每毫升含正三十二烷 1.0mg 的正己烷溶液。精密称取维生素 E 对照品 20.1mg，精密加入内标溶液 10ml，密塞，摇匀，作为对照品溶液，取 1μl 注入气相色谱仪，积分后得对照品峰面积（A_R）27 890，内标物峰面积（A_S）21 630。

精密称取维生素 E 胶囊 10 粒重 2.0489g，移出内容物后，以正己烷洗净外壳，晾干后精密称定重 0.3592g。精密称取内容物 0.0354g，精密加内标溶液（每毫升中含正三十二烷 1.0mg 的正己烷溶液）10ml，密塞，摇匀，作为供试品溶液，取 1μl 注入气相色谱仪，积分后得供试品峰面积（A_X）25 310，内标物峰面积（A_S）19 620。请按内标法计算维生素 E 标示量百分含量。

（杨婉秋）

第十五章 甾体激素类药物的分析

一、选择题

A 型题（最佳选择题）

1. 四氮唑比色法可用于下列哪个药物的含量测定（　　）。
A. 可的松　　B. 睾丸素　　C. 雌二醇
D. 炔雌醇　　E. 黄体酮

2. Kober 反应用于定量测定的药物为（　　）。
A. 链霉素　　B. 雌激素　　C. 维生素 B_1
D. 皮质激素　　E. 维生素 C

3. 雌激素类药物的鉴别可采用与（　　）作用生成偶氮染料。
A. 四氮唑盐　　　　　B. 重氮苯磺酸盐
C. 亚硝酸铁氰化钠　　D. 重氮化-偶氮试剂
E. 亚硝酸钠

4. 异烟肼与甾体激素类药物发生呈色反应时,对（　　）更有专属性。
A. Δ^4-3-酮基　　B. Δ^5-7-酮基　　C. C_{11}-酮基
D. C_{17}-酮基　　E. C_{20}-酮基

5. 氢化可的松属于（　　）类甾体激素。
A. 皮质激素　　　　B. 雄性激素
C. 雌性激素　　　　D. 孕激素
E. 蛋白同化激素

6. 四氮唑比色法中多采用（　　）为溶剂。
A. 50%乙醇　　　　B. 无醛乙醇　　　　C. 甲醛
D. 甲苯　　　　　　E. 丙酮

7. （　　）类甾体激素分子中具有 α-醇酮基而具有还原性。
A. 皮质激素　　　　B. 雄激素和蛋白同化激素
C. 雌激素　　　　　D. 孕激素
E. 以上都不对

8. 乙酸氟轻松中氟的测定采用（　　）。
A. 先碱性回流,再与茜素氟蓝及硝酸亚铈反应
B. 先氧化回流,再与茜素氟蓝及硝酸亚铈反应
C. 先氧瓶燃烧破坏,再与茜素氟蓝及硝酸亚铈反应
D. 先碱熔融,再与茜素氟蓝及硝酸亚铈反应
E. 直接紫外分光光度法测定

9. 下列哪个药物不是皮质激素（　　）。
A. 氢化可的松　　　　B. 乙酸氟轻松
C. 地塞米松磷酸钠　　D. 苯丙酸诺龙
E. 乙酸曲安奈德

10. 下列药物中 A 环为苯环的是（　　）。

A. 炔诺酮　　B. 黄体酮　　C. 可的松
D. 炔雌醇　　E. 地塞米松

11. 氢化可的松因保管不当,C_{17}-α-醇酮基有部分被分解,欲测定未被分解的氢化可的松的含量应采用（　　）。
A. 三氯化铁比色法　　B. 紫外分光光度法
C. 异烟肼比色法　　　D. 四氮唑比色法
E. 酸性染料比色法

12. 下面说法不正确的是（　　）。
A. Kober 反应用于雌激素测定
B. 紫外光谱法用于所有甾体激素测定
C. 四氮唑法用于皮质激素测定
D. 异烟肼法用于所有甾体激素测定
E. 盐酸苯肼法用于皮质激素测定

13. 某一药物,测得红外光谱的特征峰为 $3610cm^{-1}$,$3505cm^{-1}$,$3300cm^{-1}$,$1600cm^{-1}$ 左右,该药可能是（　　）。
A. 氢化可的松　　　　B. 甲睾酮
C. 炔雌醇　　　　　　D. 苯丙酸诺龙
E. 乙酸泼尼松

14. 常用于检查地塞米松磷酸钠中甲醇的方法为（　　）。
A. HPLC　　B. GC　　C. AAS
D. HPEC　　E. 容量法

15. 《中国药典》中乙酸曲安奈德中硒的检查法是（　　）。
A. 氯仿溶解后,直接用原子吸收法测定
B. 有机破坏后,用原子吸收法测定
C. 氯仿溶解后,直接用二氨基萘比色法测定
D. 有机破坏后,经氢氧化钠溶液吸收,用二氨基萘比色法测定
E. 有机破坏后,经硝酸溶液吸收,用二氨基萘比色法测定

16. 黄体酮灵敏而专属的鉴别反应是（　　）。
A. Kober 反应　　　　B. 四氮唑反应
C. 硝普酸钠反应　　　D. 异烟肼反应
E. 硫酸呈色反应

17. 分别有乙酸氟轻松、黄体酮、地塞米松磷酸钠三种制剂,要进行含量测定,可采用（　　）。
A. 铁-酚法测定地塞米松磷酸钠,四氮唑法测定可的松,异烟肼法测定黄体酮
B. 异烟肼法测定该三种药物

C. 四氮唑法测定黄体酮、地塞米松磷酸钠，2，4-二硝基苯肼法测定可的松

D. 酸性染料比色法测定黄体酮、可的松，HPLC测定地塞米松磷酸钠

E. 四氮唑法测定可的松、黄体酮，异烟肼法测定地塞米松磷酸钠

18. 碱性酒石酸铜可用于鉴别（　　）。

A. 乙酸地塞米松　　　B. 苯丙酸诺龙

C. 炔雌醇　　　　　　D. 甲睾酮

E. 黄体酮

19. 某药物与硫酸-乙醇共热产生黄色，冷却后加水或稀硫酸稀释，加热显桃红色，此药物是（　　）。

A. 丙酸睾酮　　　B. 可的松　　C. 炔诺酮

D. 雌二醇　　　　E. 黄体酮

B 型题（配伍选择题）

[1～8 题共用选项]

A. 19 个 C 原子，A 环具有 Δ^4-3-酮基

B. 21 个 C 原子，A 环具有 Δ^4-3-酮基，C_{17} 具有 α-醇酮基

C. 18 个 C 原子，A 环为苯环

D. 21 个 C 原子，A 环具有 Δ^4-3-酮基，C_{17} 具有甲酮基

1. 氢化可的松的结构特征是（　　）

2. 雌二醇的结构特征是（　　）

3. 黄体酮的结构特征是（　　）

4. 苯丙酸诺龙的结构特征是（　　）

5. 炔诺酮的结构特征是（　　）

6. 甲睾酮的结构特征是（　　）

7. 炔雌醇的结构特征是（　　）

8. 去氧皮质酮的结构特征是（　　）

[9～11 题共用选项]

A. 四氮唑比色法　　　B. 铁-酚试剂

9. 泼尼松含量测定可以选择（　　）

10. 炔雌醇含量测定可以选择（　　）

11. 乙酸地塞米松含量测定可以选择（　　）

[12～15 题共用选项]

A. 紫外分光光度法　　　B. 二氨基萘比色法

C. 气相色谱法　　　　　D. 薄层色谱法

甾体激素类药物中杂质检查：

12. 有关物质检查方法是（　　）

13. 残留溶剂检查方法是（　　）

14. 游离磷酸盐的检查方法是（　　）

15. 硒的检查方法是（　　）

X 型题（多项选择题）

1. 甾体激素类药物具有的性状特征为（　　）。

A. 脂溶性　　B. 水溶性　　C. 旋光性

D. 紫外吸收　　　E. 弱碱性

2. 符合四氮唑比色法测定甾体激素药物的条件为（　　）。

A. 在室温或 30℃恒温条件下显色

B. 用棕色容器并置于暗处显色

C. 空气中氧对本法无影响

D. 水量增大至 5%以上，使呈色速度加快

E. 最常采用氢氧化四甲基胺为碱化试剂

3. 黄体酮可与下列哪些试剂反应呈色（　　）。

A. 2，4-二硝基苯肼　　B. 三氯化铁

C. 硫酸苯肼　　　　　　D. 异烟肼

E. 四氮唑盐

4. 氢化可的松含量测定可采用下列方法（　　）。

A. 紫外分光光度法　　　B. 异烟肼比色法

C. 高效液相色谱法　　　D. 四氮唑盐法

E. 硫酸苯肼法

5. 可用四氮唑比色法测定的药物为（　　）。

A. 雌二醇　　　　　　B. 乙酸氟轻松

C. 乙酸甲羟孕酮　　　D. 苯丙酸诺龙

E. 乙酸泼尼松

6. 甾体激素类药物的"有关物质"检查一般采用（　　）。

A. GC 法　　　B. HPLC 法　　　C. TLC 法

D. PC 法　　　E. UV 法

7. 在强碱性溶液中能与四氮唑盐反应生成有色化合物的甾体激素有（　　）。

A. 炔诺酮　　B. 乙酸可的松　　C. 雌二醇

D. 泼尼松　　E. 地塞米松

8. 氢化可的松的鉴别方法有（　　）。

A. 与异烟肼发生呈色反应

B. 与斐林试剂反应生成红色沉淀

C. 硫酸显色法

D. 与四氮唑反应呈色

E. 与硝酸银生成白色银盐沉淀

9. 根据炔雌醇的分子结构与性质进行含量测定时可选择（　　）。

A. 四氮唑比色法　　　B. 异烟肼比色法

C. 紫外分光光度法　　D. 柯柏比色法

E. 铁-酚试剂比色法

10. 根据分子结构与性质，炔诺酮的鉴别方法有（　　）。

A. 与重氮苯磺酸反应呈红色

B. 与斐林试剂反应生成红色沉淀

C. 与异烟肼发生呈色反应

D. 硫酸显色法

E. 与硝酸银生成白色银盐沉淀

11. 在酸性溶液中能与异烟肼试剂产生黄色化合

物的甾体激素有（　　　）。

A. 甲睾酮　　　　　B. 黄体酮

C. 苯丙酸诺龙　　　D. 丙酸倍氯米松

E. 米非司酮

二、简答题

1. 甾体类激素药物母核是什么？可分为哪几类？常用的鉴别方法有哪些？

2. 甾体激素有关物质检查的对象是什么？方法如何？

三、计算题

1. 紫外法测定己酸孕酮的含量：取己酸孕酮 0.0204g，加无水乙醇溶解后定容至 100ml 容量瓶中，取溶液 5.00ml，置 100ml 容量瓶中，加无水乙醇至刻度，置 1cm 吸收池内测得吸收度 0.390，以 $E_{1cm}^{1\%}$ 为 393，计算己酸孕酮的百分含量。

2. 高效液相色谱内标法测定氢化可的松片的含量：取对照品适量，精密称定，加无水乙醇稀释成每 1ml 中含 0.2020mg 的溶液。精密量取该溶液和炔诺酮无水乙醇溶液（0.1mg/ml 内标溶液）各 5ml，置 100ml 容量瓶中，加无水乙醇至刻度，取 10μl 注入液相色谱仪。另取本品 20 片，精密称定，研细，精密称取适量（约相当于氢化可的松 20mg），置 100ml 容量瓶中，加无水乙醇约 75ml，振摇使溶解，并稀释至刻度，摇匀，滤过。精密量取续滤液 5ml，置另 100ml 容量瓶中，精密加入内标溶液 5ml，加无水乙醇至刻度，同法测定，按内标法计算含量。

已知：片剂规格 10mg，20 片重 1.022g，称取片粉 98.5mg，测得对照液中氢化可的松和内标物的峰面积分别为 5467 和 6125，样品液中两者的峰面积分别为 5221 和 6122，求本品相当于标示量的百分含量。

（杨婉秋）

第十六章 抗生素类药物的分析

一、选择题

A 型题（最佳选择题）

1. 链霉素在碱性条件下，经扩环水解生成麦芽酚，该化合物与 Fe^{3+} 作用生成（ ）。
A. 深蓝色络合物　　　 B. 翠绿色络合物
C. 紫红色络合物　　　 D. 棕黄色络合物
E. 黑色络合物

2. 下列哪个药物发生羟肟酸铁反应（ ）？
A. 青霉素　 B. 庆大霉素　　 C. 红霉素
D. 链霉素　 E. 四环素

3. 青霉素分子在 pH=4 条件下，经开环、环合后，降解为（ ）。
A. 青霉噻唑酸　 B. 青霉二酸　 C. 青霉酸
D. 青霉醛　　　 E. 青霉胺

4. 不属于氨基糖苷类抗生素的是（ ）。
A. 卡那霉素　 B. 链霉素　 C. 庆大霉素
D. 红霉素　　 E. 巴龙霉素

5. 下列方法不可用于青霉素钠含量测定的是（ ）。
A. 碘量法　　　　　 B. 汞量法
C. 亚硝酸钠法　　　 D. 电位配位滴定法
E. 高效液相色谱法

6. 《中国药典》收载的抗生素磺苄西林钠采用的含量测定方法是（ ）。
A. 剩余碘量法
B. 抗生素微生物检定法
C. 高效液相色谱法
D. 紫外分光光度法
E. 硫醇汞盐法

7. 能够在无色火焰燃烧时呈紫色的药物是（ ）。
A. 青霉素　　　　　 B. 普鲁卡因青霉素
C. 青霉素钠　　　　 D. 青霉素 V 钾
E. 头孢氨苄

8. 《中国药典》规定 β-内酰胺类抗生素聚合物检查采用的方法是（ ）。
A. 正向高效液相色谱法
B. 反相高效液相色谱法
C. 分子排阻色谱法
D. 气相色谱法
E. 紫外分光光度法

9. 《中国药典》规定头孢他啶中有机溶剂吡啶的检查采用（ ）。
A. 气相色谱法　　　 B. 高效液相色谱法
C. 紫外分光光度法　 D. 酸碱滴定法
E. 抗生素微生物检定法

10. 青霉素类抗生素的母核是（ ）。
A. 6-氨基青霉烷酸　　 B. 7-氨基头孢菌烷酸
C. 四并苯　　　　　　 D. 萘啶羧酸
E. 环状丙二酰脲

11. 坂口反应是以下哪个药物的特有反应（ ）。
A. 硫酸巴龙霉素　　　 B. 硫酸庆大霉素
C. 硫酸萘替米星　　　 D. 硫酸依替米星
E. 硫酸链霉素

12. 能与蒽酮的硫酸溶液反应显蓝紫色的是（ ）。
A. 头孢氨苄　　　　　 B. 氨苄西林
C. 阿米卡星　　　　　 D. 多西环素
E. 环丙沙星

13. 抗生素的活性以（ ）表示。
A. 国际单位　　　　　 B. 效价单位
C. 重量单位　　　　　 D. 物质的量单位
E. 摩尔质量

14. 四环素类抗生素是（ ）化合物。
A. 酸性　　 B. 碱性　　 C. 中性
D. 两性　　 E. 以上均不是

15. 常用于测定盐酸多西环素含量的方法是（ ）。
A. 高效液相色谱法　　 B. 气相色谱法
C. 薄层色谱法　　　　 D. 紫外光谱法
E. 红外光谱法

16. 下面药物中能发生差向异构化的是（ ）。
A. 巴龙霉素　　 B. 青霉素　　 C. 金霉素
D. 庆大霉素　　 E. 莫西沙星

17. 庆大霉素的碱性中心有（ ）。
A. 1 个　 B. 2 个　 C. 3 个　 D. 4 个　 E. 5 个

B 型题（配伍选择题）

[1~5 题共用选项]
A. 6-氨基青霉烷酸　　　 B. 7-氨基头孢菌烷酸
C. 四并苯环　　　　　　 D. 甲基葡萄糖胺
E. 加洛糖胺

1. 金霉素的结构含有（ ）
2. 氨苄西林的结构含有（ ）
3. 头孢克洛的结构含有（ ）

4. 庆大霉素的结构含有（　　　）

5. 链霉素的结构含有（　　　）

[6～10 题共用选项]

A. 异羟肟酸铁反应

B. *N*-甲基葡萄糖胺反应

C. 三氯化铁呈色反应

6. 阿莫西林鉴别试验是（　　　）

7. 庆大霉素鉴别试验是（　　　）

8. 头孢拉定鉴别试验是（　　　）

9. 链霉素鉴别试验是（　　　）

10. 土霉素鉴别试验是（　　　）

X 型题（多项选择题）

1. 属于 β-内酰胺类抗生素的药物有（　　　）。

A. 阿莫西林　　B. 链霉素　　C. 四环素

D. 红霉素　　E. 头孢拉定

2. β-内酰胺类抗生素的杂质主要为（　　　）。

A. 氯化物　　B. 聚合物　　C. 异构体

D. 不溶性微粒　　E. 有关物质

3. 氨基糖苷类抗生素的鉴别试验有（　　　）。

A. 茚三酮反应　　B. 羟肟酸铁反应

C. Molisch 反应　　D. *N*-甲基葡萄糖胺反应

E. 四氮唑反应

4. 根据化学结构分类，抗生素类药物有（　　　）。

A. 大环内酯类　　B. 多肽类

C. 氨基糖苷类　　D. 酰胺醇类

E. 四环素类

5. 硫酸庆大霉素的鉴别方法有（　　　）。

A. 薄层色谱法　　B. 高效液相色谱法

C. 红外光谱法　　D. 紫外光谱法

E. 硫酸根的鉴定

6. 以下结构片段，属于链霉素的有（　　　）。

A. 链霉糖　　　　　　B. 加洛糖胺

C. *N*-甲基-*L*-葡萄糖胺　　D. 链霉胍

E. 绛红糖胺

7. 头孢菌素类抗生素具有下列性质（　　　）。

A. 碱性

B. 酸性

C. 旋光性

D. 能与矿酸或有机酸形成溶于水的盐

E. 在酸、碱和某些氧化剂的作用下，分子中的 β-内酰胺环破裂或分子发生重排

8. 属于四环素类抗生素的药物是（　　　）。

A. 盐酸土霉素　　B. 头孢噻吩钠

C. 硫酸萘替米星　　D. 盐酸美他环素

E. 盐酸多西环素

9. 理化方法测定抗生素的含量或效价的特点有（　　　）。

A. 测定原理与临床应用要求一致

B. 能确定抗生素的生物效价

C. 对纯度高的检品适用

D. 对分子结构已知或未知的抗生素均适用

E. 快速、简便

10. 链霉素的鉴别方法有（　　　）。

A. 麦芽酚反应　　B. 坂口反应

C. 重氮化-偶合反应　　D. 茚三酮反应

E. *N*-甲基葡萄糖胺反应

11. 四环素类抗生素常用的鉴别试验有（　　　）。

A. 薄层色谱法　　B. 高效液相色谱法

C. 红外光谱法　　D. 紫外光谱法

E. 硫酸显色法

12. 四环素的"有关物质"检查主要是检查（　　　）。

A. 异四环素　　B. 脱水四环素

C. 差向脱水四环素　　D. 差向四环素

E. 其他四环素类

二、简答题

1. 抗生素效价测定的方法有哪两类？它们各有什么特点？

2. 抗生素类药物与化学合成药相比有哪些特点？

三、计算题

1. 头孢地尼片规格为 50mg，20 片内容物总重量为 1.6532g，精密称取内容物适量，加适量溶剂溶解并稀释至 100ml，摇匀，精密量取 2ml，再加溶剂稀释至 50ml，使其浓度为 10～12.5μg/ml。试计算内容物取样量范围（g）。

2. 测定盐酸四环素的比旋度：称取供试样品 0.5072g，置 50ml 容量瓶中，稀盐酸溶液稀释至刻度，用 1dm 长的样品管测定，规定比旋度为 −240º～−258º，则所测旋光度的范围应为多少？

（杨婉秋）

第十七章 合成抗菌药物的分析

一、选择题

A 型题（最佳选择题）

1. 以下药物具有旋光性的是（ ）。
A. 氧氟沙星 B. 环丙沙星
C. 诺氟沙星 D. 依诺沙星
E. 左氧氟沙星

2. 喹诺酮类抗菌药分子结构中的（ ）具有还原性，遇光易氧化，对患者产生光毒性反应，因此应注意（ ）。
A. 哌嗪基；避光 B. 吡啶基；避光
C. 哌嗪基；避免潮湿 D. 吡啶基；避免潮湿
E. 苯基；避光

3. 诺氟沙星软膏或乳膏，取含量测定项下的供试品溶液，置水浴蒸干，残渣加丙二酸与醋酐共热后，溶液显（ ）色。
A. 红棕色 B. 红色 C. 绿色 D. 蓝色 E. 黄色

4. 检查喹诺酮类药物的有关物质主要采用（ ）法。
A. HPLC B. GC C. TLC D. UV E. MS

5. 磺胺甲噁唑在碱性溶液中与硫酸铜试液反应呈（ ）。
A. 草绿色 B. 淡棕色 C. 棕色
D. 暗绿色 E. 黄绿色

6. 磺胺类药物的有关物质检查一般采用（ ）法。
A. HPLC B. GC C. TLC D. UV E. MS

7. 以下药物不能发生重氮化-偶合反应的是（ ）。
A. 磺胺嘧啶 B. 盐酸普鲁卡因
C. 磺胺异噁唑 D. 磺胺嘧啶钠
E. 诺氟沙星

B 型题（配伍选择题）

[1~5 题共用选项]
A. 草绿色 B. 蓝绿色
C. 黄绿色，放置后变为紫色
D. 黄绿色，放置后变为淡蓝色
E. 淡棕色，放置后析出暗绿色絮状沉淀
以下药物的铜盐沉淀的颜色：
1. 磺胺甲噁唑（ ）
2. 磺胺异噁唑（ ）
3. 磺胺嘧嗪（ ）
4. 磺胺多辛（ ）
5. 磺胺乙酰钠（ ）

X 型题（多项选择题）

1. 以下药物具有酸碱两性的是（ ）。
A. 环丙沙星 B. 盐酸普鲁卡因
C. 磺胺嘧啶 D. 阿司匹林
E. 盐酸四环素

2. 目前《中国药典》主要采用（ ）测定喹诺酮类药物的含量。
A. 非水溶液滴定法 B. 紫外-可见分光光度法
C. 气相色谱法 D. 高效液相色谱法
E. 红外分光光度法

二、简答题

1. 简述喹诺酮类抗菌药的典型结构和主要鉴别试验的关系。

2. 简述磺胺类药物的结构和其主要鉴别试验的关系。

三、计算题

1. 吡哌酸原料药含量的测定：取供试品精密称定重量为 0.2135g，加冰醋酸 20ml 溶解后，加结晶紫指示液 1 滴，用高氯酸滴定液（0.1034mol/L）滴定至溶液显纯蓝色，消耗高氯酸滴定液（0.1034mol/L）7.36ml，并将滴定的结果用空白试验校正，空白试验消耗高氯酸滴定液（0.1034mol/L）0.11ml。每 1ml 高氯酸滴定液（0.1mol/L）相当于 30.33mg 的吡哌酸。计算吡哌酸的百分含量。

2. 磺胺多辛的含量测定：精密称定磺胺多辛约 0.6g，置烧杯中，加纯化水 40ml 与盐酸溶液（1→2）15ml，然后置电磁搅拌器上搅拌使溶解，再加溴化钾 2g，插入铂-铂电极后，将滴定管的尖端插入液面下约 2/3 处，用亚硝酸钠滴定液（0.1mol/L）迅速滴定，随滴随搅拌，至近终点时，将滴定管的尖端提出页面，用少量纯化水淋洗尖端，洗液并入溶液中，继续缓缓滴定，至电流计指针突然偏转，并不再回复，即为滴定终点。每 1ml 亚硝酸钠滴定液（0.1mol/L）相当于 31.03mg 的磺胺多辛。已知：精密称定磺胺多辛重量为 0.5985g，消耗亚硝酸钠滴定液（0.1025mol/L）18.55ml，试求磺胺多辛的百分含量。

（赵明智）

· 161 ·

第十八章 药物制剂分析概论

一、选择题

A 型题（最佳选择题）

1. 针对片剂中不溶性辅料的影响，可以采用（　　）的方法。
   A. 过滤　　　　B. 滴定　　　C. 萃取
   D. 加入掩蔽剂　　E. 更换其他方法

2. 我国药用辅料的通则及质量标准和药包材通用要求指导原则收载于《中国药典》（　　）中。
   A. 一部　　　B. 二部　　　C. 三部
   D. 四部　　　E. 五部

3. 用碘量法测定维生素 C 注射液的含量时，需加入（　　）去除抗氧剂的影响。
   A. 丙酮　　　B. 三氯甲烷　C. 甲醇
   D. 乙醇　　　E. 冰醋酸

4. 关于注射剂中的抗氧剂的干扰及其排除，以下说法错误的是（　　）。
   A. 可适当加入合适掩蔽剂去除干扰
   B. 可加入强酸使抗氧剂分解
   C. 可加入弱氧化剂氧化抗氧剂
   D. 可加入强碱使抗氧剂分解
   E. 可选用合适方法避免干扰

5. 除另有规定外，凡检查含量均匀度的制剂，一般不再检查（　　）。
   A. 重量差异　　　　B. 崩解时限
   C. 含量均匀度　　　D. 溶出度
   E. 装量差异

6. 除另有规定外，凡规定检查溶出度/释放度的制剂，不再进行（　　）检查。
   A. 重量差异　　　　B. 崩解时限
   C. 含量均匀度　　　D. 溶出度
   E. 装量差异

B 型题（配伍选择题）

[1～6 题共用选项]
   A. 重量差异　　　　B. 崩解时限
   C. 含量均匀度　　　D. 溶出度
   E. 装量差异
关于制剂分析：

1. 按规定的称量方法称量片剂时，片重与平均片重之间的差异（《中国药典》规定，凡无含量测定的片剂，片重应与标示片重比较）是指（　　）

2. 单剂量的固体、半固体和非均相液体制剂，其含量符合标示量的程度的是指（　　）

3. 口服固体制剂在规定时间内，于规定条件下全部崩解溶散或成碎粒，除不溶性包衣材料（或破碎的胶囊壳）外，全部通过筛网的是指（　　）

4. 活性药物成分从片剂（或胶囊剂等普通制剂）中规定条件下溶出的速率和程度的是指（　　）

5. 药物片剂中的原料药物与辅料难以混合均匀（按重量计算）时，重量差异便不能准确反映药物片剂的计量单位均匀度，应以（　　）替代

6. 对于难溶性药物的片剂，片剂崩解后，药物并不能立即完全溶解，难溶性药物片剂的崩解时限检查应以（　　）替代

[7～9 题共用选项]
   A. 影响因素试验　　　　B. 加速试验
   C. 长期试验　　　　　　D. 含量测定
   E. 杂质检查

7. 在接近药物的试剂储藏条件下考察药物的稳定性，制订药物的有效期的是（　　）

8. 在加速药物的化学或物理变化的条件下考察药物的稳定性，评价生产工艺、包装、储藏条件及制剂处方的是（　　）

9. 在比加速条件更剧烈的条件下考察药物的固有稳定性，了解影响其稳定性的因素及可能的降解途径与降解产物，评价生产工艺、包装、储藏条件及制剂处方的是（　　）

X 型题（多项选择题）

1. 药物制剂检查可以分为（　　）。
   A. 杂质检查　　　　　B. 剂型检查
   C. 特殊杂质检查　　　D. 安全性检查
   E. 一般杂质检查

2. 药物与包材的相容性试验包括（　　）。
   A. 包材对药物的影响
   B. 药物对药包材的影响
   C. 包装药物的稳定性
   D. 包材的稳定性
   E. 辅料对包材的影响

3. 除另有规定外，口服普通片应进行两项常规的剂型检查是（　　）。
   A. 装量差异　　　　　B. 崩解时限
   C. 重量差异　　　　　D. 含量均匀度
   E. 溶出度

4. 片剂辅料中糖类物质在含量测定时会产生干

扰，相关描述正确的是（　　）。
A. 基于氧化还原反应原理的方法
B. 会干扰所有容量分析法测定含量
C. 避免使用高锰酸钾、溴酸钾法等以强氧化物质为滴定剂的容量分析方法
D. 淀粉、糊精、蔗糖水解产生的葡萄糖具有还原性
E. 糖类会影响配位滴定的结果

5. 硬脂酸镁是片剂药物常用的润滑剂，会干扰部分含量测定方法，以下说法正确的是（　　）。
A. 镁离子会干扰配位滴定方法
B. 镁离子可以和 EDTA 形成稳定的配合物
C. 硬脂酸镁不可以去除，只能更换方法
D. 硬脂酸根会干扰非水溶液滴定法
E. 硬脂酸根可以消耗高氯酸滴定液

6. 除另有规定外，注射液应进行的常规剂型检查及安全性检查有（　　）。
A. 渗透压物质的量浓度　　B. 可见异物
C. 不溶性微粒　　　　　　D. 无菌和装量
E. 细菌内毒素或热原

7. 注射剂中以注射用植物油为溶剂时，可用（　　）法排除其干扰。
A. 有机溶剂稀释　　　　　B. 萃取
C. 柱色谱　　　　　　　　D. 加掩蔽剂
E. 过滤

8. 注射剂常用的抗氧剂包括（　　）。
A. 硫酸钠　　　　　　　　B. 亚硫酸钠
C. 亚硫酸氢钠　　　　　　D. 焦亚硫酸钠
E. 无水碳酸钠

二、简答题

1. 简述原料药物分析和药物制剂分析的区别。
2. 药物制剂鉴别的特点是什么？
3. 药物的相容性是什么？

（赵明智）

第十九章 中药材及其制剂分析概论

一、选择题

A 型题（最佳选择题）

1. 从同批药材包件中抽取供检验用样品时，当药材总包件数为 100~1000 件时，取样件数为（　　）。
A. 逐件取样
B. 随机抽 5 件取样
C. 按 5% 的比例取样
D. 按 1% 的比例取样
E. 按 3% 的比例取样

2. 各类中药制剂的取样量至少为检测用量的（　　）倍，贵重药可酌情取样。
A. 1　　　　　　　　　　B. 3
C. 5　　　　　　　　　　D. 7
E. 9

3. 检查酸不溶性灰分时，应选用（　　）滤过。
A. 定性滤纸　　　　　　B. 无灰滤纸
C. 垂熔玻璃器　　　　　D. 层析定性分析滤纸
E. 微孔过滤膜

4. 除另有规定外，检查中药及其制剂中的农药残留均采用（　　）和质谱法测定。
A. HPLC　　　　　　　B. TLC
C. MRI　　　　　　　　D. GC
E. IR

5. 除另有规定外，检查中药及其制剂中的黄曲霉毒素采用的方法是（　　）。
A. MS
B. MRI
C. HPLC 或 HPLC-MS
D. GC
E. IR

B 型题（配伍选择题）

[1~4 题共用选项]
A. 适用于不含或少含挥发性成分的药品
B. 适用于含有挥发性成分的贵重药品
C. 本法适用于含挥发性成分的药品
D. 简便、快速、灵敏度高，主要用于测定含挥发性成分、微量到常量的含水量
选出各种方法使用的范围：
1. 烘干法（　　）
2. 甲苯法（　　）
3. 减压干燥法（　　）

4. 气相色谱法（　　）

[5~7 题共用选项]
A. 300~400℃　　　　　B. 400~500℃
C. 500~600℃　　　　　D. 600~700℃
E. 700~800℃
请选择合适温度：
5. 总灰分测定法的炽灼温度为（　　）
6. 炽灼残渣检查法的炽灼温度为（　　）
7. 炽灼残渣检查法需将残渣留作重金属检查时的炽灼温度为（　　）

X 型题（多项选择题）

1. 中药鉴别中最主要的方法有（　　）。
A. 基源鉴别　　　　　　B. 性状鉴别
C. 显微鉴别　　　　　　D. 理化鉴别
E. 化学鉴别

2.《中国药典》对附子、附子饮片和制草乌中的需检查（　　）。
A. 新乌头碱　　　　　　B. 苯甲酰新乌头原碱
C. 次乌头碱　　　　　　D. 乌头碱
E. 苯甲酰乌头原碱

3. 以下说法正确的是（　　）。
A. 中药成方制剂应首选君药及贵重药建立含量测定方法
B. 有毒药物必须建立含量测定项目
C. 应选择中药中专属性强的有效成分或指标成分进行含量测定
D. 测定成分应尽量与中医理论、用药的功能主治相近
E. 测定成分应与生产工艺和功效有关

4.《中国药典》一部收载的中药品种大多采用 HPLC 法测定，定量方法有（　　）。
A. 内标法　　　　　　　B. 归一化法
C. 主成分自身对照法　　D. 外标法
E. 对照品比较法

5. 气相色谱法为中药制剂分析的常规分析方法之一，主要用于测定（　　）。
A. 药材和饮片、制剂中所含挥发油的含量
B. 药材和饮片、制剂中的其他挥发性组分的含量
C. 中药提取物及中药制剂中的含水量
D. 药材和饮片、制剂中的黄酮类成分
E. 中药提取物及中药制剂中的含醇量

6. 关于中药指纹图谱，以下说法正确的是

（　　）。

A. 是目前最能满足表征中药成分整体特性要求的技术

B. 可通过适当的分析测定手段，尽可能全面地获得中药的化学成分群等整体（轮廓）特征信息

C. 理想的指纹图谱不仅能用于定性鉴别，也可用于定量分析

D. 运用中药指纹图谱定性与指标成分定量相结合的质量标准控制模式，可以在中药材的各个环节全面控制中药的质量

E. 按测定手段分类可分为中药化学（成分）指纹图谱和中药生物指纹图谱

二、简答题

1. 中药分析样品时的提取方法主要有哪些？

2. 中药及其制剂的鉴别中，药味的选取原则是什么？

（赵明智）

第二十章　生物制品分析

一、选择题

A 型题（最佳选择题）

1. 《中国药典》关于生物制品的热原检查采用（　　）。
A. 家兔　　　B. 鲎　　　　C. 豚鼠
D. 猴　　　　E. 大鼠

2. 生物制品纯度检查方法为（　　）。
A. 电泳法、高效液相色谱法
B. 薄层色谱法
C. 气相色谱法
D. 容量法
E. 纸色谱法

3. 生物制品国家标准收录于《中国药典》（　　）部。
A. 一　B. 二　C. 三　D. 四　E. 附录

4. 电泳法适用于（　　）类药物的分析。
A. 带电离子　　B. 中性离子
C. 酸性离子　　D. 碱性离子
E. 中性物质

5. 三联疫苗是指（　　）。
A. 由三种血清型制成的一种疫苗
B. 由三种病原体制成的一种疫苗
C. 由同一种类的三个毒株制成的一种疫苗
D. 由三种方法制成的一种疫苗
E. 以上均不对

6. 三价疫苗是指（　　）。
A. 由三种血清型制成的一种疫苗
B. 由三种病原体制成的一种疫苗
C. 由同一种类的三个毒株制成的一种疫苗
D. 由三种方法制成的一种疫苗
E. 以上均不对

7. 过敏性实验一般用的动物是（　　）。
A. 家兔　　　B. 豚鼠　　　C. 小鼠
D. 犬　　　　E. 大鼠

8. 生物制品物理性状检查的内容不包含（　　）。
A. 外观　　　B. 真空度　　C. 溶解速率
D. 装量　　　E. 降解速率

9. 真空封口的冻干制品应测定真空度，瓶内应出现辉光的颜色是（　　）。
A. 玫红色　　B. 红色　　　C. 黄色
D. 绿色　　　E. 蓝紫色

10. 生物制品中异常毒性检查一般用的动物是（　　）。
A. 家兔　　　B. 豚鼠　　　C. 猴
D. 犬　　　　E. 大鼠

11. 生物制品效力测定试验不含下列哪项（　　）。
A. 免疫力试验　　　B. 活菌数测定
C. 活病毒滴度测定　D. 血清学试验
E. 加速试验

12. 下列生物制品需检查外源性 DNA 残留的是（　　）。
A. 抗毒素　　　　B. 血液制品
C. 细菌类疫苗　　D. 重组 DNA 制品
E. 类毒素

13. 外源性 DNA 残留量的检查方法（　　）。
A. DNA 探针杂交法、荧光染色法
B. 高效液相色谱法
C. 薄层色谱法
D. 电泳法
E. 中和法

14. 下面没有采用免疫双扩散法或免疫电泳法进行鉴别的生物制品是（　　）。
A. 伤寒 Vi 多糖疫苗
B. 狂犬病人免疫球蛋白
C. 冻干人免疫球蛋白
D. 狂犬病疫苗
E. 人血白蛋白

15. 不属于生物制品的是（　　）。
A. 重组 RNA 制品
B. 重组 DNA 制品
C. 抗毒素及抗血清类药物
D. 疫苗类药物
E. 血液制品

B 型题（配伍选择题）

[1～5 题共用选项]
A. PAGE　　　B. HPCE　　　C. SDS-PAGE
D. Lowery 法　E. Western-blot

1. 高效毛细管电泳的英文缩写为（　　）
2. 聚丙烯酰胺凝胶电泳的英文缩写为（　　）
3. 酚试剂法英文缩写为（　　）
4. 十二烷基硫酸钠-聚丙烯酰胺凝胶电泳英文缩写为（　　）
5. 免疫印迹法英文缩写为（　　）

[6～7题共用选项]

A. 凯氏定氮法　　　　　B. 免疫电泳法

C. 分子排阻法　　　　　D. 家兔法

E. 酶联免疫法

6. 鉴别人血白蛋白（　　　　）

7. 鉴别重组乙肝疫苗（　　　　）

[8～10题共用选项]

A. 热原　　　B. 支原体　　　C. 真空度

D. 异体蛋白　E. 活菌

8. 过敏性实验系检查生物制品中的（　　　　）

9. 病毒类疫苗原液应检查（　　　　）

10. 无菌系检查生物制品中的（　　　　）

X 型题（多项选择题）

1. 以下哪些试验是生物制品常用的鉴别试验（　　　　）。

A. 免疫双扩散法　　　　B. 免疫电泳法

C. 免疫印迹法　　　　　D. 免疫斑点法

E. 酶联免疫法

2. 生物制品安全检定的内容包括（　　　　）。

A. 过敏性物质的检查

B. 杀菌、灭活和脱毒检查

C. 残余毒力和毒性物质的检查

D. 外源性污染的检查

E. 内源性污染物的检查

3. 进行蛋白质含量测定时，所使用的方法有（　　　　）。

A. 凯氏定氮法　　　　　B. Lowery 法

C. 双缩脲法　　　　　　D. 免疫电泳法

E. 紫外吸收法

4. 生物制品质量检测包括哪几方面的内容（　　　　）。

A. 理化检定　　　　　　B. 安全检定

C. 效力检定　　　　　　D. 代谢

E. 降解

5. 生物制品中常用的防腐剂是（　　　　）。

A. 硫柳汞　　B. 三氯甲烷　　　C. 苯酚

D. 甲醇　　　E. 甲醛

6. 疫苗类药物包括（　　　　）。

A. 细菌类疫苗　　　　　B. 病毒类疫苗

C. 联合疫苗　　　　　　D. 双价疫苗

E. 多价疫苗

7. 生物制品的质量标准有别于其他商品,必须进行（　　　　）的全过程质量控制,以确保产品符合质量标准的要求。

A. 原材料　　　　　B. 培养　　　　C. 纯化工艺

D. 最终产品　　　　E. 降解

8. 生物制品有以下哪几类（　　　　）。

A. 疫苗类药物　　　　B. 抗毒素及抗血清类药物

C. 血液制品　　　　　D. 重组 DNA 制品

E. 诊断制品

9. 生物制品安全性检查的对象主要为（　　　　）。

A. 半成品　　　　　B. 成品　　　　C. 菌毒种

D. 主要的原材料　　E. 酸碱度

10. 对提纯的蛋白质制品在必要时需要测定其单体、聚合体或裂解片段的分子量及分子大小,常用的方法有（　　　　）。

A. SDS-PAGE 法　　B. 超速离心分析法

C. 凝胶层析法　　　　D. TLC 法

E. 高效液相色谱法

二、简答题

1. 生物制品有什么作用? 有哪些种类?

2. 生物制品的理化检定包括哪些内容?

3. 简述免疫印迹法原理。

（李　霁）

答案解析

第一章 药品质量研究内容与药典概况

一、选择题

A 型题（最佳选择题）

1. 参考答案：E
答案解析：《中国药典》的英文缩写是 ChP。

2. 参考答案：C
答案解析：标准中规定的各种纯度和限度数值及制剂的重（装）量差异，系包括上限和下限两个数值本身及中间数值。规定的这些数字无论是百分数还是绝对数字，其最后一位数字都是有效位。试验结果在运算过程中，可比规定的有效数字多保留一位数，而后根据有效数字的修约规则进舍至规定有效位。

3. 参考答案：B
答案解析：以四位有效数字表示，以 mol/L 表示。

4. 参考答案：C
答案解析：恒重系指供试品连续两次干燥或炽灼后称重的差异在 0.3mg 以下的重量。

5. 参考答案：D
答案解析：GMP 为药品生产质量管理规范的缩写，全称为 good manufacture practice。

6. 参考答案：B
答案解析："约"指取用量不得超过规定量的 ±10%。

7. 参考答案：D
答案解析：LOQ 用信噪比（S/N）=10：1 估算。

8. 参考答案：A
答案解析：常温（室温）系指 10～30℃。

9. 参考答案：A
答案解析："称定"时，系指重量应准确在所取重量的百分之一。

10. 参考答案：E
答案解析：中华人民共和国成立后至 2020 年，《中国药典》已先后颁布 11 版，分别为 1953、1963、1977、1985、1990、1995、2000、2005、2010、2015、2020 年版。

11. 参考答案：D
答案解析：《中国药典》规定称取 2.0g 药物时，系指称取 1.95～2.05g，其精确度可根据数值的有效数位来确定。

12. 参考答案：D
答案解析：《中国药典》由一部、二部、三部、四部组成。

13. 参考答案：A
答案解析：《中国药典》由一部收载中药，二部收载化学药品，三部收载生物制品，四部收载通则和药用辅料。

14. 参考答案：D
答案解析：加速试验：供试品要求 3 批，按市售包装，在温度 40℃±2℃，相对湿度 75%±5% 的条件下放置 6 个月。在试验期间，于第 1 个月、2 个月、3 个月、6 个月末分别取样一次，按稳定性重点考察项目检测。

15. 参考答案：C
答案解析：正确答案为 C。A 指极易溶解，B 指易溶，D 指略溶，E 指几乎不溶或不溶。

B 型题（配伍选择题）

[1～4]
参考答案：1. A 2. B 3. C 4. D
答案解析：最粗粉指能全部通过一号筛，但混有能通过三号筛不超过 20% 的粉末；粗粉指能全部通过二号筛，但混有能通过四号筛不超过 40% 的粉末；细粉指能全部通过五号筛，但混有能通过六号筛不超过 95% 的粉末；极细粉指能全部通过八号筛，但混有能通过九号筛不超过 95% 的粉末。

[5～9]
参考答案：5. D 6. A 7. C 8. B 9. C
答案解析：糖浆剂和口服溶液剂都要求考察性状、含量、澄清度和有关物质。

[10～15]
参考答案：10. A 11. A 12. A 13. A 14. B

15. B

有下列情形之一的，为假药：①药品所含成分与国家药品标准规定的成分不符；②以非药品冒充药品或者以他种药品冒充此种药品；③变质的药品；④药品所标明的适应证或者功能主治超出规定范围。

有下列情形之一的，为劣药：①药品成分的含量不符合国家药品标准；②被污染的药品；③未标明或者更改有效期的药品；④未注明或者更改产品批号的药品；⑤超过有效期的药品；⑥擅自添加防腐剂、辅料的药品；⑦其他不符合药品标准的药品。

[16～19]

参考答案：16. B　17. C　18. A　19. D

答案解析：该题主要考查药品质量与管理规范的缩写。药物非临床研究质量管理规范（good laboratory practice，GLP）、药物临床试验质量管理规范（good clinical practice，GCP）、药品生产质量管理规范（good manufacture practice，GMP）、药品经营质量管理规范（good supply practice，GSP）。

[20～23]

参考答案：20. B　21. A　22. D　23. C

答案解析：遮光系指用不透光的容器包装，如棕色容器或黑纸包裹的无色透明、半透明容器；避光系指避免日光直射；阴凉处系指不超过20℃；凉暗处系指避光并不超过20℃。

[24～27]

参考答案：24. D　25. C　26. A　27. B

答案解析：对照品、标准品、对照提取物、对照药材、参考品都属于标准物质。标准品系指用于生物检定或效价测定的标准物质；对照品系指采用理化方法进行鉴别、检查或含量测定时所用的标准物质；对照提取物系指经过特定提取工艺制备的含有多种主要有效成分或指标性成分，用于中药材、提取物、中成药等鉴别或含量测定用的标准物质；对照药材系指基源明确、药用部位确定的优质中药材经适当处理后，用于中药材、提取物、中成药等鉴别用的标准物质。

X 型题（多项选择题）

1. 参考答案：ABCD

答案解析：原料药的含量（%），除另有注明者外，均按重量计。如规定上限为100%以上时，系指用现行版《中国药典》规定的分析方法测定时可能达到的数值，它为《中国药典》规定的限度或允许偏差，并非真实含有量。若未规定上限时，系指不超过101%。

2. 参考答案：ABCD

答案解析：药物杂质的含量不是制剂含量限度的主要依据。

3. 参考答案：ABDE

答案解析：药品质量标准制定必须坚持"科学性、先进性、规范性和权威性"的原则。

4. 参考答案：BCE

答案解析：稳定性试验包括影响因素试验、加速试验和长期试验。

5. 参考答案：DE

答案解析：药品标准分为国家药品标准和企业药品标准。

6. 参考答案：ABCDE

答案解析：药物质量研究的内容是对药物自身的理化与生物学特性进行分析，对来源、处方、生产工艺、储藏运输条件等影响药物杂质和纯度的因素进行考察，从而确立药物的性状特征、真伪鉴别、纯度、安全性、有效性和含量（效价）等的检查或测定项目与指标，以及适宜的储藏条件，以保障药品质量达到用药要求，并确保其质量稳定和均一。

7. 参考答案：ABE

答案解析：药品检验人员是具备相应专业技术人员，不包括见习期人员、外来进修人员和实习人员。检验过程中，应按照原始记录要求如实记录，不可以事先记录、补记和转抄。

8. 参考答案：ABD

答案解析：《英国药典》（BP），《日本药局方》（JP）。

9. 参考答案：ABCDE

答案解析：药物标准中的检查项目包括安全性检查、有效性检查、均一性检查、纯度检查、药物制剂质量一致性评价。

10. 参考答案：ABCDE

答案解析：国家药物标准由凡例、正文及其引用的通则共同构成。

二、简答题

1. 参考答案：

影响因素试验包括高温试验：供试品开口置适宜的洁净容器中，60℃温度下放置10天，于第5天和第10天取样，按稳定性重点考察项目进行检测。

高湿度试验：供试品开口置恒湿密闭容器中，在25℃分别于相对湿度90%±5%条件下放置10天，于第5天和第10天取样，按稳定性重点考察项目要求检测，同时准确称量试验前后供试品的重量，以考察供试品的吸湿潮解性能。

强光照射试验：供试品开口放在装有日光灯的光照箱或其他适宜的光照装置内，于照度为 4500lx±500xl 的条件下放置 10 天，于第 5 天和第 10 天取样，按稳定性重点考察项目进行检测，特别注意供试品的外观变化。

破坏试验：根据药物的性质必要时可设计破坏试验条件，探讨 pH 与氧及其他必要的条件对药物稳定性的影响，并研究降解产物的分析方法。

2. 参考答案：试验中的"空白试验"，系指在不加供试品或以等量溶剂替代供试液的情况下，按同法操作所得的结果；含量测定中的"并将滴定的结果用空白试验校正"，系指按供试品所耗滴定液的量（ml）与空白试验中所耗滴定液的量（ml）之差进行计算。

（张海珠）

第二章 药物的鉴别

一、选择题

A 型题（最佳选择题）

1. 参考答案：D
答案解析：药物鉴别试验是根据药物的分子结构、理化性质，采用物理、化学或生物学方法来判断已知药物的真伪。

2. 参考答案：C
答案解析：薄层色谱法用于药物的鉴别时，鉴别的依据是样品所显斑点的颜色和位置应与标准物质色谱图斑点一致。斑点面积的大小，不是鉴别的依据，但可以反映含量的高低。

3. 参考答案：D
答案解析：具有芳伯氨基的药物，在盐酸酸性条件下，与亚硝酸钠反应生成重氮盐，遇到碱性β-萘酚试液生成由粉红色到猩红色沉淀，该反应属于芳香第一胺反应。

4. 参考答案：A
答案解析：芳香第一胺反应主要针对芳伯氨基官能团。

5. 参考答案：E
答案解析：该方法属于显微鉴别法，通过对何首乌的粉末进行显微观察，并选出特征性结构为鉴别何首乌提供依据，还可进行表面或断面观察。

6. 参考答案：C
答案解析：丙二酰脲类反应是巴比妥类药物母核的反应，鉴别反应有银盐反应和铜盐反应，收载在《中国药典》第四部通则0301"一般鉴别试验"项下：取供试品50mg，加吡啶溶液（1→10）5ml，溶解后加铜吡啶试液1ml，即显紫色或生成紫色沉淀。

7. 参考答案：B
答案解析：药物在制剂过程，需要加入辅料等其他物质，因此首选鉴别方法是同时具有分析和分离能力的色谱法鉴别，从而排除辅料等其他物质对主成分的干扰。

8. 参考答案：E
答案解析：药物鉴别试验中，需要考察方法的耐用性，只有当测定条件有小的变动时不影响测定结果才行。或者是定标准的时候限定相应的条件，如色谱柱的型号、pH 等。

9. 参考答案：E
答案解析：比旋度是指在一定温度和波长下，偏振光透过长 1dm 且每 1ml 中含有旋光性物质 1g 的溶液时测得的旋光度。

10. 参考答案：C
答案解析：水杨酸及其盐类，在中性或弱酸性条件下，与三氯化铁试液生成配位化合物，在中性时呈红色，弱酸性时呈紫色。

B 型题（配伍选择题）

[1～4]
参考答案：1. A　2. B　3. A　4. B
答案解析：一般鉴别试验对无机药物是根据其组成的阴离子和阳离子的特殊反应，第 3 题是利用氯离子的鉴别试验；对有机药物则大都采用典型的官能团反应，第 1 题是利用水杨酸类药物的酚羟基官能团反应。专属鉴别试验是证实某一药物的依据，第 2、4 题是根据每一种药物结构中某些特有的灵敏的定性反应，来鉴别药物的真伪。

[5～9]
参考答案：5. B　6. C　7. A　8. B　9. D
答案解析：加过量的氢氧化钠试液后，加热，发生氨臭；遇用水湿润的红色石蕊试纸，能使之变蓝色是鉴别铵盐的方法，铵盐遇碱产生氨气的反应。硫酸根与钡离子、铅离子均可生成白色沉淀。硝酸盐与硫酸和铜丝反应后，生成 NO_2 红棕色气体。氯化物加等量的二氧化锰，酸性条件加热后，产生氯气，氯气可使湿润的碘化钾淀粉试纸显蓝色。

[10～15]
参考答案：10. D　11. A　12. C　13. B　14. D
15. B
答案解析：原子分光光度法和质谱法用于药物的鉴别试验都属于光谱鉴别法。

[16～20]
参考答案：16. C　17. B　18. A　19. E　20. D
答案解析：钠的火焰，显黄色；钾的火焰，显紫色，如有钠盐混存，需通过蓝色钴玻璃将钠焰的黄色滤去，此时火焰显粉红色。钙的火焰，显砖红色。钡的火焰，显黄绿色。

X 型题（多项选择题）

1. 参考答案：ABCDE
答案解析：对于原料药的鉴别，还应结合性状项下的外观和物理常数进行确认。药物的性状反映了药物特有的物理性质，一般包括外观、臭、味、溶解度和物理常数等。

2. 参考答案：ABCDE

答案解析：药物的鉴别方法要求专属性强、灵敏度高、操作简便、快速、安全等。

3. 参考答案：ABCDE

答案解析：化学鉴别法必须具有反应迅速、现象明显的特点，包括测定生成物熔点，在适当条件下产生颜色、荧光或使试剂褪色，发生沉淀反应或产生气体。

4. 参考答案：ACDE

答案解析：该反应为一般鉴别试验中的水杨酸反应，主要针对酚羟基。阿司匹林没有酚羟基，水解后才能使酚羟基游离出来，所以不能直接与三氯化铁试液反应生成有色配合物。

5. 参考答案：CE

答案解析：鉴别的目的在于判定被分析物是目标化合物，而非其他物质，因此用于鉴别的分析方法要求具有较强的专属性。鉴别试验一般需要对方法的专属性和耐用性进行验证。

6. 参考答案：ABCDE

答案解析：鉴别试验必须在规定的条件下完成，否则将会影响结果的判断。影响鉴别反应的因素主要有被测物浓度、试剂的用量、溶液的温度、pH、反应时间和干扰物等。

7. 参考答案：BE

答案解析：指纹图谱有其实际意义，但不能适应全部中药自身的特点。中药尤其是复方制剂，成分复杂，而且不同制药企业对同种药材工艺也不能保证一致，因此无法用同一个指纹图谱适用于所有中药或中药制剂。中药指纹图谱鉴别方法中，色谱法是中药指纹图谱建立的首选和主要方式，因为色谱法的专属性更强。

8. 参考答案：ACDE

答案解析：用红外光谱进行鉴别试验时，《中国药典》采用标准图谱对照法。其试样制备方法有四种：压片法、糊法、膜法、溶液法。

9. 参考答案：ABCDE

答案解析：在鉴别试验中加入的各种试剂一般都是过量的，鉴别试验多采用观察沉淀、颜色或测定各种光学参数的变化来判断结果，所加试剂的浓度和种类直接影响上述参数的变化，必须严格规定。

10. 参考答案：BE

答案解析：气相色谱法属于色谱鉴别法，红外标准图谱比对法属于光谱鉴别法，总皂苷特征图谱鉴别法属于指纹图谱与特征图谱鉴别法。生物学鉴别法属于利用药效学和分子生物学等有关技术来鉴定药物品质的一种方法，通常分为生物效价测定法和基因鉴别法两大类。

二、简答题

1. 参考答案：

一般鉴别试验是依据某一类药物的化学结构或理化性质的特征，通过化学反应来鉴别药物的真伪。对无机药物是根据其组成的阴离子和阳离子的特殊反应；对有机药物则大多采用典型的官能团反应。专属鉴别试验是证实某一种药物的依据，它是根据每一种药物化学结构的差异及其所引起的物理化学特性不同，选用某些特有的灵敏的定性反应，来鉴别药物的真伪。

2. 参考答案：

（1）化学鉴别法：包括呈色反应、沉淀生成反应、荧光反应、气体生成反应、使试剂褪色、测定生成物的熔点等鉴别法。

（2）光谱鉴别法：包括紫外光谱、红外光谱、近红外光谱、原子吸收、磁共振、质谱、粉末X射线衍射鉴别法等。

（3）色谱鉴别法：包括薄层色谱、高效液相色谱、气相色谱鉴别法等。

（4）显微鉴别法。

（5）生物学法。

（6）指纹图谱与特征图谱鉴别法。

（张海珠）

第三章 药物的杂质检查

一、选择题

A 型题（最佳选择题）

1. 参考答案：A
答案解析：原料药生产过程中引入的杂质是指在合成或半合成过程中，未完全反应的起始原料、反应的中间体、反应副产物和分降解产物，以及参与反应的试剂溶剂和催化剂等，如果经过静置仍然未能从目标原料药产品中除去的；制剂生产过程中引入的杂质，则主要来源于原料药及辅料中自身含有的杂质、原料药的分降解产物，以及在制剂生产工艺过程中原料药与辅料相互作用而产生的杂质。

2. 参考答案：E
答案解析：药物在储藏过程中，受环境相关因素的影响，在药物中引入的杂质，如在温度、湿度、日光、空气等外界条件影响下，或因微生物的作用，使药物发生水解、氧化、分解、异构化、晶型转变、聚合、潮解和发霉等变化而产生有关的杂质，均为储藏过程中引入的杂质。

3. 参考答案：B
答案解析：《中国药典》通则规定在杂质的限量检查法中规定了氯化物、硫酸盐、硫化物、硒、氟、氰化物、铁盐、铵盐、重金属、砷盐，以及干燥失重、水分、炽灼残渣、易碳化物和有机溶剂残留量等项目的检查方法，以上检查项目属于一般杂质检查。

4. 参考答案：A
答案解析：略。

5. 参考答案：B
答案解析：略。

6. 参考答案：C
答案解析：略。

7. 参考答案：A
答案解析：化学方法检查杂质一般包括显色反应检查法、沉淀反应检查法、生成气体的检查法和滴定法。

8. 参考答案：C
答案解析：略。

9. 参考答案：C
答案解析：略。

10. 参考答案：D
答案解析：略。

11. 参考答案：E
答案解析：略。

12. 参考答案：A
答案解析：略。

13. 参考答案：B
答案解析：硫代乙酰胺法的原理是硫代乙酰胺在弱酸性（pH 3.5）条件下水解，产生硫化氢，与重金属离子生成黄色到棕黑色的硫化物混悬液，与一定量标准铅溶液经同法处理后所呈颜色比较，判定供试品中间数是否符合限量规定。

14. 参考答案：D
答案解析：炽灼残渣处理过程中，温度越高，重金属损失越多，故炽灼残渣用于重金属检查时，炽灼处理中，既应控制炽灼温度在500～600℃，同时应该控制炽灼时间。

15. 参考答案：B
答案解析：锌粒及供试品中可能含有少量硫化物，在酸性液中能产生硫化氢气体，与溴化汞作用生成硫化汞的色斑也干扰砷斑试验结果，用乙酸铅棉花吸收硫化氢，可消除硫化氢的影响。

16. 参考答案：D
答案解析：对于含锑的药物，用古蔡氏法检查砷盐时，锑盐也可被还原为锑化氢，与溴化汞试纸作用，产生灰色锑斑，干扰砷斑的检出，可改用白田道夫法检查砷盐。

17. 参考答案：E
答案解析：略。

18. 参考答案：B
答案解析：略。

19. 参考答案：A
答案解析：略。

B 型题（配伍选择题）

[1～3]
参考答案：1. A　2. B　3. C
答案解析：略。

[4～6]
参考答案：4. B　5. A　6. C
答案解析：略。

[7～9]
参考答案：7. B　8. C　9. A
答案解析：略。

X 型题（多项选择题）

1. 参考答案：ABCD

答案解析：《中国药典》将任何影响药品纯度的物质均称为杂质，药物中的杂质无治疗作用，或者可影响药物的稳定性和疗效，甚至损害人们的健康。

2. 参考答案：ABCDE

答案解析：略。

3. 参考答案：ABCDE

答案解析：《中国药典》通则在杂质的限量检查法中规定了氯化物、硫酸盐、硫化物、硒、氟、氰化物、铁盐、铵盐、重金属、砷盐，以及干燥失重、水分、炽灼残渣、易碳化物和有机溶剂残留量等项目的检查方法，以上检查项目属于一般杂质检查。

4. 参考答案：ABCDE

答案解析：略。

5. 参考答案：CD

答案解析：信号杂质一般无毒（如氯化物、硫酸盐），但其含量的多少可反映出药物的纯度、生产工艺水平及生产过程中的问题。

6. 参考答案：ABC

答案解析：药物中杂质限量的控制方法一般分为两种：一种为限量检查法（limit test）；另一种是定量测定法。限量检查法进行限量检查时多数采用对照法，此外还可采用灵敏度法和比较法。

7. 参考答案：ABC

答案解析：略。

8. 参考答案：ABCD

答案解析：略。

9. 参考答案：ACD

答案解析：杂质检查色谱方法包括薄层色谱（TLC）、高效液相色谱法（HPLC）、气相色谱法（GC）。

10. 参考答案：BD

答案解析：杂质检查光谱方法包括紫外-可见分光光度法、红外分光光度法、原子吸收分光光度法。

11. 参考答案：BC

答案解析：铁盐检查法的原理是：$Fe^{3+}+6SCN^{-}$ →$[Fe（SCN）_6]^{3-}$。

12. 参考答案：ACD

答案解析：略。

13. 参考答案：ADE

答案解析：略。

二、简答题

1. 参考答案：

五价砷在酸性溶液中也能被金属锌还原为砷化氢，但生成砷化氢的速度较三价砷慢。故加入碘化钾及氯化亚锡将五价砷还原为三价砷，碘化钾被氧化生成的碘又可被氯化亚锡还原为碘离子，碘离子与反应中产生的锌离子能形成稳定的配位离子，有利于生成砷化氢的反应不断进行。

2. 参考答案：

一般杂质是指在自然界中分布较广泛，在多种药物的生产和储藏过程中容易引入的杂质，它们含量的高低与生产工艺水平密切相关，所以也常被称为信号杂质；特殊杂质是指在特定药物的生产和储藏过程中引入的杂质，也常称为有关物质（related substances/compounds），这类杂质随药物的不同而不同。

三、计算题

1. 参考答案：

$$L=\frac{cV}{S}\times100\%=\frac{10\times6\times10^{-6}}{0.30}\times100\%=0.02\%$$

2. 参考答案：

$$V=\frac{LS}{c}\times100\%=\frac{20\times10^{-6}\times1.0}{10\times10^{-6}}\times100\%=2(ml)$$

3. 参考答案：

$$c_{酮胺}=\frac{A}{E_{1cm}^{1\%}\times100}=\frac{0.06}{154\times100}=0.39\times10^{-5}(g/ml)$$

$$c_{盐酸甲氧明}=\frac{0.15}{100}=1.5\times10^{-3}(g/ml)$$

$$L=\frac{c_{酮胺}}{c_{盐酸甲氧明}}\times100\%=\frac{0.39\times10^{-5}}{1.5\times10^{-3}}\times100\%=0.26\%$$

4. 参考答案：

$$L=\frac{杂质最大允许量}{供试品量}\times100\%=\frac{50\times10}{20\times10}\times100\%$$
$$=0.25\%$$

（赵明智）

第四章 药物的含量测定方法与验证

一、选择题

A 型题（最佳选择题）

1. 参考答案：D

答案解析：原料药（API）的含量（或效价），除另有规定外，均按所含有效物质的重量百分数（%）表示，当含量上限规定不得超过101.0%时，可以不标明。

2. 参考答案：D

答案解析：百分吸光系数（E），其物理意义：当溶液浓度为1%（每100ml中含被测物质1g），液层厚度为1cm时的吸光度数值。

3. 参考答案：C

答案解析：《中国药典》规定，滴定度系指每1ml规定浓度的滴定液所相当的被测药物的重量，用毫克（mg）表示。

4. 参考答案：E

答案解析：容量分析法具有方法简便易行，方法耐用性高，测定结果准确，方法专属性差等特点，因准确度高，被广泛用于原料药物的含量测定。

5. 参考答案：B

答案解析：提取分离法指用适当的与水混溶的极性有机溶剂将被测物质与试验样品基质分离的过程，主要应用于基质复杂的分析样品的制备，如糖浆剂、软膏剂、栓剂等辅料干扰严重的半固体制剂分析时的样品制备。

6. 参考答案：A

答案解析：含氟药物中有机氟元素的鉴别或含氟量的定量分析一般选用茜素氟蓝比色法，使用本法进行有机破坏时，其燃烧产物为单一的氟化氢，可用水为吸收液。

7. 参考答案：C

答案解析：《中国药典》规定，品种正文项下规定的色谱条件，除固定相种类、流动相组分、检测器类型不得改变外，其余如色谱柱内径与长度、填充剂粒径、流动相流速、流动相组分比例、柱温、进样量、检测器灵敏度等，均可适当改变，以达到系统适用性试验的要求。

8. 参考答案：C

答案解析：HPLC定性测定时，可根据保留时间进行定性。

9. 参考答案：A

答案解析：HPLC定量测定时，可根据供试品或仪器的具体情况以峰面积或峰高计算。

10. 参考答案：C

答案解析：专属性系指在其他成分（如杂质、降解物、辅料等）存在下，采用的分析方法能正确测定被测物质的能力。

11. 参考答案：D

答案解析：准确度系指用该方法测定的结果与真实值或参考值接近的程度，一般用回收率（%）表示。

12. 参考答案：E

答案解析：线性系指在设计的范围内，测定响应值与试样中被测物质浓度之间成正比关系的程度，应列出回归方程、相关系数和线性图（或其他数学模型）。

B 型题（配伍选择题）

[1～7]

参考答案：1. F　2. C　3. D　4. A　5. E　6. B　7. G

答案解析：

线性：指在设计范围内，测定响应值与试样中被测物质浓度之间成正比关系的程度。专属性：指在其他成分（如杂质、降解物、辅料等）存在下，采用的分析方法能正确测定被测物质的能力。检测限：指试样中被测物质能被检测出来的最低量。准确度：指用该方法测定的结果与真实值或参考值接近的程度。定量限：指试样中被测物质能被定量测定的最低量。精密度：指在规定条件下，同一份均匀供试品，经多次取样测定所得结果之间的接近程度。耐用性：指在测定条件有小的变动时，测定结果不受影响的承受程度。

[8～10]

参考答案：8. C　9. A　10. B

答案解析：

拖尾因子：用于评价色谱峰的对称性，其计算公式为 $T = \dfrac{W_{0.05h}}{2d_1}$ 。

分离度：用于评价待测物质与被分离物质之间的程度，是衡量色谱分离效能的关键指标，其计算公式为

$$R = \frac{2(t_{R_2} - t_{R_1})}{W_1 + W_2}$$

比移值：薄层色谱法中原点到斑点中心的距离与原点到溶剂前沿的距离的比值。

$$R_f = \frac{a}{b}$$

X 型题（多项选择题）

1. 参考答案：ACE

答案解析：紫外-可见分光光度法测定时，除应定期对所用仪器进行全面校正检定外，还需对波长、吸光度的准确度、杂散光进行校正和检定。

2. 参考答案：ACD

答案解析：色谱系统的适用性试验通常包括理论塔板数、分离度（除另有规定外，待测物质峰与相邻色谱峰之间的分离度 R 应大于 1.5）、灵敏度、拖尾因子（以峰高作定量参数时，除另有规定外，拖尾因子 T 值应在 0.95～1.05 范围内）和重复性（$n=5$，RSD% 应不大于 2.0%）等 5 个参数。

3. 参考答案：ABDE

答案解析：容量分析法具有方法简便易行，方法耐用性高，测定结果准确（适用于对准确度要求较高的试验的分析），方法专属性差等特点。

4. 参考答案：BCDE

答案解析：紫外吸收光谱法用于含量测定的方法一般有以下 4 种：对照品比较法、吸收系数法、计算分光光度法和比色法。

5. 参考答案：AB

答案解析：高效液相色谱法定量测定时，常用以下两种方法：内标法，可避免因供试品前处理及进样体积误差对结果的影响；外标法，操作简便，但要求进样量准确及操作条件稳定。

6. 参考答案：ABCDE

答案解析：酸破坏法是以强酸为分解剂的有机破坏法，常在液态下完成，故亦称湿法破坏，包括凯氏定氮法；碱破坏法是以金属氧化物、氢氧化物或盐作为分解剂的有机破坏法，系将含待分析元素的有机药物与分解剂混合后经高温炽灼灰化，使有机结构分解而待分析元素转化为可溶性无机盐的过程，亦称干法或高温炽灼法；氧瓶燃烧法是以氧气作为分解剂的有机破坏法。

7. 参考答案：ABCDE

答案解析：专属性系指在其他成分（如杂质、降解物、辅料等）存在下，采用的分析方法能正确测定被测物质的能力；药物鉴别试验、杂质检查、溶出度测定和含量测定方法，均应考察其专属性。

8. 参考答案：CDE

答案解析：杂质限量检查需对专属性、检测限、耐用性等内容进行验证。

二、计算题

1. 参考答案：

$$T = m \times \frac{a}{b} \times M$$

$$= 0.016\,67 \times \frac{3}{2} \times 137.14$$

$$= 3.429(\text{mg/ml})$$

2. 参考答案：

$$含量\% = \frac{V \times T \times F}{W_{取样量}} \times 100\%$$

$$= \frac{20.00 \times 17.92 \times \dfrac{0.1010}{0.1}}{0.3630 \times 10^3} \times 100\%$$

$$= 99.72\%$$

3. 参考答案：

$$含量\% = \frac{(V_O - V_S) \times T_{Br_2} \times F}{W_{取样量}} \times 100\%$$

$$= \frac{(25.12 - 17.10) \times 13.01 \times 1.003}{0.1053 \times 10^3} \times 100\%$$

$$= 99.39\%$$

4. 参考答案：

$$c_X = \frac{A_X \times c_R \times D}{A_R}$$

$$= \frac{0.325 \times 1.00 \times 10^{-1} \times \dfrac{100}{10}}{0.400}$$

$$= 8.125 \times 10^{-1}(\text{mol/L})$$

5. 参考答案：

$$标示量\% = \frac{A \times D \times \overline{W}}{E_{1cm}^{1\%} \times 100 \times W_{取样量} \times B} \times 100\%$$

$$= \frac{0.435 \times \dfrac{100 \times 100}{5} \times \dfrac{1.2060}{10}}{915 \times 100 \times 0.047\,36 \times 25 \times 10^{-3}} \times 100\%$$

$$= 96.85\%$$

6. 参考答案：

$$标示量\% = \frac{A_X \times c_R \times D \times \overline{W}}{A_R \times W_{取样量} \times B} \times 100\%$$

$$= \frac{398\,377 \times 0.22 \times 10^{-3} \times \dfrac{5.5435}{10}}{393\,244 \times 0.030\,49 \times 0.4} \times 100\%$$

$$= 101.3\%$$

7. 参考答案：

$$c_S = c_S' = 0.30 \times \frac{5}{25} = 0.06(\text{mg/ml})$$

$$c_R = \frac{36.2}{100} \times \frac{5}{25} = 0.0724 (\text{mg/ ml})$$

$$f = \frac{A_S / c_S}{A_R / c_R} = \frac{6\,125\,843 / 0.06}{5\,467\,824 / 0.0724} = 1.3519$$

$$c_X = f \times \frac{A_X}{A_S' / c_S'}$$

$$= 1.3519 \times \frac{5\,221\,345}{6\,122\,845 / 0.06}$$

$$= 0.069\,17 (\text{mg/ ml})$$

$$含量\% = \frac{c_X \times D}{W_{取样量}} \times 100\%$$

$$= \frac{0.069\,17 \times \dfrac{25 \times 100}{5}}{35.5} \times 100\%$$

$$= 97.42\%$$

（孙孔春）

第五章 体内药物分析

一、选择题

A 型题（最佳选择题）

1. 参考答案：A
答案解析：体内药物分析采用的体内样品包括血液、尿液、唾液、头发、脏器组织、乳汁、精液、脑脊液、泪液、胆汁、胃液、胰液、淋巴液、粪便等样品。其中最常用的是血浆和血清，因为它们可以较好地体现药物浓度和治疗作用之间的关系。

2. 参考答案：D
答案解析：头发作为体内样品常用于药物滥用的检测或微量元素的测定。

3. 参考答案：D
答案解析：唾液可用于某些药物的临床治疗检测，其中苯妥英的唾液浓度被认为可以代表血浆中游离药物的浓度。

4. 参考答案：E
答案解析：全血样品室温放置或从 2～8℃储存处取出恢复室温之后，可明显分为上、下两层，其中上层为血浆，下层为血细胞，但轻微摇动即可混匀。

5. 参考答案：D
答案解析：此为血清制备过程。血浆的制备是将采集的静脉血液置于含有抗凝剂的试管中，混合后，以约 $1000 \times g$ 离心力，离心 5～10min，所得的淡黄色上清液。

6. 参考答案：B
答案解析：健康人排出的尿液是淡黄色和黄褐色的，pH 在 4.8～8.0 范围内。放置后会析出盐类，并有细菌繁殖、固体成分的崩解，因而使尿液变浑浊。不同唾液腺分泌液的组成受时辰、饮食、年龄、性别及分泌速度变化等因素的影响，唾液的 pH 为 6.2～7.4，当分泌在增加时，pH 会更高。

7. 参考答案：E
答案解析：一些药物的唾液浓度（S）与血浆游离浓度（P）呈现密切相关，只有在 S/P 恒定的情况下，在治疗药物监测时，有可能利用测定 S 代替 P 进行。另外，唾液样品也可用于药动学的研究。

8. 参考答案：D
答案解析：采用液-液萃取法时，体内样品溶液（水相）pH 的选择主要由待测药物的 pK_a 确定。

当 pH 与 pK_a 相等时，50% 的药物以非电离形式存在。对于碱性药物的最佳 pH 为高于 pK_a 1～2个 pH 单位；对于酸性待测药物，则要低于 pK_a 1～2 个 pH 单位。这样就可以使得 90% 的药物以非电离形式存在，而更易溶于有机溶剂中。

9. 参考答案：C
答案解析：溶剂沉淀法是去除蛋白质的方法之一。加入与水相混溶的有机溶剂（亲水性有机溶剂），溶液的介电常数下降，蛋白质分子间的静电引力增加而聚集；同时亲水性有机溶剂的水合作用使蛋白质水化膜脱水而析出沉降，并使与蛋白质以氢键及其他分子间力结合的药物释放出来。常用的水溶性有机溶剂有乙腈、甲醇、丙酮、四氢呋喃等。

10. 参考答案：A
答案解析：血样分析主要用于药动学、生物利用度、临床治疗药物检测、内源性活性物质的研究等。

B 型题（配伍选择题）

[1～5]
参考答案：1.B 2.C 3.A 4.B 5.A
答案解析：全血样品室温放置或从 2～8℃储存处取出恢复室温之后，可明显分为上、下两层，其中上层为血浆，下层为血细胞，但轻微摇动即可混匀。将采集的静脉血液置于离心试管中，放置 30min～1h，以约 $1000 \times g$ 离心力，离心 5～10min，上层澄清的淡黄色液体为血清。血浆比血清分离得快，而且制取的量为全血的 50%～60%，血清只为全血的 20%～40%。

[6～9]
参考答案：6.A 7.B 8.C 9.A
答案解析：体内样品分析中常用的检测方法有色谱分析法、免疫分析法和生物学方法。色谱分析法可用于大多数小分子药物的药动学及代谢产物研究；目前色谱分析法，特别是色谱及其联用技术 LC-MS、LC-MS/MS 已经成为体内样品中药物及其代谢产物分析检测的首选方法。免疫分析法多用于临床 TDM 及蛋白质、多肽等生物大分子类物质的检测。微生物学方法属于生物学方法之一，可用于抗生素类药物的体内分析，如生物利用度、生物等效性或临床 TDM 等体内样品的测定，但生物学方法一般特异性较差，常需采用特异性高的方法（如色谱分析法）进行平行监测。

[10～15]

参考答案：10. B　11. C　12. A　13. B　14. A
15. C

答案解析：色谱条件的优化主要包括试剂与溶剂试验、生物基质试验、质控样品试验。试剂与溶剂试验：取待测药物的非生物基质溶液（通常为水溶液），按照拟定的分析方法进行衍生化反应、萃取分离等样品处理步骤后，进样分析以考察反应试剂对测定的干扰（方法选择性），通过改变试剂和溶剂的各种条件，减少其对药物测定的干扰。生物基质试验：取空白基质，如空白血浆，按照拟定的体内样品处理与样品分析方法操作，考察生物基质中的内源性物质对测定的干扰（方法选择性）。质控样品试验：取空白生物基质，按照试验样品中药物的预期浓度范围，加入一定量的分析物配制校正标样和 QC 样品，照"生物基质试验"项下方法试验，建立分析方法的定量范围与标准曲线，并进行方法学验证，考察内源性物质是否对待测药物或内标物构成干扰。

X 型题（多项选择题）

1. 参考答案：ABCDE

答案解析：体内药物分析采用的体内样品包括血液、尿液、唾液、头发、脏器组织、乳汁、精液、脑脊液、泪液、胆汁、胃液、胰液、淋巴液、粪便等。在进行动物试验研究药物体内吸收、分布状态及药物过量中毒死亡患者的解剖检验时，常采用心、脾、胃、肠、肝、肾、肺、脑、肌肉、体脂等组织作为体内样品。在特殊情况下亦有采用乳汁、精液、泪液等生物体液。

2. 参考答案：BCE

答案解析：采样量少，体内样本采样量一般为数十微升至数毫升；药物的代谢产物也往往干扰原型药物的分析。

3. 参考答案：ABCDE

答案解析：体内样品通常需经分离与浓集，或经化学衍生化处理后才能进行分析；对分析方法的灵敏度及选择性要求较高；分析工作量大，测定数据的处理和结果的阐明较为繁杂。基于这些特点，体内药物分析中常用的测定方法主要有色谱分析法，包括 GC、HPLC、LC-MS、LC-MS/MS、GC-MS、GC-MS/MS 等。

4. 参考答案：ABCDE

答案解析：略。

5. 参考答案：BCD

答案解析：血浆和血清都需要在采血后及时分离，一般最迟不超过 2h，分离后再置冰箱或冷冻柜中保存。冷冻（储存温度低于−20℃）既可以终止样品中酶的活性，又可以储存样品。冷冻的样品测定时，需临时解冻。解冻后的样品应尽量一次性测定完毕，而不要反复冻融（冷冻→融化→冷冻→融化），以防药物浓度下降。如果采集的样品不能一次性地测定完毕，则应以小体积分装储存，每次按计划取一定量数量进行测定。如果在反复冻融样品不可避免的情况下，应考察其冷冻和融化稳定性。

6. 参考答案：ABCDE

答案解析：分析方法的选择性部分取决于分析方法的特点，但主要取决于所采用的样品处理技术。常用的体内样品处理方法大致分为蛋白质沉淀法、分离与浓缩法、缀合物的水解、化学衍生法、微波萃取和微透析技术。

7. 参考答案：ABCDE

答案解析：分析方法验证内容包括分析方法的效能指标（特异性、标准曲线与定量范围、定量下限、精密度与准确度）与样品（包括体内样品、制备样品及标准储备液）稳定性及提取回收率的验证。

8. 参考答案：ACD

答案解析：蛋白质沉淀法包括溶剂沉淀法（常用甲醇、乙腈、丙酮、四氢呋喃）、中性盐析法（常用饱和硫酸铵、硫酸钠、硫酸镁、氯化钠、磷酸钠等）、强酸沉淀法（常用 10%三氯乙酸或 6%高氯酸溶液）、热凝固法（加热至 90℃）。

9. 参考答案：ABCE

答案解析：分析方法验证内容包括分析方法的效能指标（特异性、标准曲线与定量范围、定量下限、精密度与准确度）与样品（包括体内样品、制备样品及标准储备液）稳定性及提取回收率的验证。效能指标中均需采用 QC 样品进行验证。

10. 参考答案：ABCDE

答案解析：药物进入体内后，与血浆蛋白结合，同时部分经生物转化生成代谢物和缀合物。血药浓度测定大都采用测定游离型和结合型药物的总浓度。由于生物基质中存在内源性活性物质，也要测定其血药浓度排除干扰。

二、简答题

1. 参考答案：

体内样品具有的性质特点：

（1）采样量少，体内样本采样量一般为一般数十微升至数毫升。

（2）待测物浓度低。体内样本中待测药物及其代谢产物或内源性生物活性物质浓度通常在 $10^{-9} \sim 10^{-6}$ g/ml，甚至低至 10^{-12} g/ml。

（3）干扰物质多。生物样本，尤其是血样中含有蛋白质、脂肪、尿素等有机物和 Na^+、K^+ 等大量内源性物质通常对测定构成干扰，且体内的内源性物质可与药物结合，也能干扰测定；即使是药物的代谢产物也往往干扰原形药物的分析。

体内药物分析的特点：

（1）体内样品通常需经分离与浓集或经化学衍生化处理后才能进行分析。

（2）对分析方法的灵敏度及选择性要求较高。

（3）分析工作量大，测定数据的处理和结果的阐明较为繁杂。

2. 参考答案：

（1）溶剂沉淀法：常用的水溶性有机溶剂有乙腈、甲醇、丙酮、四氢呋喃。

（2）中性盐析法：常用的中性盐有饱和硫酸铵、硫酸钠、硫酸镁、氯化钠、磷酸钠等。

（3）强酸沉淀法：常用的强酸有 10%三氯乙酸或 6%高氯酸溶液。

（4）热凝固法：加热温度视待测组分的热稳定性而定，通常可加热至 90℃，但只能除去热变性蛋白质且只适用于热稳定性良好的药物。

（张海珠）

第六章 芳酸类非甾体抗炎药的分析

一、选择题

A 型题（最佳选择题）

1. 参考答案：B
答案解析：水杨酸由于邻位游离羟基的氢能与羧基形成分子内氢键，更增强了羧基中氧氢键的极性，使其酸性进一步增强（pK_a=2.95）。

2. 参考答案：D
答案解析：美洛昔康中含有二价硫，高温分解产生硫化氢气体，遇乙酸铅生成硫化铅黑色沉淀。

3. 参考答案：B
答案解析：为避免双水杨酯的水解，《中国药典》以三氯甲烷为溶剂，采用水相萃取比色法检查。

4. 参考答案：D
答案解析：阿司匹林与碳酸钠试液加热水解，得水杨酸钠和乙酸钠，加过量稀硫酸酸化后，则生成白色水杨酸沉淀。

5. 参考答案：B
答案解析：阿司匹林与碳酸钠试液加热水解，得水杨酸钠和乙酸钠，加过量稀硫酸酸化后，则生成白色水杨酸沉淀，并发生乙酸的臭气。

6. 参考答案：A
答案解析：具有酚羟基结构的化合物可以与三氯化铁试液发生呈色反应。吲哚美辛不具有酚羟基，不能与三氯化铁试液反应。

7. 参考答案：C
答案解析：对乙酰氨基酚具有潜在的芳伯氨基，在稀盐酸中加热水解生成对氨基酚，后者具有游离的芳伯氨基，在酸性溶液中与亚硝酸钠试液进行重氮化反应，生成的重氮盐再与碱性β-萘酚偶合生成红色偶氮化合物。

8. 参考答案：D
答案解析：阿司匹林原料药与氢氧化钠作用，采用直接滴定法，反应的物质的量比是1:1，因此，滴定度为 18.02mg/ml。

9. 参考答案：E
答案解析：芳酸类非甾体抗炎药在进行酸碱滴定时，由于采用乙醇溶剂，在加入不同指示剂时，会对滴定结果造成一定的影响，因此需使用中性乙醇，中性是指对所用指示剂而言的。

10. 参考答案：A
答案解析：双水杨酯在酸碱直接滴定过程中，与氢氧化钠反应的物质的量比是1:1，如果在滴定过程中发生水解，此时与氢氧化钠反应的物质的量比是1:2，因此导致滴定结果偏高。

B 型题（配伍选择题）

[1～5]
参考答案：1. C　2. A　3. B　4. D　5. C
答案解析：对乙酰氨基酚分子结构中具有酚羟基和潜在芳伯氨基，因此可与三氯化铁试液呈色，并能发生重氮化-偶合反应。双氯芬酸钠分子结构中有氯元素，可显氯化物鉴别反应。美洛昔康结构中含有硫元素，热分解后产生硫化氢可与乙酸铅生成黑色硫化铅。酮洛芬具有二苯甲酮结构，在酸性条件下可与二硝基苯肼缩合生成呈色偶氮化合物。

[6～9]
参考答案：6. A　7. B　8. B　9. C
答案解析：上述 4 个药物均可采用直接滴定法进行含量测定，其中，阿司匹林易溶于乙醇，故采用中性乙醇溶解；二氟尼柳和萘普生在甲醇中的溶解度大，使用甲醇-水为溶剂；尼美舒利则使用丙酮为溶剂。

X 型题（多项选择题）

1. 参考答案：ACDE
答案解析：本类药物中，阿司匹林和双水杨酯具有酯键，吲哚美辛和尼美舒利等具有酰胺键，均可发生水解反应。

2. 参考答案：ABCE
答案解析：具有酚羟基结构的药物可以与三氯化铁发生呈色反应。水杨酸具有酚羟基结构；阿司匹林水解后具有酚羟基；吡罗昔康和美洛昔康噻嗪环上的烯醇式羟基具有酚羟基的性质，可在三氯甲烷中与三氯化铁呈色。双氯芬酸钠不具有酚羟基。

3. 参考答案：ABDE
答案解析：本类药物的分子结构中无氨基醇，因此不能采用双缩脲反应进行鉴别。

4. 参考答案：BD
答案解析：阿司匹林水解后酚羟基游离，可与三氯化铁试液显色。阿司匹林与碳酸钠共热，加过量稀硫酸酸化后，生成白色水杨酸沉淀。

5. 参考答案：ABDE
答案解析：阿司匹林需检查水杨酸和合成起始原料苯酚及合成中间体与副产物；对乙酰氨基酚要

检查合成工艺中的对氨基酚和对氯苯乙酰胺。

6. 参考答案：ABCDE

答案解析：本类药物原料药的含量测定，主要采用酸碱滴定法（直接滴定法、返滴定法或水解后剩余滴定法）。本类药物的制剂，主要采用紫外-可见分光光度法和高效液相色谱法。

7. 参考答案：DE

答案解析：阿司匹林在水中微溶，易溶于乙醇，故用乙醇为溶剂，但乙醇对酚酞指示剂可能显酸性，对滴定结果有影响，所以，乙醇在使用前先用氢氧化钠中和至对酚酞指示剂显中性。本法不需加热，加热可导致阿司匹林水解，影响滴定结果。

8. 参考答案：ABD

答案解析：对乙酰氨基酚分子结构中有游离酚羟基，可与三氯化铁发生呈色反应；具有潜在的芳伯氨基，可发生重氮化-偶合反应；具有紫外吸收，可采用紫外分光光度法鉴别。

9. 参考答案：ACE

答案解析：本类药物的原料药的含量测定，除个别品种外，主要采用酸碱滴定法。本类药物的制剂，主要采用紫外-可见分光光度法与高效液相色谱法。

10. 参考答案：ABCD

答案解析：本类药物制剂含量测定主要采用反向-离子对高效液相色谱法测定。

二、简答题

1. 参考答案：

测定过程：取阿司匹林约 0.4g，精密称定，加中性乙醇 20ml 溶解后，加酚酞指示液 3 滴，用氢氧化钠滴定液（0.1mol/L）滴定至淡红色。

采用中性乙醇：阿司匹林在水中微溶，易溶于乙醇，故使用乙醇作为溶剂。因乙醇对酚酞指示剂可能显酸性，可消耗氢氧化钠而使测定结果偏高。所以，乙醇在使用之前先用氢氧化钠中和至对酚酞指示剂显中性。

2. 参考答案：

（1）药物名称：阿司匹林。

（2）药物鉴别：①三氯化铁反应：本品加水煮沸，加三氯化铁试液，显紫堇色。②水解反应：本品与碳酸钠试液加热，加过量稀硫酸，生成白色沉淀和乙酸的臭气。

药物杂质检查：本品在合成过程中，受到原料、中间体和副产物的影响，因此需要检查游离水杨酸和有关物质，可采用高效液相色谱法进行检查。

药物含量测定：本品为片剂，因此可采用离子抑制-反相高效液相色谱法测定，外标法计算含量。

三、计算题

参考答案：

$$\frac{A_{对照品}}{A_{供试品}} = \frac{c_{对照品}}{c_{供试品}},$$

$$c_{供试品} = \frac{c_{对照品} \times A_{供试品}}{A_{对照品}} = \frac{10 \times 0.427}{0.431}$$

$$= 9.907(\mu g/ml)$$

$$含量\% = \frac{c_{供试品}}{c_{样品}} \times 100\% = \frac{9.907}{\dfrac{50 \times 1}{100 \times 50} \times 1000} \times 100\%$$

$$= 99.1\%$$

（张海珠）

第七章 苯乙胺类拟肾上腺素药物的分析

一、选择题

A 型题（最佳选择题）

1. 参考答案：A

答案解析：肾上腺素加盐酸溶解后，加水与三氯化铁试液反应显翠绿色，再加氨试液变紫色，最后变成紫红色。

2. 参考答案：C

答案解析：盐酸麻黄碱、盐酸伪麻黄碱、盐酸去氧肾上腺素药物分子结构中，芳环侧链具有氨基醇结构，可显双缩脲反应。

3. 参考答案：E

答案解析：苯乙胺类药物肾上腺素、盐酸异丙肾上腺素、重酒石酸去甲肾上腺素分子结构中具有酚羟基，易被碘、过氧化氢、铁氰化钾等氧化剂氧化而呈现不同的颜色；维生素 C 分子中的烯二醇基具有强的还原性，易被氧化为二酮基而成为去氢抗坏血酸。

4. 参考答案：D

答案解析：硫酸庆大霉素分子结构中无共轭体系，因此没有紫外吸收特性。

5. 参考答案：B

答案解析：苯乙胺类拟肾上腺素药物，其生产过程均存在酮体氢化还原制备工艺。若氢化过程不完全，易引入酮体杂质，影响药品质量。为此，对于有关苯乙胺类拟肾上腺素药物，规定检查相应的合成工艺杂质酮体。

6. 参考答案：D

答案解析：肾上腺素、盐酸异丙肾上腺素、重酒石酸去甲肾上腺素、盐酸去氧肾上腺素、盐酸甲氧明等苯乙胺类拟肾上腺素药物，要检查杂质酮体。

7. 参考答案：A

答案解析：《中国药典》对于有关苯乙胺类拟肾上腺素药物，规定检查相应的合成工艺杂质酮体，采用的方法是紫外分光光度法。例如，肾上腺素酮体杂质检查，规定用 HCl（9→1000）溶剂配制成浓度为 2.0mg/ml 的溶液，310nm 波长下测定，要求吸光度不得大于 0.05。

8. 参考答案：B

答案解析：盐酸克伦特罗分子结构中含有芳伯氨基，在酸性溶液中可与亚硝酸钠定量发生重氮化反应，生成重氮盐，可用永停滴定法指示反应

终点。

9. 参考答案：D

答案解析：盐酸去氧肾上腺素分子结构中存在苯酚结构，在酸性溶液中酚羟基的邻、对位活泼氢能与过量的溴定量地发生溴代反应，再以碘量法测定剩余的溴，根据消耗的硫代硫酸钠滴定液的量，计算供试品的含量。盐酸去氧肾上腺素与溴滴定液反应比是 1∶6，因此 1ml 溴滴定液（0.1mol/L）相当于 3.395mg 的盐酸去氧肾上腺素。

10. 参考答案：E

答案解析：重酒石酸间羟胺分子结构中具有脂肪伯氨基，显脂肪族伯胺专属的 Rimini 反应，可用于鉴别。

B 型题（配伍选择题）

[1～6]

参考答案：1. B 2. B 3. A 4. C 5. A 6. C

答案解析：水杨酸、对乙酰氨基酚分子结构中具有一个酚羟基；肾上腺素、盐酸异丙肾上腺素分子结构中具有两个酚羟基；阿司匹林、盐酸普鲁卡因分子结构中无酚羟基。

[7～10]

参考答案：7. B 8. A 9. C 10. D

答案解析：具有酚羟基的苯乙胺类药物，可与甲醛在硫酸中反应，形成具有醌式结构的有色化合物。肾上腺素显红色，盐酸异丙肾上腺素显棕色至暗紫色，重酒石酸去甲肾上腺素显淡红色，盐酸去氧肾上腺素为显玫瑰红→橙红→深棕红的变化过程。

X 型题（多项选择题）

1. 参考答案：ABCDE

答案解析：拟肾上腺素类药物大多具有苯乙胺的基本结构。《中国药典》收载了 14 种本类药物，包括肾上腺素、盐酸异丙肾上腺素、重酒石酸去甲肾上腺素、盐酸多巴胺、硫酸特布他林等。

2. 参考答案：ABE

答案解析：具有游离酚羟基结构的药物，可与三氯化铁试液在一定条件下发生呈色反应，可用于药物的鉴别。肾上腺素、重酒石酸去甲肾上腺素、水杨酸均具有酚羟基，盐酸异丙嗪可与钯离子发生呈色反应。

3. 参考答案：ABC

答案解析：苯乙胺类药物具有酚羟基，可以与铁

盐呈色；苯乙胺类药物，具有酚羟基，可与甲醛在硫酸中反应，形成具有醌式结构的有色化合物；本类药物有些芳环侧链具有氨基醇结构，可显双缩脲特征反应。硫色素反应是维生素 B_1 的专属鉴别反应；生物碱沉淀反应针对具有类似于生物碱结构的药物鉴别。

4. 参考答案：ACE

答案解析：盐酸麻黄碱、盐酸伪麻黄碱、盐酸去氧肾上腺素药物分子结构中，芳环侧链具有氨基醇结构，可显双缩脲反应。

5. 参考答案：ADE

答案解析：苯乙胺类拟肾上腺素药物在生产过程中均存在酮体氢化还原制备工艺，易引入酮体杂质，因此需要检查酮体。大多数苯乙胺类拟肾上腺素药物分子结构中存在手性碳原子，具有光学活性特征，采用测定比旋度值进行光学纯度检查，以控制药品的质量。收载的苯乙胺类拟肾上腺素药物除个别药物外，均要求进行有关物质检查。

6. 参考答案：ABCDE

答案解析：苯乙胺类拟肾上腺素药物的原料药多采用非水溶液滴定法测定含量，也有一些药物如盐酸去氧肾上腺素和重酒石酸间羟胺选择溴量法、盐酸克伦特罗选择亚硝酸钠法等；其制剂的测定方法较多，包括紫外分光光度法、比色法、高效液相色谱法等。

7. 参考答案：CDE

答案解析：常用的滴定剂是高氯酸滴定液，确定终点的方法常用电位滴定法和指示剂法，常用的指示剂为结晶紫、橙黄Ⅳ等。本类药物非水溶液滴定法所用的溶剂为冰醋酸，具有挥发性，且膨胀系数较大，因此温度和储存条件影响滴定剂的浓度。

8. 参考答案：BC

答案解析：盐酸去氧肾上腺素分子结构中具有酚羟基，可与 Fe^{3+} 配位显色，其芳环侧链具有氨基醇结构，可显双缩脲反应。

9. 参考答案：AD

答案解析：盐酸多巴胺分子结构中具有酚羟基，可与三氯化铁发生显色反应。具有共轭体系结构，以 0.5% 硫酸为溶剂，其紫外最大吸收波长为 280nm，可用于鉴别。

10. 参考答案：ACDE

答案解析：苯乙胺类拟肾上腺素药物分子结构中具有烃氨基侧链，其中 N 为仲胺氮，具有弱碱性。硫酸沙丁胺醇、肾上腺素、盐酸异丙肾上腺素、盐酸多巴胺均可以采用非水溶液滴定法测定含量。

二、简答题

1. 参考答案：

分别取样品各 10mg，加水 1ml 溶解后，加硫酸铜试液 2 滴与氢氧化钠溶液 1ml，即显紫色；加乙醚 1ml，振摇，放置，乙醚层显紫红色，水层变为蓝色的是盐酸麻黄碱；乙醚层不显色的为盐酸去氧肾上腺素。

2. 参考答案：

原理：生物碱盐类的非水滴定过程，实际是一个置换滴定，即强酸滴定液置换出与生物碱结合的较弱的酸

$$BH^+ \cdot A^- + HClO_4 \longrightarrow BH^+ \cdot ClO_4^- + HA$$

由于置换出的 HA 酸性强弱不同，则对滴定反应的影响也不同。生物碱中被置换出的无机酸根在乙酸中的酸性为高氯酸＞氢溴酸＞硫酸＞盐酸＞硝酸

若置换出的 HA 酸性较强，则反应不能进行到底，如测定生物碱氢卤酸盐时，氢卤酸能影响滴定终点，需加入定量的乙酸汞的冰醋酸溶液，以消除干扰。

有机碱的硫酸盐、磷酸盐可按常法滴定，目视法灵敏度较差，以较大量的醋酐代替冰醋酸为溶剂，可提高终点的灵敏度。

三、计算题

参考答案：

已知：高氯酸滴定液（0.1 mol/L）的浓度校正因子 $F=1.034$；滴定度 $T=24.77$mg/ml

计算盐酸异丙肾上腺素的百分含量。

$$含量\% = \frac{(V-V_0) \times F \times T}{S} \times 100\%$$

$$= \frac{(6.97-0.10) \times 1.034 \times 24.77}{0.1751 \times 1000} \times 100\%$$

$$= 100.49\%$$

（张海珠）

第八章 对氨基苯甲酸酯和酰苯胺类局麻药物的分析

一、选择题

A 型题（最佳选择题）

1. 参考答案：A
答案解析：盐酸普鲁卡因的分子结构中具有芳伯氨基，可发生重氮化-偶合反应。

2. 参考答案：D
答案解析：盐酸普鲁卡因含有酯键，易水解产生对氨基苯甲酸特殊杂质。

3. 参考答案：D
答案解析：《中国药典》收载的亚硝酸钠滴定法均采用永停滴定法指示终点。

4. 参考答案：E
答案解析：在采用外指示剂法指示终点时，碘化钾-淀粉指示剂是最为常用的指示剂。

5. 参考答案：B
答案解析：重氮化反应生成的重氮盐与碱性 β-萘酚偶合生成有色的偶氮染料。

6. 参考答案：C
答案解析：对乙酰氨基酚不具有弱碱性的脂烃胺侧链，不适用非水溶液滴定法。

7. 参考答案：A
答案解析：为了避免亚硝酸挥发和分解，滴定时宜将滴定尖端插入液面下约 2/3 处，一次将大部分亚硝酸钠滴定液在搅拌条件下迅速加入，使其尽快反应。

8. 参考答案：D
答案解析：因胺类药物的盐酸盐较其硫酸盐的溶解度大，反应速度也较快，所以多采用盐酸。

9. 参考答案：A
答案解析：盐酸丁卡因分子结构中不具有芳伯氨基，不会发生重氮化-偶合反应。

10. 参考答案：C
答案解析：利用对氨基酚在碱性条件下可与硝普酸钠生成蓝色配位化合物，而对乙酰氨基酚无此反应的特点，进行限量检查。

11. 参考答案：E
答案解析：普鲁卡因分子结构中有酯键，易发生水解反应，生成对氨基苯甲酸。

12. 参考答案：B

答案解析：永停滴定装置所用的是惰性的铂电极。

B 型题（配伍选择题）

[1～6]
参考答案：1. E 2. D 3. A 4. B 5. D 6. C
答案解析：盐酸普鲁卡因胺加三氯化铁与浓过氧化氢，缓缓加热至沸，显紫红色，随即变棕黑色；盐酸普鲁卡因具有酯基，与 10%氢氧化钠反应生成白色沉淀；对乙酰氨基酚结构中含有酚羟基，可以和三氯化铁直接反应显蓝紫色。盐酸丁卡因具有仲胺结构，可与亚硝酸反应，生成乳白色沉淀；盐酸利多卡因在碳酸钠试液中与硫酸铜发生显色反应，呈蓝紫色，溶于三氯甲烷显黄色；盐酸利多卡因在酸性溶液中与氯化钴反应生成亮绿色细小钴盐沉淀。

[7～12]
参考答案：7. A 8. D 9. B 10. C 11. D 12. C
答案解析：对乙酰氨基酚栓剂的含量测定用紫外分光光度法；咀嚼片用高效液相色谱法检查对氨基酚；盐酸普鲁卡因的含量测定可直接用亚硝酸钠滴定法；而醋氨苯砜经酸水解后可用亚硝酸钠滴定法测定其含量；盐酸利多卡因、盐酸丁卡因的含量测定是用非水溶液滴定法。

X 型题（多项选择题）

1. 参考答案：ABCDE
答案解析：用亚硝酸钠滴定法测定盐酸普鲁卡因的含量时，注意：加入适量溴化钾，过量盐酸，可加快反应速度；在室温（10～30℃）下滴定；滴定管尖端深入液面下约 2/3 处；用永停法指示终点。

2. 参考答案：BCDE
答案解析：亚硝酸钠滴定法中，可用于指示终点的方法有内指示剂法、永停法、外指示剂法、电位法，其中永停法是《中国药典》规定使用的方法。

3. 参考答案：ABC
答案解析：Ar-NHCOR 经水解后具有芳伯氨基；Ar-NO$_2$ 在锌和盐酸的条件下可生成芳伯氨基。

4. 参考答案：AB
答案解析：盐酸普鲁卡因胺含有芳伯氨基可用重

氮化-偶合反应进行鉴别；含有芳酰胺结构，可与浓过氧化氢溶液、三氯化铁作用形成羟肟酸铁配位化合物，呈紫红色溶液，随即变为暗棕色至棕黑色，可用于鉴别。

5. 参考答案：ABDE

答案解析：对乙酰氨基酚不具有弱碱性的脂烃胺侧链，不适用非水溶液滴定法。

6. 参考答案：ACDE

答案解析：盐酸普鲁卡因的性质：含有芳伯氨基，可发生重氮化-偶合反应；含有酯键，易水解，水解产物具有两性；其脂烃胺侧链有弱碱性；在红外光谱图中 $1692cm^{-1}$ 处有羰基的特征峰。

7. 参考答案：BDE

答案解析：芳伯氨基在酸性液中与亚硝酸钠定量反应，生成重氮盐。《中国药典》规定亚硝酸钠滴定法采用永停法指示终点。

8. 参考答案：ACD

答案解析：加入适量溴化钾，溴化钾与 HCl 作用产生溴化氢，溴化氢又与亚硝酸作用生成 NOBr。由于生成 NOBr 的平衡常数比生成 NOCl 的平衡常数约大 300 倍，即生成的 NOBr 量大得多，也就是供试液中 NO^+ 的浓度大得多，所以加速了重氮化反应的进行。

9. 参考答案：BCD

答案解析：肾上腺素、盐酸苯海拉明不属于芳胺类药物。

10. 参考答案：ABCDE

答案解析：药物的化学结构、酸及酸度、芳伯氨基的碱性强弱、反应温度、滴定速率均会影响重氮化反应。

11. 参考答案：BCE

答案解析：过量的酸有利于：重氮化反应速度加快；重氮化合物在酸性溶液中稳定；防止生成偶氮氨基化合物而影响测定结果。

12. 参考答案：ADE

答案解析：盐酸丁卡因、盐酸利多卡因不具有芳伯氨基或芳伯氨基特性。

二、简答题

1. 参考答案：

加入 KBr 的目的是使重氮化反应速度加快。

若供试液中仅有 HCl，则生成 NOCl，反应式：

$$HNO_2 + HCl \rightarrow NOCl + H_2O$$

加入适量溴化钾后，溴化钾与 HCl 作用产生溴化氢，溴化氢又与亚硝酸作用生成 NOBr。反应式：

$$HCl + KBr \longrightarrow HBr + KCl$$

$$HNO_2 + HBr \longrightarrow NOBr + H_2O$$

由于生成 NOBr 的平衡常数比生成 NOCl 的平衡常数约大 300 倍，即生成的 NOBr 量大得多，所以加速了重氮化反应的进行。

2. 参考答案：

对乙酰氨基酚的特殊杂质是对氨基酚。利用对氨基酚在碱性条件下可与亚硝酸铁氢化钠生成蓝色配位化合物，而对乙酰氨基酚无此反应的特点与对照品比较，进行限量检查。

三、计算题

1. 参考答案：

因为 $A = E \cdot c \cdot L$，即 $c = \dfrac{A}{E \cdot L}$，所以本品的实际浓度为 $c = \dfrac{0.589}{715 \times 1}$（g/100ml），此时，$c$ 值相当于原 250ml 中取出的 5ml 的重量，所以本品的实际含量 $W_{实} = c \times \dfrac{250}{5} = \dfrac{0.589}{715 \times 1} \times \dfrac{250}{5}$（g），故本品的含量 $\% = \dfrac{W_{实}}{W_{称}} = \dfrac{0.589}{715 \times 1} \times \dfrac{250}{5} \times \dfrac{1}{41.5 \times 10^{-3}} \times 100\% = 99.2\%$。

2. 参考答案：

本品的含量 $\% = \dfrac{W_{实}}{W_{称}} = \dfrac{27.28 \times 22.67 \times 10^{-3}}{0.6210} \times 100\% = 99.6\%$

答：本品含盐酸普鲁卡因 99.6%，符合规定。

（李艳红）

第九章 二氢吡啶类钙通道阻滞药物的分析

一、选择题

A 型题（最佳选择题）

1. 参考答案：C

答案解析：二氢吡啶类药物遇光极不稳定，易发生光化学歧化作用，引入杂质，因此各国药典规定需避光操作进行有关物质检测。

2. 参考答案：D

答案解析：二氢吡啶类药物遇光极不稳定，易降解氧化为杂质Ⅰ[2,6-二甲基-4-（2-硝基苯基）-3,5-吡啶二甲酸二甲酯]和杂质Ⅱ[2,6-二甲基-4-（2-亚硝基苯基）-3,5-吡啶二甲酸二甲酯]，选用分辨率高的 HPLC 进行检查。

3. 参考答案：C

答案解析：二氢吡啶类原料药含量测定采用容量法，利用二氢吡啶环的还原性，用硫酸铈进行氧化还原滴定。

4. 参考答案：B

答案解析：二氢吡啶类药物的硝基具有氧化性，易被还原剂还原。

5. 参考答案：B

答案解析：尼莫地平具有氧化性，可把亚铁盐(灰绿色为氢氧化亚铁吸附了溶液中的亚铁离子所致）氧化成红棕色的氢氧化铁沉淀。

6. 参考答案：A

答案解析：二氢吡啶环氨基质子遇碱可发生解离，与苯环共轭生成橙红色产物。

7. 参考答案：C

答案解析：二氢吡啶类药物含有 N 原子，具有生物碱的特性，可以与碘化铋钾等生物碱显色剂发生显色反应，可用于鉴别。

8. 参考答案：D

答案解析：苯磺酸氨氯地平软胶囊的含量测定采用 HPLC。

9. 参考答案：D

答案解析：在铈量法中，虽然 Ce^{4+} 具有黄色，Ce^{3+} 为无色，但由于 Ce^{4+} 的黄色不够深，不能作为指示滴定终点的自身指示剂，要选用适当的氧化还原指示剂，如邻二氮菲-亚铁指示剂。

10. 参考答案：E

答案解析：血浆中药物含量较低，宜选用灵敏度高的检测器进行检测。

B 型题（配伍选择题）

[1～10]

参考答案：1. D 2. A 3. F 4. E 5. G 6. G 7. H 8. B 9. C 10. C

答案解析：尼莫地平注射液可与氯化汞溶液，生成白色沉淀。硝苯地平 3，5 位取代基相同，因此不含手性碳。硝苯地平、尼卡地平、尼莫地平和尼群地平分子中含有硝基，在酸性下被锌粉还原为芳伯氨基，发生重氮化-偶合反应。二氢吡啶类药物的氧化性来自结构中的硝基，可将氢氧化亚铁氧化成氢氧化铁。二氢吡啶类药物 4 位都含有苯环，具有紫外吸收，具有 IR 吸收特性，可用 IR 鉴别。尼群地平软胶囊遇碘化铋钾试液，即发生橙红色浑浊。尼卡地平中滴加硫氰酸铬铵试液数滴，即生成粉红色沉淀。盐酸尼卡地平注射液含有盐酸分子可显氯化物的鉴别反应。

[11～16]

参考答案：11. F 12. D 13. A 14. C 15. B 16. E

答案解析：红外光谱专属性强，除部分光学异构体及长链烷烃同系物外，几乎没有两个化合物具有相同的红外光谱，是一种有效而可靠的定性分析工具。盐酸尼卡地平有弱碱性，JP 16 采用非水碱量法测定盐酸尼卡地平含量。薄层色谱简单、操作方便、具有分离功能，可排除药物中有关物质、制剂中辅料干扰。分子结构中具有共轭体系，在紫外光区有特征吸收可以采用紫外-可见分光光度法测定。高效液相色谱分辨率高，分离度好，既可用于药物的鉴别、检查，又可用于含量测定。铈量法反应简单，副反应少，特别适用于二氢吡啶类药物糖浆剂、片剂等制剂的含量测定。

[17～18]

参考答案：17. C 18. A

答案解析：二氢吡啶类药物具光敏性，遇光易变质。铈量法是利用二氢吡啶环的还原性进行氧化还原滴定。

X 型题（多项选择题）

1. 参考答案：ABC

答案解析：A 属于硝苯地平物理参数，二氢吡啶类药物遇光不稳定，易发生光化学歧化作用，苯环上的硝基具有氧化性，可被还原剂还原为芳伯氨基，发生重氮化-偶合反应。

2. 参考答案：ABCE

答案解析：二氢吡啶类药物分子中不含 S，不可发生硫色素反应。

3. 参考答案：ADE

答案解析：尼莫地平碱性较弱，且结构中含有不稳定的 1，4-二氢吡啶环及具有氧化性的硝基，《中国药典》采用铈量法和 HPLC 法。

4. 参考答案：AC

答案解析：降解氧化为杂质Ⅰ[2，6-二甲基-4-（2-硝基苯基）-3，5-吡啶二甲酸二甲酯，如 C 所示结构]和杂质Ⅱ[2，6-二甲基-4-（2-亚硝基苯基）-3，5-吡啶二甲酸二甲酯，如 A 所示结构]。

5. 参考答案：AD

答案解析：硝苯地平的 Cu 含有 2'-硝基苯环。

6. 参考答案：ABCDE

答案解析：以上条件都符合铈量法测定硝苯地平含量。

7. 参考答案：AC

答案解析：苯磺酸氨氯地平中有关物质Ⅰ用薄层色谱法进行检查，有关物质Ⅱ用高效液相色谱法进行检查。

8. 参考答案：BCDE

答案解析：红外光谱是有效而可靠的定性分析方法，一般不用于含量测定。

9. 参考答案：ABDE

答案解析：紫外分光光度法用于鉴别的参数有吸光度、吸收系数、最大吸收波长及最大和最小吸收度的比值。

10. 参考答案：ABCDE

答案解析：以上五项都符合。

二、简答题

1. 参考答案：

主要有硝苯地平、尼莫地平、尼群地平、苯磺酸氨氯地平等，结构都含有 1，4-二氢吡啶结构，可以发生亚铁盐反应、沉淀反应、还原后重氮化-偶合反应、与氢氧化钠反应显色等，常用的含量测定方法有铈量法和高效液相色谱法。

2. 参考答案：

硝苯地平含有 1，4-二氢吡啶结构，易发生光化学歧化作用，一般使用高效液相色谱法，分析检查时应注意避光操作。

三、计算题

1. 参考答案：

$$硝苯地平含量\% = \frac{FT \times (V - V_0)}{W \times 1000} \times 100\%$$

$$= \frac{0.9995 \times 17.32 \times (23.1 - 0.2)}{0.4001 \times 1000} \times 100\% = 99.1\%$$

2. 参考答案：

$$平均重量：\overline{W} = \frac{8.6675}{20} = 0.4334(g)$$

根据 HPLC 外标法：

$$c_X = c_R \times \frac{A_X}{A_R} = 20 \times \frac{42659}{42211} = 20.2(\mu g/ml)$$

c_X 为供试品的浓度；c_R 为对照品的浓度；A_X 为供试品的峰面积或峰高；A_R 为对照品的峰面积或峰高。

$$标示量\% = \frac{c_X \times V \times \overline{W}}{W \times B} \times 100\%$$

$$= \frac{20.2 \times 10^{-6} \times 50 \times \frac{50}{5} \times 0.4334}{0.2201 \times 20 \times 10^{-3}} \times 100\%$$

$$= 99.4\%$$

符合《中国药典》的要求。

（蒋孟圆）

第十章 巴比妥类药物及苯二氮䓬类镇静催眠药的分析

A 型题（最佳选择题）

1. 参考答案：A

答案解析：巴比妥类药物的母核环状结构中含有1，3-二酰亚胺基团，因而其分子能发生酮式-烯醇式互变结构，在水溶液中发生二级电离，故本类药物显弱酸性，能与强碱形成盐，一般为钠盐，其水溶液呈碱性，加酸酸化后，则析出结晶性的游离巴比妥类药物。

2. 参考答案：A

答案解析：巴比妥药物可根据其本身或某种试剂的反应产物的特殊晶型，进行同类或不同类药物的鉴别，某些巴比妥类药物可与重金属离子反应，生成具有特殊晶型的沉淀。巴比妥与硫酸铜-吡啶试液反应后生成十字形的紫色结晶；苯巴比妥反应后则生成浅紫色细小不规则或似菱形的结晶，其他巴比妥类药物则不能形成结晶，可以利用这一特征区分它们。

3. 参考答案：B

答案解析：巴比妥类药物分子结构中含有丙二酰脲（—CONHCONHCO—）基团，在适当的 pH 溶液中，可与 Cu^{2+} 反应呈色或产生有色沉淀。在此反应中，含氧巴比妥类药物呈紫堇色或生成紫色沉淀；含硫巴比妥类药物则显绿色。

4. 参考答案：D

答案解析：硫代巴比妥类药物分子中含有硫元素，可在氢氧化钠溶液中与铅离子反应生成白色沉淀；加热后，沉淀转变为硫化铅。本试验可供区别硫代巴比妥类药物与巴比妥类药物。

5. 参考答案：B

答案解析：司可巴比妥钠结构中含有烯丙基，分子中的不饱和键可与碘、溴或高锰酸钾作用，发生加成反应或氧化反应，而使碘、溴或高锰酸钾褪色。

6. 参考答案：D

答案解析：含有芳香取代基的巴比妥类药物，与硝酸钾及硫酸共热，可发生硝基化反应，生成黄色硝基化合物。

7. 参考答案：B

答案解析：《中国药典》采用 HPLC 法（主成分自身对照法）检查巴比妥的有关物质。

8. 参考答案：B

答案解析：苯二氮䓬类药物在强酸性溶液中，可水解，形成相应的二苯甲酮衍生物，这是本类药物的主要有关物质。

9. 参考答案：A

答案解析：地西泮加硫酸，振摇使溶解，在紫外线灯（365nm）下检视，显黄绿色荧光。

10. 参考答案：D

答案解析：苯二氮䓬类药物 N_1 位未取代者，与盐酸共热水解后，生成芳伯胺，可发生重氮化-偶合反应显色。例如，氯氮䓬和奥沙西泮的盐酸溶液（1→2），缓慢加热煮沸，放冷，依次加入亚硝酸钠和碱性 β-萘酚试液，生成橙红色沉淀，而奥沙西泮放置颜色变暗。

11. 参考答案：E

答案解析：氯氮䓬有关物质的检查用的是 HPLC 检查法中的主成分自身对照法，供试品溶液浓度较高，将供试品溶液加流动相稀释成低浓度的溶液作为对照溶液，所得结果，将供试品溶液产生的色谱图中各杂质峰与对照溶液产生的氯氮䓬峰（主峰）进行比较，均应符合要求。

B 型题（配伍选择题）

[1~6]

参考答案： 1. C 2. C 3. B 4. C 5. D 6. A

答案解析：

巴比妥类药物共性反应：与碱溶液共沸产生氨气；在碱性溶液中与硝酸银试液反应生成白色沉淀；加铜吡啶试液，即显紫色或生成紫色沉淀。

个性反应：司可巴比妥钠加碘试液，试液的棕黄色消失；苯巴比妥与硝酸钾及硫酸共热，可发生硝化反应。

[7~9]

参考答案： 7. A 8. C 9. A

答案解析：巴比妥类药物的紫外吸收光谱随着其电离级数不同，而发生显著的变化。在酸性溶液中，5，5-二取代和 1，5，5-三取代巴比妥类药物不电离，无明显的紫外吸收峰。在 pH 10 的碱性溶液中，发生一级电离，形成共轭体系结构，在 240nm 波长处有最大吸收峰。在 pH 13 的强碱性溶液中 5，5-二取代巴比妥类药物发生二级电离，引起共轭体系延长，导致吸收峰红移至 255nm；1，5，5-三取代巴比妥类药物，因 1 位取代基的存在，故不发生二级电离，最大吸收波长仍位于 240nm。

X 型题（多项选择题）

1. 参考答案：BCDE

答案解析：母核与铜吡啶试液反应呈紫色；不饱和取代基（丙烯基），可与碘、溴或高锰酸钾反应。

2. 参考答案：ABCE

答案解析：巴比妥类药物的分子结构中含有酰亚胺结构，与碱液共沸即水解，释放出氨气，能使红色石蕊试纸变蓝，此反应在 JP 中被用于鉴别异戊巴比妥和巴比妥；阿司匹林结构中具有酯键，与碳酸钠试液加热水解，得到水杨酸钠和乙酸钠，加过量稀硫酸酸化后，则生成白色水杨酸沉淀，并发生乙酸的臭气；盐酸普鲁卡因属于对氨基苯甲酸酯类药物，分子结构中含有酯键，故易水解，水解产物为对氨基苯甲酸（PABA）。

3. 参考答案：ACE

答案解析：丙二酰脲类的鉴别反应是针对巴比妥类药物母核环状丙二酰脲的反应，是巴比妥类药物共有的反应，主要的鉴别反应有银盐反应和铜盐反应。①银盐反应：取供试品约 0.1g，加碳酸钠试液 1ml 与水 10ml，振摇 2min，滤过，滤液中逐滴加入硝酸银试液，即生成白色沉淀，振摇，沉淀即溶解；继续滴加过量的硝酸银试液，沉淀不再溶解。②铜盐反应：取供试品 50mg，加吡啶溶液（1→10）5ml，溶解后，加铜吡啶试液 1ml，即显紫色或生成紫色沉淀。

4. 参考答案：AC

答案解析：苯巴比妥可与硫酸-亚硝酸钠反应，生成橙黄色产物，并随即变为橙红色，经试验，本法对巴比妥不显色，可用于区别苯巴比妥和其他不含芳环取代基的巴比妥类药物；苯巴比妥与甲醛-硫酸反应，生成玫瑰红色产物，巴比妥和其他无芳环取代的巴比妥类药物无此反应，可供区别。

5. 参考答案：ABCD

答案解析：苯巴比妥的特殊杂质主要是中间体 I 和 II，以及副反应产物，常通过检查酸度、乙醇溶液澄清度及中性或碱性物质来加以控制，还采用 HPLC 法来检查苯巴比妥的有关物质。酸度检查主要用于控制副产物苯基丙二酰脲；乙醇溶液的澄清度主要是控制苯巴比妥中的中间体 I 的量，利用其在乙醇溶液中溶解度小的性质进行检查；中性或碱性物质主要是指中间体 I 的副产物 2-苯基丁酰胺、2-苯基丁酰脲或分解产物等杂质，利用这些杂质与苯巴比妥在氢氧化钠试液和乙醚中的溶解度不同来检查；采用 HPLC 法检查苯巴比妥的有关物质。

6. 参考答案：ACDE

答案解析：巴比妥类药物分子结构中含有丙二酰脲（—CONHCONHCO—）基团，在适当的 pH 溶液中，可与 Cu^{2+} 反应呈色或产生有色沉淀。在此反应中，含氧巴比妥类药物呈紫堇色或生成紫色沉淀；含硫巴比妥类药物则显绿色。

7. 参考答案：ABCDE

答案解析：一些苯二氮䓬药物具有生物碱的性质，可与生物碱沉淀剂作用。例如，氯氮䓬的盐酸溶液（9→1000），遇碘化铋钾试液，生成橙红色沉淀。阿普唑仑的盐酸溶液遇硅钨酸溶液生成白色沉淀，而与碘化铋钾溶液生成橙红色沉淀。盐酸氟西泮的水溶液和氯硝西泮的稀盐酸溶液遇碘化铋钾试液也生成橙红色沉淀，后者放置后，沉淀颜色变深，可以区别。

二、简答题

1. 参考答案：

巴比妥类药物为巴比妥酸的衍生物，具有丙二酰脲母核。巴比妥类药物的基本性质：具有弱酸性、水解性、金属离子反应的性质及紫外吸收特性。本类药物共性反应为丙二酰脲类的鉴别反应，可与银盐、铜盐等重金属离子进行反应；若为钠盐，可利用钠盐的特征反应进行鉴别。

2. 参考答案：

一些苯二氮䓬类药物中具有生物碱的性质，可与生物碱沉淀剂作用；本类药物溶于硫酸后，在紫外线（365nm）下，显不同颜色的荧光；本类药物大多为有机氯化合物，用氧瓶燃烧法破坏后，显氯化物反应；本类药物如 N_1 位上未被取代者，与盐酸共热水解后，生成芳伯胺，可发生重氮化-偶合反应显色。

3. 参考答案：

苯巴比妥可与硫酸-亚硝酸钠反应，生成橙黄色产物，并随即变为橙红色；还可与甲醛-硫酸反应，生成玫瑰红色产物，这两个反应可以区别巴比妥和其他无芳环取代的巴比妥类药物。司可巴比妥钠可以和碘试液、溴试液发生反应使相应试液褪色。据以上原理，可与硫酸-亚硝酸钠、甲醛-硫酸反应的是苯巴比妥；可使碘试液、溴试液褪色的是司可巴比妥钠；另外一种试剂为异戊巴比妥。

三、计算题

1. 参考答案：

$$标示量\% = \frac{T \times V \times E \times \bar{W}}{W \times B} \times 100\%$$

$$= \frac{22.63 \times 9.02 \times \dfrac{0.1023}{0.1} \times \dfrac{3.1340}{20}}{0.3263 \times 0.1 \times 1000} \times 100\%$$

$$= 100.3\%$$

2. 参考答案：

$$含量\% = \frac{T(V_0 - V)F}{W} \times 100\%$$

$$= \frac{13.01 \times (22.27 - 14.75) \times 1.038}{0.1036 \times 1000} \times 100\%$$

$$= 98.02\%$$

3. 参考答案：

$$标示量\% = \frac{c_R \times \dfrac{A_X}{A_R} \times D \times \bar{W}}{W \times B} \times 100\%$$

$$= \frac{60 \times \dfrac{69\,589}{70\,236} \times \dfrac{50 \times 10}{1} \times \dfrac{2.2136}{20}}{0.1068 \times 30 \times 1000} \times 100\%$$

$$= 102.7\%$$

4. 参考答案：

$$标示量\% = \frac{A \times D \times \bar{W}}{E_{1cm}^{1\%} \times 100 \times W \times B} \times 100\%$$

$$= \frac{0.392 \times \dfrac{100 \times 50}{5} \times \dfrac{1.5022}{30} \times 1000}{352 \times 100 \times 0.5329 \times 1} \times 100\%$$

$$= 104.6\%$$

（赵明智）

第十一章 吩噻嗪类抗精神病药物的分析

一、选择题

A 型题（最佳选择题）

1. 参考答案：C

答案解析：此类药物 10 位的含氮取代基具有弱碱性。

2. 参考答案：D

答案解析：吩噻嗪类药物的硫氮杂蒽母核的硫元素与钯离子发生配合反应。

3. 参考答案：C

答案解析：盐酸氟奋乃静中的氟元素可与茜素氟蓝发生络合显色反应。

4. 参考答案：E

答案解析：钯离子仅与未被氧化的硫元素发生配合显色反应。

5. 参考答案：B

答案解析：吩噻嗪类药物在一定 pH 条件下可与钯离子形成红色配合物，在 500nm 波长下有最大吸收，可采用比色法测定含量。

6. 参考答案：D

答案解析：氟奋乃静中含有 10 位的含氮取代基具有弱碱性，可与呈酸性的硅胶基团发生结合，加入氨水，调节展开剂使其成碱性，可减轻斑点拖尾。

7. 参考答案：C

答案解析：吩噻嗪类药物具有弱碱性，可与生物碱沉淀剂发生反应。

8. 参考答案：B

答案解析：吩噻嗪类药物硫氮杂蒽环上的硫原子具有还原性，易被硫酸铈、硫酸、过氧化氢等氧化剂氧化呈色。

9. 参考答案：C

答案解析：片剂及注射剂中常有辅料的干扰，不易采用专属性低的非水溶液滴定法测定。

10. 参考答案：A

答案解析：《中国药典》中采用 HPLC 检查此类药物及制剂中的有关物质检查，HPLC 具有灵敏度高、专属性高等特点，可灵敏检测多种可能存在的杂质。

B 型题（配伍选择题）

[1～5]

参考答案：1. C 2. D 3. B 4. E 5. D

答案解析：《中国药典》采用紫外-可见分光光度法测定盐酸氯丙嗪注射液含量，采用高效液相色谱法测定盐酸异丙嗪片含量；利用盐酸氯丙嗪及奋乃静原料药的弱碱性，采用非水溶液滴定法其测定含量；利用盐酸异丙嗪的水溶液显弱酸性，在乙醇-水溶液中用氢氧化钠滴定液测定其原料药含量。

[6～7]

参考答案：6. C 7. C

答案解析：《中国药典》采用不加校正因子的主成分自身对照检查此两种药物中有关物质，该法为药物有关物质检查中最常用的方法。

X 型题（多项选择题）

1. 参考答案：BD

答案解析：吩噻嗪类药物具有弱碱性，可采用非水碱量法测定含量，该法常以乙酸为溶剂，醋酐进一步增强碱性，高氯酸为滴定剂，结晶紫或电位法指示终点。

2. 参考答案：ABCDE

答案解析：硫氮杂蒽环上的氮原子碱性较弱，10 位取代的碱性取代基，如二甲氨基、哌嗪或哌啶的衍生基团所含氮原子碱性较强，硫氮杂蒽环上的二价硫可与钯离子络合显色，硫氮杂蒽环母核为共轭体系，有紫外吸收，在 205nm、254nm、300nm 三个波长处有最大吸收；硫氮杂蒽环上的硫原子具有还原性，易被强氧化剂氧化。

3. 参考答案：ABCE

答案解析：此类药物的硫氮杂蒽环母核为共轭体系，有紫外吸收，在 205nm、254nm、300nm 三个波长处有最大吸收，各国药典常采用紫外分光光度法鉴别此类药物，可测定紫外吸收光谱图中的最大吸收波长，一定浓度溶液在最大吸收波长处的吸收度，多个最大吸收波长处吸收度比值，以及最大吸收波长处的吸收系数。

4. 参考答案：ACE

答案解析：此类药物的硫氮杂蒽环母核为共轭体系，有紫外吸收，在 205nm、254nm、300nm 三个波长处有最大吸收。

5. 参考答案：ABD

答案解析：采用反相高效液相色谱法测定碱性药物时常用扫尾剂，抑制碱性药物与固定相上的硅醇基相互作用，改善色谱分离，常用扫尾剂有二乙胺、三乙胺、乙酸铵等。庚烷磺酸钠和四甲基溴化铵为常用的离子对试剂。

6. 参考答案：CE

参考答案：分析酸性物质时常用季铵盐阳离子对试剂，常用四丁基氢氧化铵、四丁基溴化铵等；庚烷磺酸钠、十二烷磺酸钠是分析碱性物质时常用的离子对试剂，三乙胺常用作扫尾剂，不作为离子对试剂。

7. 参考答案：ABCDE

答案解析：此类药物有弱碱性，可用非水溶液滴定法；此类药物盐酸盐显酸性，可用酸碱滴定法；母核有共轭体系，有紫外吸收，可采用直接紫外分光光度法；硫氮杂蒽环上的二价硫可与钯离子络合显色，可用钯离子比色法；HPLC法可用于大部分药物测定。

8. 参考答案：ABCE

答案解析：此类药物母核有共轭体系，有紫外吸收，可用UV法；有弱碱性，可与生物碱沉淀试剂反应显色，如三硝基苯酚；硫氮杂蒽环上的硫原子具有还原性，易被硫酸铈、硫酸、过氧化氢等氧化剂氧化呈色；HPLC法可用于大部分药物鉴别。

二、简答题

1. 参考答案：

吩噻嗪类药物盐酸盐的水溶液呈酸性，在乙醇-水溶液中，可用氢氧化钠滴定测定含量。在水中，此类药物盐酸盐与氢氧化钠发生中和反应，生成其游离形式，并溶于乙醇。测定时，在反应体系中加入适量盐酸，采用电位法指示滴定终点，通过读取滴定曲线上的两个化学计量点间相应的氢氧化钠滴定液的体积，两个滴定体积之差极为

滴定液消耗量。第一个化学计量点为氢氧化钠滴定液与加入的盐酸反应，第二个化学计量点为氢氧化钠滴定液与盐酸盐反应。

2. 参考答案：

非水溶液滴定法需要在非水溶液条件下进行，如溶液中含有水分，会抑制药物电离，干扰测定。吩噻嗪类药物呈碱性，可先通过碱化溶液，使药物呈分子状态形式存在，再采用低极性有机溶剂（如氯仿）提取游离的吩噻嗪类药物，而后用无水硫酸钠脱去有机溶剂中残留的少量水分。挥发有机溶剂后，即可用非水溶液滴定法测定。

三、计算题

1. 参考答案：

$$标示量\% = \frac{\frac{A}{E_{1cm}^{1\%} \times 100} \times D}{标示量} \times 100\%$$

$$= \frac{\frac{0.688}{915 \times 100} \times \frac{200}{0.15} \times \frac{100}{2}}{0.5} \times 100\%$$

$$= 100.2\%$$

2. 参考答案：

$$含量\% = \frac{T \times F(V-V_0)}{W} \times 100\%$$

$$= \frac{40.70 \times 0.1022/0.1 \times (7.36-0.15) \times 10^{-3}}{0.3038} \times 100\%$$

$$= 98.7\%$$

（杨兴鑫）

第十二章　喹啉与青蒿素类抗疟药物的分析

一、选择题

A 型题（最佳选择题）

1. 参考答案：B

答案解析：题干所述反应为绿奎宁反应的操作要点，且该反应为喹啉类药物的特征鉴别反应。

2. 参考答案：B

答案解析：《中国药典》采用 TLC 法检查硫酸奎宁中其他金鸡纳碱。

3. 参考答案：D

答案解析：硫酸奎宁片剂经碱化处理后，1mol 硫酸奎宁生成 2mol 奎宁，1mol 奎宁消耗 2mol 高氯酸，故其反应系数为 1∶4。

4. 参考答案：C

答案解析：硫酸奎宁和硫酸奎尼丁为对映异构体，在稀硫酸溶液中均显蓝色荧光。

5. 参考答案：B

答案解析：用非水溶液滴定法测定生物碱的硝酸盐，在滴定时生成的硝酸可氧化破坏指示剂而使其褪色，极难观察终点，此时可采用电位滴定法指示终点。

6. 参考答案：D

答案解析：题干所述方法为奎宁类药物的特征鉴别反应——绿奎宁反应。

7. 参考答案：A

答案解析：《中国药典》中测定青蒿素类原料药含量主要采用 HPLC。少部分药物也采用其他方法，如双青蒿素片采用水解后的 UV 法。青蒿素类原料药主要从植物中提取分离，常共存结构相近的杂质，采用 HPLC 可提高专属性，以准确测定含量。

8. 参考答案：B

答案解析：喹啉类原料药主要采用非水溶液滴定法，制剂中由于可能存在辅料的干扰，常采用其他方法测定，如《中国药典》中磷酸绿奎片含量采用 UV 进行测定。

9. 参考答案：A

答案解析：显色剂采用碘铂酸钾，不是常用的生物碱显色剂。

10. 参考答案：C

答案解析：《中国药典》中青蒿素中有关物质检查采用 TLC 法。

B 型题（配伍选择题）

[1～4]

参考答案：1. B　2. E　3. C　4. D

答案解析：重氮化-偶合反应可鉴别含有芳伯氨基或潜在芳伯氨基药物；绿奎宁反应可鉴别喹啉类；甲醛硫酸反应可鉴别含有苯环的巴比妥类药物；双缩脲反应可鉴别含有氨基醇结构的药物。

[5～8]

参考答案：5. B　6. A　7. E　8. C

答案解析：题 5 为没有加乙酸汞的非水溶液滴定法，用于测定非氢卤酸盐的弱碱性原料药；题 6 为加乙酸汞的非水溶液滴定法，用于测定氢卤酸盐弱碱性原料药；HPLC 法广泛用于有干扰的药物分析，《中国药典》采用 HPLC 测定哌喹片；题 8 中先将样品调成碱性，使碱性药物游离，再用三氯甲烷萃取后采用非水溶液滴定法测定，这样可排除干扰组分，可用于弱碱性药物制剂的分析；《中国药典》采用酸性染料比色法测定硫酸阿托品片。

[9～12]

参考答案：9. D　10. E　11. C　12. E

答案解析：《中国药典》采用反相高效液相色谱法检查哌喹中有关物质；采用薄层色谱法检查硫酸奎尼丁和青蒿素中有关物质；采用凝胶滤过色谱法检查头孢拉定中聚合物，因聚合物为高分子物质，聚合度不同，分子量不同，可采用按分子量大小进行分离的凝胶滤过色谱法。

X 型题（多项选择题）

1. 参考答案：BDE

参考答案：硫酸奎尼丁为 6-位含氧喹啉衍生物，可发生绿奎宁反应，可在稀硫酸溶液中显蓝色荧光，硫酸根可与乙酸铅生成硫酸铅白色沉淀。

2. 参考答案：ACE

参考答案：《中国药典》规定硫酸奎宁的检查项包括酸度、氯仿-乙醇中不溶物及其他金鸡纳碱。

3. 参考答案：BE

参考答案：题干中无乙酸汞，不能测定氢卤酸盐，采用结晶紫为指示剂，不能测定硝酸盐。

4. 参考答案：AC

参考答案：硫酸奎宁不属氢卤酸盐，其溶剂中无须加乙酸汞，以高氯酸为滴定剂，其与高氯酸反应的物质的量比为 1∶3（药物中硫酸根变成氢硫酸根消耗 1mol 高氯酸，奎宁中 2 个氮原子各消耗 1mol 高氯酸），以结晶紫指示剂指示终点（硝酸盐用电位法）。

5. 参考答案：ABCE

参考答案：磷酸伯氨喹、磷酸氯喹、磷酸咯萘啶、哌喹为喹啉类药物，此类药物结构中有吡啶和苯稠合而成的喹啉杂环，有共轭体系，具有紫外吸收，可用紫外-可见分光光度法鉴别；青蒿素类药物结构中没有共轭体系，为末端吸收，不易采用此法鉴别。

6. 参考答案：ACD

参考答案：此类药物中含有氮原子，显碱性，可与硫酸成盐；有手性碳原子，有旋光性；有吡啶和苯稠合而成的喹啉杂环，有共轭体系，具有紫外吸收。

7. 参考答案：ABE

参考答案：青蒿素类结构为具有过氧桥的倍半萜内酯，具有氧化性，酸性条件下可氧化 I^- 为 I_2，与淀粉指示液生成蓝紫色。《中国药典》中青蒿素、蒿甲醚、双氢青蒿素采用碘化钾试液-淀粉鉴别。

8. 参考答案：ABCE

参考答案：此类药物鉴别方法有过氧桥的氧化反应（碘化钾试液-淀粉反应），内酯结构的羟肟酸铁反应，萜类结构的香草醛-硫酸反应，红外特征光谱法；此类药物结构中没有共轭体系，紫外吸收光谱为末端吸收，不易采用 UV。

9. 参考答案：BD

参考答案：此类药物结构中有过氧桥，具有氧化性；有手性碳原子，有旋光性；青蒿素中有内酯结构，碱性条件下可发生水解，但其他药物中没有内酯结构，不能发生水解；此类药物结构中没有共轭体系，紫外吸收光谱为末端吸收。

10. 参考答案：AB

参考答案：《中国药典》中采用色谱法（HPLC 和 TLC）检查青蒿素类药物中有关物质，药物中常共存多种结构相近的微量杂质，为提高检测灵敏度和专属性，常采用色谱法检查有关物质。

二、简答题

1. 参考答案：

硫酸虽为二元酸，但一级电离为强酸，二级电离为弱酸，在冰醋酸介质中只能发生一级解离，所以生物碱的硫酸盐在冰醋酸中只能滴定至硫酸氢盐。每分子硫酸奎宁中含有 2 分子奎宁，每分子奎宁中含有 2 个碱性氮原子，高氯酸滴定了 3 个碱性氮原子，还有 1 个氮原子与硫酸氢根形成硫酸氢盐，因此其与高氯酸反应的物质的量比为 1∶3；硫酸奎宁片含量测定中需加氢氧化钠溶液碱化后用三氯甲烷萃取以除去辅料中的硬脂酸盐等干扰物质，1mol 硫酸奎宁经碱处理后，生成了 2mol 奎宁游离碱，而 1mol 奎宁可消耗 2mol 高氯酸，因此其与高氯酸反应的物质的量比为 1∶4。

2. 参考答案：

采用 TLC 法，以硅胶为固定相分析碱性药物时，常出现碱性药物的薄层斑点拖尾，这是由于硅胶是弱酸性吸附剂，对碱性物质及极性大的化合物吸附力强，当生物碱以盐的形式在硅胶板上展开时，由于极性大可被牢固吸附，所以，展开时常在展开剂中加入碱性试剂（如氨、二乙胺等）或使用碱处理过的硅胶板，使碱性药物保持游离状态。

三、计算题

1. 参考答案：

$$标示量\% = \frac{\dfrac{T(V-V_0)F}{W} \times \overline{W}}{标示量} \times 100\%$$

$$= \frac{\dfrac{26.10 \times (7.57-0.04) \times 0.1006 \div 0.1}{0.2051} \times 0.2064 \times 10^{-3}}{0.2}$$

$$\times 100\%$$

$$= 99.5\%$$

2. 参考答案：

$$标示量\% = \frac{c_R \times \dfrac{A_X}{A_R} \times D \times \overline{W}}{W \times 标示量} \times 100\%$$

$$= \frac{400 \times 10^{-6} \times \dfrac{1520}{1165} \times 100 \times 0.1889}{0.0988 \times 0.1} \times 100\%$$

$$= 99.8\%$$

（杨兴鑫）

第十三章　莨菪烷类抗胆碱药物的分析

一、选择题

A 型题（最佳选择题）

1. 参考答案：A

答案解析：题干描述的反应过程为 Vitali 反应，为托烷类药物的特征鉴别反应。

2. 参考答案：D

答案解析：硫酸阿托品为外消旋体，不具旋光性，而莨菪碱为左旋体，可利用药物与杂质旋光度的差异，通过测定旋光度检查硫酸阿托品中的莨菪碱。

3. 参考答案：D

答案解析：《中国药典》采用 HPLC 主成分自身对照法检查氢溴酸东莨菪碱中有关物质。

4. 参考答案：B

答案解析：题干所述为原料药，应首选容量分析法，且因大部分生物碱药物具有弱碱性，在非水溶液中滴定，药物碱性增强，实现滴定突跃，利于滴定终点判断，故常采用非水溶液滴定法测定含量。

5. 参考答案：B

答案解析：酸性染料比色法测定时，水相的 pH 选择极为重要；如 pH 过低，抑制酸性染料解离，使酸性染料以分子形式存在；如 pH 过高，有机碱药物呈游离状态，使离子对浓度过低。

6. 参考答案：C

答案解析：只有选择合适的 pH，使有机碱药物均成阳离子（BH^+），同时使酸性染料电离足够的阴离子（In^-），才能使目标分析物完全生成离子对，保证定量准确。

7. 参考答案：D

答案解析：采用反相高效液相色谱法测定有机碱药物时，由于固定相表面硅醇基键合不完全，裸露的硅醇基可与碱性药物发生吸附作用，而使药物色谱峰拖尾。为改善分离条件，可在流动相中加入含氮碱性扫尾剂，抑制药物与硅醇基作用造成的色谱峰拖尾。

8. 参考答案：A

答案解析：为改善分离，可在流动相中加入与呈解离状态的待测组分离子电荷相反的离子对试剂（如庚烷磺酸钠、十二烷基磺酸钠等），抑制

碱性物质解离，保持其分子状态，以增强其在固定相中的保留。

9. 参考答案：D

答案解析：用非水溶液滴定法测定生物碱的氢卤酸盐时，由于被置换出的氢卤酸的酸性相当强，反应不能进行彻底，影响滴定终点，一般处理方法是加入乙酸汞，使其生成在冰醋酸非水介质中难解离的卤化汞，以消除其干扰。

10. 参考答案：A

答案解析：用酸性染料比色法测定碱性药物，往往加入过量的酸性染料以使碱性药物完全形成有色离子对，用有机相萃取离子对时，如分取的有机相中含水分，其水分可致有机相浑浊，且会带入水分中的过量染料，从而干扰离子对检测。

B 型题（配伍选择题）

[1~4]

参考答案：1. A　2. D　3. B　4. E

答案解析：莨菪烷类原料药常用非水溶液滴定法，但其制剂中由于可能存在辅料的干扰而常用专属性更高的方法，如酸性染料比色法、HPLC 法等。盐酸吗啡原料药用非水溶液滴定法，且需加入乙酸汞排除氢卤酸盐干扰；氢溴酸山莨菪碱片用酸性染料比色法，提高方法专属性；硫酸阿托品原料药用非水溶液滴定法，且该药非氢卤酸盐，不需乙酸汞；氢溴酸东莨菪碱片用 HPLC 法，提高方法专属性。

[5~8]

参考答案：5. A　6. E　7. B　8. D

答案解析：硫酸阿托品为消旋体，没有旋光性，而莨菪碱具有旋光性，可利用旋光度的差异进行检查；硫酸阿托品中的有关物质采用 HPLC 法；易氧化物可被强氧化剂高锰酸钾氧化变色，可用于检查氢溴酸东莨菪碱的易氧化物；氢溴酸山莨菪碱中的其他生物碱用 TLC 法。

[9~12]

参考答案：9. E　10. D　11. A　12. C

答案解析：硫酸奎宁鉴别可用绿奎宁反应，溴水和氨试液为该反应所用试剂；氢溴酸山莨菪碱鉴别可用 Vitali 反应，发烟硝酸和醇制氢氧化钾为该反应所用试剂；重酒石酸间羟胺因含有脂肪伯

氨基，可用亚硝普酸钠反应鉴别；盐酸麻黄碱鉴别可用双缩脲反应，氢氧化钠和硫酸铜为该反应所用试剂。

X 型题（多项选择题）

1. 参考答案：ABCDE

答案解析：沉淀反应（与生物碱沉淀试剂反应）、旋光法（如氢溴酸山莨菪碱比旋度测定）、显色反应（如 Vitali 反应）、光谱法（如红外光谱鉴别）、色谱法（如氢溴酸东莨菪碱片 HPLC 鉴别）均为此类药物的鉴别方法。

2. 参考答案：BE

答案解析：氢溴酸山莨菪碱为托烷类生物碱，可发生 Vitali 反应，且氢溴酸根可与硝酸银生成溴化银黄色沉淀。

3. 参考答案：ABC

答案解析：生物碱沉淀试剂包括重金属盐类和大分子的酸类，常用重金属盐类生物碱沉淀试剂有碘化铋钾、碘化汞钾、碘化钾-碘、氯化汞、氯化铂等，常用大分子酸类生物碱沉淀试剂有磷钼酸、硅钨酸、苦味酸、鞣酸等。

4. 参考答案：BD

答案解析：《中国药典》规定硫酸阿托品须检查的特殊杂质有莨菪碱和有关物质。

5. 参考答案：BDE

答案解析：酸性染料比色法（如硫酸阿托品片）、非水溶液滴定法（如此类药物的原料药）及 HPLC 法（氢溴酸东莨菪碱注射液）均为此类药物含量测定常用方法，而亚硝酸钠滴定法常用于测定具有芳伯氨基或潜在芳伯氨基的药物，溴量法常用于测定芳香胺类和酚类有机药物。

6. 参考答案：ABCDE

答案解析：水相的 pH、有机相中的水分、酸性染料中的有色杂质、酸性染料的种类及浓度和有机溶剂的种类均会影响酸性染料比色法的定量结果准确性，其中以水相 pH 最为重要。

7. 参考答案：ABDE

答案解析：常用酸性染料包括溴麝香草酚蓝、溴酚蓝、溴甲酚绿、溴甲酚紫、甲基橙等，其中溴麝香草酚蓝与生物碱生成的离子对具有极高的有机溶剂提取常数，是最好的酸性染料。

8. 参考答案：AC

答案解析：《中国药典》中，氢溴酸山莨菪碱注射液及硫酸阿托品片用此法测定含量，氢溴酸东莨菪碱注射液用 HPLC 法，氢溴酸后马托品原料药用非水溶液滴定法，硫酸奎宁片用提取后的非

水溶液滴定法。

9. 参考答案：BCD

答案解析：分析碱性物质时常用的离子对试剂有戊烷磺酸钠、己烷磺酸钠、庚烷磺酸钠、十二烷磺酸钠、十二烷基硫酸钠等，四丁基溴化铵是分析酸性物质时常用的离子对试剂，三乙胺常用作扫尾剂，不作为离子对试剂。

10. 参考答案：AE

答案解析：氢溴酸东莨菪碱中其他生物碱的检查方法：取试样适量，加入溶解，分成两等份：一份中加氨试液，不得发生浑浊；另一份中加氢氧化钾试液数滴，只许发生瞬即消失的类白色浑浊。

二、简答题

1. 参考答案：

HPLC 法分析生物碱类药物时，采用 ODS 柱作为分析柱，碱性药物色谱峰会出现拖尾，或在固定相上保留较弱，分离效能下降。这是由于固定相表面的硅醇基键合不完全，裸露的硅醇基可与极性较强的碱性药物发生吸附作用，或是碱性药物解离成离子（极性强）而在弱极性的 ODS 柱保留较弱。解决措施：①在流动相中加入碱性扫尾剂，抑制碱性药物与硅醇基作用，常用碱性扫尾剂有三乙胺、二乙胺、乙酸铵等；②采用端基封尾柱，经封端处理的化学键合固定相用于碱性药物的 HPLC 分析时，流动相中不加扫尾剂也可获得较好的分离；③调整流动相 pH，抑制碱性药物解离，使成分子状态而降低极性，增强在 ODS 柱上保留；④在流动相中加入离子对试剂，常用离子对试剂有戊烷磺酸钠、庚烷磺酸钠、十二烷磺酸钠、十二烷基硫酸钠等，与碱性药物生成离子对，使成分子状态而降低极性，增强在 ODS 柱上保留。

2. 参考答案：

①原理：在适当 pH 的水溶液中，生物碱类药物（B）可与氢离子结合成阳离子（BH^+），一些酸性染料可解离成阴离子（In^-），上述阳离子与阴离子能定量结合生成具有吸收光谱明显红移的有色离子对（$BH^+ \cdot In^-$），该离子对可被有机溶剂定量萃取，测定有机相中有色离子对特征波长处的吸光度，即可进行碱性药物的含量测定。②关键所在：酸性染料能否使碱性药物定量地形成有色离子对并完全被有机溶剂萃取。③影响因素：水相最佳 pH 选择、酸性染料种类及其浓度、有机溶剂、有机相中的水分；有色杂质。

三、计算题

1. 参考答案：

$$含量\% = \frac{T \times F \times (V - V_0)}{W} \times 100\%$$

$$= \frac{35.63 \times 0.0982 / 0.1 \times (6.18 - 0.12) \times 10^{-3}}{0.2088} \times 100\%$$

$$= 101.5\%$$

2. 参考答案：

$$标示量\% = \frac{c_R \times \dfrac{A_X}{A_R} \times D}{标示量} \times 100\%$$

$$= \frac{70.21 \times \dfrac{0.597}{0.591} \times \dfrac{200}{1.4} \times 10^{-3}}{10} \times 100\%$$

$$= 101.3\%$$

（杨兴鑫）

第十四章 维生素类药物的分析

一、选择题

A 型题（最佳选择题）

1. 参考答案：B
答案解析：维生素 C 可与硝酸银发生反应，生成黑色的金属银沉淀，以进行鉴别。

2. 参考答案：A
答案解析：三氯化锑反应需在无水、无醇条件下进行，水可以使三氯化锑水解为氯化氧锑（SbOCl），醇可以使正电荷消失。

3. 参考答案：C
答案解析：维生素 A 在 325～328nm 波长范围内具有最大吸收，但因维生素 A 的异构体、氧化产物、中间体、副产物等有关物质在紫外区也有吸收，以致维生素 A 最大吸收波长处测得的吸光度并非维生素 A 所独有。为消除非维生素 A 物质所引起的吸收误差，得到准确的测定结果，采用"三点校正法"测定。即在 3 个波长处测得吸光度，根据校正公式计算吸光度 A 的校正值后，再计算含量。

4. 参考答案：D
答案解析：维生素 A 效价指每 1g 试样中所含的维生素 A 的国际单位数，即 IU/g。维生素 A 的国际单位规定：1IU= 0.344μg 全反式维生素 A 乙酸酯；1IU = 0.300μg 全反式维生素 A 醇。

5. 参考答案：B
答案解析：维生素 B_1 在碱性溶液中可被铁氰化钾氧化生成硫色素，硫色素溶于正丁醇（或异丁醇）中，显蓝色荧光，为维生素 B_1 的专属鉴别反应——硫色素荧光反应。

6. 参考答案：B
答案解析：见 5。

7. 参考答案：E
答案解析：抗氧化剂会对碘量法测定维生素 C 含量产生干扰，加入丙酮可以消除注射液中抗氧剂的干扰。

8. 参考答案：D
答案解析：碘量法测定维生素 C 含量时，需先加入淀粉指示剂，再立即使用碘滴定液滴定至终点。

9. 参考答案：B
答案解析：维生素 C 具有强还原性，能将 2，6-二氯靛酚钠还原为无色的酚亚胺。

10. 参考答案：D
答案解析：维生素 D_3 与醋酐-浓硫酸反应现象初显黄色，渐变红色，迅速变为紫色、蓝绿色，最后变为绿色；维生素 D_2 与醋酐-浓硫酸反应现象初显黄色，渐变红色，迅速变为紫色，最后变为绿色。

11. 参考答案：C
答案解析：维生素 E 为生育酚乙酸酯，其杂质检查的有关物质为游离生育酚。

12. 参考答案：D
答案解析：采用气相色谱法测定维生素 E 含量时，以正三十二烷为内标物。

13. 参考答案：E
答案解析：《中国药典》中维生素 E 测定方法为气相色谱法。

14. 参考答案：B
答案解析：1mol 维生素 C（$C_6H_8O_6$）消耗 1mol 碘滴定液，每 1ml 碘滴定液（0.05mol/L）相当于 8.806mg 的 $C_6H_8O_6$。

15. 参考答案：C
答案解析：采用正相高效液相色谱法测定维生素 D 含量。

B 型题（配伍选择题）

[1～5]
参考答案：1. B　2. A　3. D　4. C　5. E
答案解析：硫色素荧光法是维生素 B_1 专属测定方法；三氯化锑比色法为维生素 A 含量测定常用方法之一；铈量法是维生素 E 含量测定方法之一；二氯靛酚钠法是维生素 C 常用含量测定方法之一；永停法以亚硝酸钠滴定液对药物结构中芳伯氨基进行滴定，可以对磺胺甲噁唑含量进行测定。

[6～10]
参考答案：6. B　7. E　8. C　9. A　10. D
答案解析：醋酐-浓硫酸反应是维生素 D 的特征反应；维生素 C 的强还原性能与二氯靛酚反应；维生素 B_1 的专属鉴别反应是硫色素荧光反应；维生素 E 能与硝酸反应呈色进行鉴别；麦芽酚反应是链霉素的特征反应。

X 型题（多项选择题）

1. 参考答案：AB
答案解析：维生素 A 常用的鉴别试验方法有三氯

化锑反应、紫外光谱法、薄层色谱法等。绿奎宁反应为奎宁类药物的鉴别反应；硅钨酸沉淀反应常用于鉴别生物碱类药物，如维生素 B_1；硫酸苯肼呈色反应常用于含酮基结构的药物鉴别，如皮质激素、孕激素、雄激素等。

2. 参考答案：ABCD

答案解析：维生素 A 结构中含有共轭多烯醇侧链，具有脂溶性，能与三氯甲烷、乙醚、石油醚等溶剂任意比例混溶，微溶于乙醇，不溶于水。侧链共轭多烯在 325～328nm 有最大吸收，稳定性差，易被紫外线裂解，易被空气中氧或氧化剂氧化，在加热和金属离子存在时更易氧化变质；且与三氯化锑试剂反应形成碳正离子呈现不稳定的蓝色。

3. 参考答案：ABC

答案解析：维生素 B_1 常用的含量测定方法有非水溶液滴定法、紫外分光光度法、硫色素荧光法。红外分光光度法常用于对药物进行结构鉴定，三氯化锑比色法常用于维生素 A 含量测定。

4. 参考答案：ABC

答案解析：维生素 B_1 可与生物碱沉淀剂发生反应用于鉴别，与碘化汞钾反应生成淡黄色沉淀、与碘反应生成红色沉淀、与硅钨酸反应生成白色沉淀、与苦酮酸反应生成扇形白色沉淀。碱性酒石酸铜生成氧化亚铜砖红色沉淀可以鉴别还原性药物，如维生素 C。

5. 参考答案：ABCD

答案解析：维生素 C 具有强还原性，可与亚甲蓝、高锰酸钾、碱性酒石酸铜、硝酸银、磷钼酸、2,6-二氯靛酚等氧化剂反应，产生沉淀或呈现颜色。碘化铋钾常作为生物碱沉淀剂与生物碱类药物反应，产生沉淀。

6. 参考答案：ACDE

答案解析：维生素 C 结构中有二烯醇结构，具有极强的还原性，水溶液呈酸性；有共轭双键存在，具有紫外吸收；其化学结构与糖类相似，具有糖类的性质和反应。

7. 参考答案：ABCE

答案解析：维生素 D 与醋酐-浓硫酸反应初显黄色，渐变红色，迅速变为紫色，最后变为绿色是固醇类的共有反应；与三氯化铁反应呈橙黄色；与三氯化锑反应呈橙红色，逐渐变为粉红色；与二氯丙醇、乙酰氯试剂反应呈绿色。

8. 参考答案：AB

答案解析：维生素 E 与硝酸反应呈橙红色；与三氯化铁-联吡啶反应呈血红色。硫色素反应为维生素 B_1 的专属鉴别反应，醋酐-浓硫酸反应常用

于维生素 D 鉴别。

9. 参考答案：BCD

答案解析：维生素 E 含量测定可用硫酸铈直接滴定、Fe^{2+} 还原后呈色比色法、气相色谱法、高效液相色谱法、荧光分光光度法等。酸性染料比色法常用于生物碱类药物含量测定，三氯化锑比色法常用于维生素 A 含量测定。

10. 参考答案：AC

答案解析：三氯化锑和维生素 A、维生素 D 均能发生呈色反应。维生素 B_1、维生素 E 及泛酸均不能与三氯化锑反应进行鉴别。

11. 参考答案：BE

答案解析：维生素 E 的无水乙醇溶液在 284nm 波长处有最大吸收；在硝酸反应中水解生成生育酚后，生育酚又被氧化为生育红显橙红色；维生素 E 水解得到生育酚，生育酚将 Fe^{3+} 还原为 Fe^{2+}，Fe^{2+} 与联吡啶生成血红色配位离子。

12. 参考答案：BC

答案解析：《中国药典》中维生素 B_1 原料药用非水溶液滴定法进行含量测定，片剂和注射液均采用紫外分光光度法进行含量测定。

13. 参考答案：BCE

答案解析：2，6-二氯靛酚在酸性溶液中呈红色，碱性溶液中为蓝色，与维生素 C 反应所得还原型为无色。测定维生素 C 含量时在酸性介质中用二氯靛酚标准溶液滴定至溶液呈玫瑰红色为终点，无须另加指示剂。

14. 参考答案：BD

答案解析：三点校正法测定维生素 A 含量时，当 A_i/A_{328} 值超过规定值的 ±0.02 则需要计算 $A_{328(校正)}$，随后计算 $\dfrac{A_{328(校正)} - A_{328}}{A_{328}} \times 100\%$，若所得数值相差 $<\pm3\%$ 则用 A_{328} 值代入后续计算，所得数值处于 $-15\%～-3\%$ 范围内，则用 $A_{328(校正)}$ 值代入后续计算，若所得数值 $<-15\%$ 或 $>3\%$，则采用皂化法。

二、简答题

1. 参考答案：

维生素 C 具有烯二醇结构，有强还原性，可与氧化剂发生定量氧化反应。碘可定量氧化维生素 C，碘量法测定维生素 C 时，以淀粉作为指示剂，用碘滴定液直接滴定至终点（溶液由无色变为蓝色）。在酸性介质中，维生素 C 受空气中氧的氧化作用减慢；使用新沸过的冷水是为了减少水中溶解的氧对测定的影响。维生素 C 注射液中含有的抗氧剂（亚硫酸氢钠等）会对测定结果产生影

响，可加 2ml 丙酮消除抗氧化剂的干扰。

2. 参考答案：

维生素 B_1 结构中含有氨基嘧啶环、噻唑环、季铵盐结构，有 2 个碱性基团，且为氯化噻唑鎓盐盐酸盐。鉴别试验包括硫酸色素荧光反应、生物碱沉淀反应、氯化物反应、硫元素反应、红外分光光度法等。含量测定方法包括非水溶液滴定法、紫外分光光度法、硫色素荧光法等多种方法。

三、计算题

1. 参考答案：

以紫外-可见分光光度法（三点校正法）对维生素 A 含量进行测定

最大吸收波长为 327nm，在 326～329nm 范围内，采用等波长法计算维生素 A 含量

	A_{300}/A_{328}	A_{316}/A_{328}	A_{328}/A_{328}	A_{340}/A_{328}	A_{360}/A_{328}
计算值	0.563	0.892	1.000	0.833	0.343
规定值	0.555	0.907	1.000	0.811	0.299
比值差	0.010	0.015	0.000	0.022	0.044

比值差有一个以上超过 0.02，所以需要计算 $A_{328(校正)}$

$A_{328(校正)} = 3.52 \times (2 \times A_{328} - A_{316} - A_{340}) = 0.644$

$\dfrac{A_{328(校正)} - A_{328}}{A_{328}} \times 100 = \dfrac{0.644 - 0.644}{0.644} \times 100$

$= -3.01\% < -3.0\%$

选 $A_{328(校正)}$ 进行计算

$E^{1\%}_{1cm(328)} = \dfrac{A_{328(校正)}}{100m_s / D} = \dfrac{\dfrac{0.644}{100 \times 0.1201}}{50 \times \dfrac{50}{2.0}} = 67.03$

$V_{A效价} = E^{1\%}_{1cm(328)} \times 1900 = 67.03 \times 1900 = 127\,357(IU/g)$

标示量% $= \dfrac{V_{A效价} \times \overline{W}}{标示量} \times 100\% = 102.6\%$

2. 参考答案：

$c_X = f \times \dfrac{A_X}{A_S} \times c'_S = \dfrac{A_S}{A_R} \times \dfrac{m_R}{c_S \times V_R} \times \dfrac{A_X}{A_S} \times c'_S$

$c_S = c'_S$

$V_R = V_X$

$D\% = \dfrac{\dfrac{c_X \times V_X}{W}}{\dfrac{\overline{W}}{标示量}} \times 100\%$

$= \dfrac{A_X}{A_R} \times \dfrac{A_S}{A_S} \times \dfrac{M_R}{标示量} \times \dfrac{\overline{W}}{W} \times 100\%$

$= \dfrac{25\,310}{27\,890} \times \dfrac{21\,630}{19\,620} \times \dfrac{20.1}{100} \times \dfrac{(2.0489 - 0.3592)}{10 \times 0.0354} \times 100\%$

$= 95.99\%$

（杨婉秋）

第十五章 甾体激素类药物的分析

一、选择题

A 型题（最佳选择题）

1. 参考答案：A
答案解析：四氮唑可被皮质激素类药物的 $C_{17}-\alpha$-醇酮基定量还原成有色甲䐶，对皮质激素类药物进行含量测定。可的松为皮质激素类药物。

2. 参考答案：B
答案解析：Kober 反应是指雌激素与硫酸-乙醇的呈色反应，可用于雌性激素类药物的含量测定。

3. 参考答案：B
答案解析：雌激素类药物的 C_3 位上酚羟基可与重氮苯磺酸盐反应，生成红色偶氮染料，以此对雌激素类药物进行鉴别。

4. 参考答案：A
答案解析：异烟肼可选择性地作用于 Δ^4-3-酮基。

5. 参考答案：A
答案解析：氢化可的松属于天然的皮质激素类甾体激素。

6. 参考答案：B
答案解析：四氮唑比色法测定甾体激素药物含量时，水量增大至 5%以上，使呈色速度减慢，醛具有一定还原性，会使吸光度增高，所以一般采用无醛乙醇做溶剂。

7. 参考答案：C
答案解析：皮质激素类甾体激素分子多具有 $C_{17}-\alpha$-醇酮基。

8. 参考答案：C
答案解析：甾体激素在 C_6、C_9 或其他位置上以共价键连接的卤取代，鉴别时采用氧瓶燃烧破坏或回流水解将取代的卤原子转化为无机离子进行鉴别。有机氟化物鉴别采用氧瓶燃烧对样品进行有机破坏，使有机结合的 F 转变为无机 F^-，再与茜素氟蓝及硝酸亚铈反应。

9. 参考答案：D
答案解析：苯丙酸诺龙为蛋白同化激素类药物。

10. 参考答案：D
答案解析：炔雌醇为雌激素类药物，雌激素类药物结构 A 环为苯环；炔诺酮和黄体酮为孕激素类药物，可的松和地塞米松为皮质激素类药物，皮质激素类、孕激素类药物 A 环均含 Δ^4-3-酮基。

11. 参考答案：D
答案解析：能与 $C_{17}-\alpha$-醇酮基发生反应呈色的是四氮唑。

12. 参考答案：D
答案解析：异烟肼为羰基试剂，能选择性地与 Δ^4-3-酮基发生。雌激素 A 环为苯环，不含 Δ^4-3-酮基，不能发生异烟肼反应。

13. 参考答案：C
答案解析：氢化可的松、甲睾酮、苯丙酸诺龙、乙酸泼尼松均含有 Δ^4-3-酮基，在 $1650cm^{-1}$ 左右有特征吸收峰，但药物无 $1650cm^{-1}$ 吸收峰，说明不含 C=O 结构。$1600cm^{-1}$ 左右为共轭 C=C 双键特征吸收峰，$3300cm^{-1}$ 左右为 C≡C—H 炔基 C—H 键特征吸收峰，$3505cm^{-1}$，$3610cm^{-1}$ 均为 O—H 键特征吸收峰。对应含有两个 O—H，C≡C—H，且不含 C=O 结构的药物为炔雌醇。

14. 参考答案：B
答案解析：地塞米松磷酸钠中甲醇的检查常用残留溶剂测定法，以 GC 进行检查。

15. 参考答案：E
答案解析：《中国药典》中乙酸曲安奈德中硒的检查，按通则"硒检查法"，以氧瓶燃烧有机破坏后，经硝酸溶液吸收，用二氨基萘比色法测定。

16. 参考答案：C
答案解析：硝普酸钠与黄体酮（C_{17}-甲酮基）反应呈蓝紫色，是黄体酮的专属、灵敏的鉴别反应；Kober 反应是硫酸-乙醇反应，与雌激素发生反应呈色；四氮唑与肾上腺皮质激素反应呈色；异烟肼能与酮基发生反应；硫酸的能与甾体激素反应形成不同的颜色或荧光。

17. 参考答案：B
答案解析：铁-酚法测定雌激素；四氮唑法测定肾上腺皮质激素；异烟肼法和 2，4-二硝基苯肼法测定含酮基药物；酸性染料比色法测定生物碱类药物；HPLC 法广泛用于药物含量测定。乙酸氟轻松、地塞米松磷酸钠为肾上腺皮质激素；黄体酮为孕激素。

18. 参考答案：A
答案解析：碱性酒石酸铜可与 $C_{17}-\alpha$-醇酮基发生反应，鉴别肾上腺皮质激素。乙酸地塞米松属于肾上腺皮质激素；苯丙酸诺龙属于蛋白同化激素；炔雌醇属于雌激素；甲睾酮属于雄性激素；黄体酮属于孕激素。

19. 参考答案：D

答案解析：硫酸-乙醇共热反应呈色是雌激素的反应之一。

丙酸睾酮属于雄性激素；可的松属于皮质激素；炔诺酮、黄体酮属于孕激素；雌二醇属于雌激素。

B型题（配伍选择题）

[1～8]

参考答案：1. B　2. C　3. D　4. A　5. D　6. A　7. C　8. B

答案解析：19个C原子，A环具有Δ^4-3-酮基为雄性激素或蛋白同化激素母核结构特征；21个C原子，A环具有Δ^4-3-酮基，C_{17}具有α-醇酮基，为皮质激素母核结构特征；18个C原子，A环为苯环为雌激素母核结构特征；21个C原子，A环具有Δ^4-3-酮基，C_{17}具有甲酮基为孕激素母核结构特征。氢化可的松、去氧皮质酮是肾上腺皮质激素；雌二醇、炔雌醇是雌激素；黄体酮、炔诺酮是孕激素；苯丙酸诺龙是蛋白同化激素；甲睾酮是雄性激素。

[9～11]

参考答案：9. A　10. B　11. A

答案解析：四氮唑比色法用于皮质激素含量测定；铁-酚试剂用于雌激素含量测定。泼尼松、乙酸地塞米松是皮质激素；炔雌醇是雌激素。

[12～15]

参考答案：12. D　13. C　14. A　15. B

答案解析：甾体激素的有关物质检查常用薄层色谱法或高效液相色谱法；残留溶剂常用气相色谱法进行检查；游离磷酸盐采用紫外分光光度法；硒的检查采用二氨基萘比色法。

X型题（多项选择题）

1. 参考答案：ACD

答案解析：甾体激素类药物的甾体母核具有弱极性，呈脂溶性；母核上多具有手性碳和α、β-不饱和酮基，呈旋光性及紫外吸收。

2. 参考答案：AB

答案解析：四氮唑比色法测定甾体激素药物含量时，水量增大至5%以上，使呈色速度减慢，醛具有一定还原性，会使吸光度增高，所以一般采用无醛乙醇做溶剂；在各种碱性试剂中，最常采用四甲基氢氧化铵，反应液pH在13.75以上；反应及产物对光敏感，必须用避光容器并置于暗处进行，同时达到最大显色时，立即测定。空气中的氧能明显影响反应的颜色强度和稳定性，需要去除；温度增高，反应速度加快，一般在室温或30℃恒温条件下显色，通常反应条件是25℃暗处反应40～45min。

3. 参考答案：ACD

答案解析：黄体酮在酸性条件下，可以与羰基试剂（各种2，4-二硝基苯肼、硫酸苯肼、异烟肼等）发生酮基的呈色反应。四氮唑盐与α-醇酮基发生反应，黄体酮不具有α-醇酮基。

4. 参考答案：ABCDE

答案解析：氢化可的松为肾上腺皮质激素类药物，药物结构中含有α，β-不饱和羰基，具有紫外吸收；含有羰基，可与羰基显色剂异烟肼、硫酸苯肼发生反应；含有C_{17}-α-醇酮基，能与四氮唑发生反应；高效液相色谱法广泛应用于甾体激素的含量测定。

5. 参考答案：BE

答案解析：四氮唑可被皮质激素类药物的C_{17}-α-醇酮基定量还原成有色甲臜，对皮质激素类药物进行含量测定。乙酸氟轻松、乙酸泼尼松属于皮质激素。

6. 参考答案：BC

答案解析：甾体激素类药物的有关物质检查，一般采用TLC法和HPLC法。

7. 参考答案：BDE

答案解析：皮质激素在强碱性溶液中与四氮唑盐反应生成有色化合物。乙酸可的松、泼尼松和地塞米松为皮质激素。

8. 参考答案：ABCD

答案解析：氢化可的松为皮质激素，具有甾体母核、酮基、α-醇酮基。甾体母核与硫酸反应呈色；酮基与异烟肼反应生成腙；α-醇酮基具有还原性，与斐林试剂反应生成红色沉淀、与四氮唑反应生成有色甲臜、与氨制硝酸银生成黑色沉淀等发生反应。含有炔基的结构（如炔雌醇）可与硝酸银生成白色银盐沉淀。

9. 参考答案：CDE

答案解析：炔雌醇为雌激素，能使用紫外分光光度法、柯柏反应比色法及改进后的铁-酚试剂比色法进行含量测定。四氮唑比色法用于测定皮质激素，异烟肼比色法需要结构中含有酮羰基。

10. 参考答案：CDE

答案解析：炔诺酮为孕激素，其特征结构甾体母核、Δ^4-3-酮基、乙炔基，能分别与硫酸反应显色、与异烟肼反应呈色、与硝酸银反应生成白色银盐沉淀。重氮苯磺酸反应为雌激素A环酚羟基的偶合反应，斐林试剂为皮质激素α-醇酮基的反应。

11. 参考答案：ABCDE

答案解析：酸性溶液中酮羰基能与异烟肼试剂反应产生腙，甲睾酮、黄体酮、苯丙酸诺龙、丙酸倍氯米松和米非司酮结构中均含有酮羰基。

二、简答题

1. 参考答案：

甾体类激素药物具有环戊烷并多氢菲母核，可分为肾上腺皮质激素和性激素两类，性激素又分为雄激素及蛋白同化激素、孕激素和雌激素。常用的鉴别方法有如下几种。①化学鉴别法：与强酸的呈色反应；官能团的反应（C_{17}-α-醇酮基、C_3-酮基、甲酮基、酚羟基、炔基、卤素等）。②UV法。③红外分光光度法。④TLC法。⑤HPLC法。

2. 参考答案：

甾体类激素药物中有关物质检查的对象为具有相似甾体母核结构的"其他甾体"，可能是在原料药中引入的合成原料、中间体、异构体及降解产物等。甾体激素有关物质检查多采用薄层色谱自身稀释对照法、高效液相色谱主成分自身对照法或测定含量法。

三、计算题

1. 参考答案：

$$己酸孕酮\% = \frac{\dfrac{A}{E_{1cm}^{1\%} \times l \times 100} \times V \times D}{m_S} \times 100\%$$

$$= \frac{\dfrac{0.390}{393 \times 1 \times 100} \times \dfrac{100 \times 100}{5.00} \times \dfrac{1}{0.0204}}{} \times 100\%$$

$$= 97.3\%$$

2. 参考答案：

氢化可的松相当于标示量%

$$= \frac{\dfrac{A_S / c_S}{A_R / c_R} \times \dfrac{A_X}{A_S' / c_R'} \times V_X}{W / \bar{W}} \Big/ 标示量$$

$$= \frac{A_X / A_S'}{A_R / A_S} \times \frac{m_R}{V_R} \times \frac{\bar{W}}{W} \times V_X \times \frac{1}{标示量}$$

$$= \frac{5221 / 6122}{5467 / 6125} \times \frac{0.2020 \times 100}{98.5} \times \frac{1.022 / 20}{10 / 10^3} \times 100\%$$

$$= 100.1\%$$

（杨婉秋）

第十六章 抗生素类药物的分析

一、选择题

A 型题（最佳选择题）

1. 参考答案：C

答案解析：麦芽酚反应为链霉素的特征反应，链霉素生成的麦芽酚与 Fe^{3+} 在微酸性溶液中形成紫红色配位化合物。

2. 参考答案：A

答案解析：β-内酰胺类抗生素能发生羟肟酸铁反应。

青霉素属于 β-内酰胺类抗生素；庆大霉素、链霉素属于氨基糖苷类抗生素；红霉素属于大环内酯类抗生素；四环素属于四环类抗生素。

3. 参考答案：B

答案解析：青霉素分子在 pH=4 条件下，降解为青霉二酸；在碱性条件或青霉素酶条件下，降解为青霉噻唑酸；在 pH=2 或氯化汞条件下，先降解为青霉酸，再分解为青霉醛和青霉胺。

4. 参考答案：D

答案解析：卡那霉素、链霉素、庆大霉素和巴龙霉素属于氨基糖苷类抗生素；红霉素属于大环内酯类抗生素。

5. 参考答案：C

答案解析：青霉素类药物目前多采用高效液相色谱法进行含量测定，曾采用过降解后剩余碘量法、硫醇汞盐法、电位配位滴定法进行含量测定。亚硝酸钠法主要用于测定含芳伯氨基结构的药物。

6. 参考答案：B

答案解析：β-内酰胺类药物，除磺苄西林钠采用微生物检定法测定含量外，其余均采用高效液相色谱法测定含量。

7. 参考答案：D

答案解析：钾盐的焰色反应为紫色，钠盐的焰色反应为鲜黄色。

8. 参考答案：C

答案解析：《中国药典》规定 β-内酰胺类抗生素聚合物检查采用分子排阻色谱法。

9. 参考答案：B

答案解析：《中国药典》规定头孢他啶中吡啶的检查采用高效液相色谱法。

10. 参考答案：A

答案解析：6-氨基青霉烷酸是青霉素类抗生素的母核；7-氨基头孢菌烷酸是头孢菌素类抗生素的母核；四并苯是四环素类抗生素的母核；萘啶羧酸是喹诺酮类合成抗生素的母核；环状丙二酰脲是巴比妥类药物的母核。

11. 参考答案：E

答案解析：坂口反应是链霉素水解产物链霉胍的特有反应。

12. 参考答案：C

答案解析：Molish 反应即蒽酮的硫酸溶液与氨基糖苷类抗生素反应，呈蓝紫色。阿米卡星属氨基糖苷类抗生素；头孢氨苄、氨苄西林属 β-内酰胺类抗生素；多西环素属四环素类抗生素；环丙沙星属喹诺酮类抗生素。

13. 参考答案：B

答案解析：抗生素的活性以效价单位表示，即每毫克或毫升中含有某种抗生素的有效成分的多少（U/mg 或 U/ml）。

14. 参考答案：D

答案解析：四环素类抗生素母核上有二甲氨基显弱碱性，有酚羟基和酮基-烯醇基的共轭双键系统显弱酸性，因此该类抗生素为两性化合物。

15. 参考答案：A

答案解析：四环素类抗生素的含量测定多采用高效液相色谱法。

16. 参考答案：C

答案解析：差向异构化是四环素降解产物所得的有关物质。金霉素属于四环素类抗生素；巴龙霉素、庆大霉素属于氨基糖苷类抗生素；青霉素属于 β-内酰胺类抗生素；莫西沙星属于喹诺酮类抗生素。

17. 参考答案：E

答案解析：庆大霉素结构中有 5 个碱性中心。

B 型题（配伍选择题）

[1～5]

参考答案：1. C　2. A　3. B　4. E　5. D

答案解析：6-氨基青霉烷酸为青霉素类抗生素母核，氨苄西林属于青霉素类抗生素；7-氨基头孢菌烷酸为头孢菌素类抗生素母核，头孢克洛属于头孢菌素类抗生素；四并苯环为四环素类抗生素母核，金霉素属于四环素类抗生素；庆大霉素、链霉素为氨基糖苷类抗生素，链霉素含有甲基葡萄糖胺，庆大霉素含有加洛糖胺。

[6～10]
参考答案：6. A　7. B　8. A　9. B　10. C
答案解析：异羟肟酸铁反应可用于鉴别β-内酰胺类抗生素；N-甲基葡萄糖胺反应可用于鉴别氨基糖苷类抗生素；三氯化铁呈色反应可用于鉴别四环素类抗生素。

β-内酰胺类抗生素：阿莫西林、头孢拉定。氨基糖苷类抗生素：庆大霉素、链霉素。四环素类抗生素：土霉素。

X 型题（多项选择题）

1. 参考答案：AE
答案解析：阿莫西林、头孢拉定属于 β-内酰胺类抗生素；链霉素属于氨基糖苷类抗生素；四环素属于四环类抗生素；红霉素属于大环内酯类抗生素。

2. 参考答案：BCE
答案解析：β-内酰胺类抗生素的杂质主要为聚合物、异构体、有关物质；氯化物为一般检查项；不溶性微粒为注射液检查项。

3. 参考答案：ACD
答案解析：茚三酮反应、Molisch 反应、N-甲基葡萄糖胺反应可用于氨基糖苷类抗生素的鉴别。羟肟酸铁反应可用于β-内酰胺类抗生素的鉴别；四氮唑反应可用于皮质激素的鉴别。

4. 参考答案：ABCDE
答案解析：抗生素类药物根据化学结构可分为β-内酰胺类、氨基糖苷类、四环素类、大环内酯类、多烯大环内酯类、多肽类、酰胺醇类、抗肿瘤类及其他类型。

5. 参考答案：ABCDE
答案解析：薄层色谱法、高效液相色谱法、红外光谱法、硫酸根的鉴定均为各国药典常用的氨基糖苷类抗生素的鉴别方法，紫外光谱法较少采用。但 BP2012 采用紫外光谱法对硫酸庆大霉素进行鉴别。

6. 参考答案：ACD
答案解析：链霉素由链霉糖、链霉胍、N-甲基-L-葡萄糖胺组成；加洛糖胺、绛红糖胺是庆大霉素的结构片段。

7. 参考答案：BCE
答案解析：头孢菌素类抗生素分子中的游离羧基具有酸性，能与有机碱或无机碱成盐；有两个手性炭具有旋光性；结构中β-内酰胺不稳定，在酸、碱、酶、某些氧化剂的作用下容易发生水解和分子重排。

8. 参考答案：ADE
答案解析：盐酸土霉素、盐酸美他环素、盐酸多西环素属于四环素类抗生素；头孢噻吩钠属于β-内酰胺类抗生素；硫酸萘替米星属于氨基糖苷类抗生素。

9. 参考答案：BCE
答案解析：理化方法是根据抗生素特有的化学或物理化学性质及反应进行的。能有效测定提纯的及化学结构确定的化合物，具有方法正确可靠、具有专属性、操作简便、省时、试剂易得，且测定结果与生物效价相吻合的特点。不能测定未知结构抗生素测定原理且与临床应用要求不完全一致。

10. 参考答案：ABDE
答案解析：坂口反应为链霉素链霉胍片段的特有反应；麦芽酚反应为链霉素的特征反应；茚三酮反应为氨基葡萄糖苷类羟基胺和α-氨基酸结构片段的呈色反应；N-甲基葡萄糖胺反应为葡萄糖胺衍生物的特征反应。重氮化-偶合反应为芳伯氨基的鉴别反应。

11. 参考答案：ABCDE
答案解析：四环素类抗生素常用的鉴别试验包括薄层色谱法、高效液相色谱法、红外光谱法、紫外光谱法、显色法（硫酸呈色及三氯化铁呈色）。

12. 参考答案：ABCD
答案解析：四环素的"有关物质"主要是生产、储存过程中形成的异构杂质（异四环素）和降解杂质（脱水四环素、差向四环素、差向脱水四环素）等。

二、简答题

1. 参考答案：
抗生素效价测定的方法可分为微生物检定法和理化方法。微生物检定法：测定方法原理与临床应用的要求一致，更能够确定抗生素的医疗价值，灵敏度高，需用供试品量少，既适用于精制品，也适用于纯度差的制品，对同一类型抗生素无须分离，可一次测量总效价。理化学法：对于提高产品及化学结构已确定的抗生素可测定效价，有较高的专属性。但也有不足：不适用于含有杂质的供试品，所测结果往往只代表药物总的含量，并不一定代表抗生素的生物效价。

2. 参考答案：
抗生素主要由微生物发酵、经化学纯化、精制、修饰制成。与化学合成药相比，其结构、组成更复杂，主要体现在：①化学纯度较低，同系物多、异构体多、降解物多；②活性组分易发生变异；③稳定性差。

三、计算题

1. 参考答案：

$$\bar{W} = \frac{1.6532}{20} = 0.082\,66(g / 丸)$$

$$D = \frac{100 \times 50}{2} = 25\,000ml$$

$$c = 10 \sim 12.5\mu g / ml$$

$$W' = c \times \frac{\bar{W}}{标示量} \times D$$

$$= (10 \sim 12.5) \times 10^{-6} \times \frac{0.082\,66}{50 \times 10^{-3}} \times 2500$$

$$= 0.041\,33 \sim 0.051\,66(g)$$

2. 参考答案：

$$\alpha = [\alpha] \times c \times l$$

$$= (-240 \sim -258) \times \frac{0.5072}{50.0} \times 1$$

$$= -2.43° \sim -2.62°$$

（杨婉秋）

第十七章　合成抗菌药物的分析

一、选择题

A 型题（最佳选择题）

1. 参考答案：E
答案解析：光学单体药物左氧氟沙星具有旋光性，氧氟沙星和环丙沙星等无旋光性。

2. 参考答案：A
答案解析：喹诺酮类抗菌药分子结构中的哌嗪基具有还原性，遇光易氧化，对患者产生光毒性反应，因此应注意避光。

3. 参考答案：A
答案解析：诺氟沙星软膏或乳膏，取含量测定项下的供试品溶液 5ml，置水浴蒸干，残渣加丙二酸约 50mg 与醋酐 1ml，在水浴上加热 10min，溶液显红棕色。

4. 参考答案：A
答案解析：略。

5. 参考答案：A
答案解析：磺胺类药物在碱性溶液中可生成钠盐，可与铜、银和钴等金属离子反应生成金属取代物的沉淀。磺胺甲噁唑的铜盐沉淀是草绿色。

6. 参考答案：C
答案解析：略。

7. 参考答案：E
答案解析：磺胺类药物中一般含有芳伯氨基，可发生重氮化-偶合反应。ABCD 药物的结构中均含有芳伯氨基。

B 型题（配伍选择题）

[1～5]
参考答案：1. A　2. E　3. C　4. D　5. B
答案解析：略。

X 型题（多项选择题）

1. 参考答案：ACE
答案解析：环丙沙星属于喹诺酮类药物，这类药物分子中含有羟基而显酸性，同时又含有碱性氮原子而显碱性，所以喹诺酮类药物显酸碱两性；磺胺嘧啶属于磺胺类药物，碱性来源于芳伯氨基，酸性来源于磺酰胺基，可溶于酸性或碱性溶液；盐酸四环素属于素环素类抗生素，本类抗生素的母核上 C_4 位上的二甲氨基[—$(CH_3)_2$]显弱碱性；C_{10} 位上的酚羟基（—OH）及 2 个含有酮基和烯醇基的共轭双键系统显弱酸性，故盐酸四环素是酸碱两性。

2. 参考答案：ABD
答案解析：略。

二、简答题

1. 参考答案：
喹诺酮类药物为叔胺化合物，与丙二酸在醋酐中共热时有棕色、红色、紫色或蓝色呈现；本类药物的分子结构中具有共轭系统，在紫外区有特征吸收光谱，可以用来进行鉴别。

2. 参考答案：
磺胺类药物在碱性溶液中可生成钠盐，这些钠盐与铜、银和钴等金属离子反应生成金属取代物的沉淀；部分磺胺类药物中具有芳伯氨基，可发生重氮化-偶合的反应；含有钠的磺胺类药物，可利用钠盐反应鉴别磺胺嘧啶钠和磺胺乙酰钠。

三、计算题

1. 参考答案：

$$含量\% = \frac{T(V-V_0)F}{W} \times 100\%$$

$$= \frac{30.33 \times (7.36-0.11) \times \dfrac{0.1034}{0.1}}{0.2135 \times 1000} \times 100\%$$

$$= 106.5\%$$

2. 参考答案：

$$含量\% = \frac{TVF}{W} \times 100\%$$

$$= \frac{31.03 \times 18.55 \times \dfrac{0.1025}{0.1}}{0.5985 \times 1000} \times 100\%$$

$$= 98.6\%$$

（赵明智）

第十八章　药物制剂分析概论

一、选择题

A型题（最佳选择题）

1. 参考答案：A
答案解析：略。
2. 参考答案：D
答案解析：略。
3. 参考答案：A
答案解析：略。
4. 参考答案：D
答案解析：排除抗氧剂干扰的方法通常有以下几种：①加掩蔽剂；②加强酸使抗氧剂分解；③利用抗氧剂的还原性强于药物，加入弱氧化剂排除抗氧剂干扰，以上三种方法均属于合适方法。
5. 参考答案：A
答案解析：略。
6. 参考答案：B
答案解析：略。

B型题（配伍选择题）

[1～6]
参考答案：1.A　2.C　3.B　4.D　5.C　6.D
答案解析：略。
[7～9]
参考答案：7.C　8.B　9.A
答案解析：略。

X型题（多项选择题）

1. 参考答案：ABD
答案解析：药物制剂检查可以分为杂质检查、剂型检查及安全性检查。
2. 参考答案：ABC
答案解析：略。
3. 参考答案：BC
答案解析：略。
4. 参考答案：ACD
答案解析：略。
5. 参考答案：ABDE
答案解析：使用配位滴定法测定含有硬脂酸镁润滑剂的含金属药物片剂的含量时，镁离子与EDTA在合适条件下可形成稳定的配合物；若被测金属离子与EDTA形成的配合物比EDTA-Mg更稳定，则镁离子干扰可忽略。否则，镁离子消耗的EDTA滴定剂使含量测定结果偏高，可加入掩蔽剂排除镁离子干扰。使用非水溶液滴定法测定含有硬脂酸镁润滑剂的弱碱性药物片剂的含量时，硬脂酸根离子消耗的高氯酸滴定剂使含量测定结果偏高。
6. 参考答案：ABCDE
答案解析：略。
7. 参考答案：ABC
答案解析：略。
8. 参考答案：BCD
答案解析：略。

二、简答题

1. 参考答案：
①原料药物的性状项下包括感观、溶解性及理化常数；药物制剂的性状项下仅包括感观。②原料药物的鉴别试验较多；药物制剂的鉴别多经样品预处理后选用部分原料药物的鉴别试验。③原料药物检查有关物质和干燥失重（含量按干燥品计算）；药物制剂主要进行剂型检查。④原料药物的含量测定无样品预处理；药物制剂的含量测定须进行样品预处理。

2. 参考答案：
药物制剂所使用的原料药物已鉴别且符合规定，因此药物制剂的鉴别方法通常以其原料药物的鉴别方法为基础，且时有弱化。药物制剂的鉴别常受其辅料干扰，一般须采用适当的样品预处理方法排除辅料干扰后进行，或取消该鉴别试验，或改用其他方法（如分离分析方法）。药物制剂的辅料不干扰其鉴别时可直接采用其原料药物的鉴别试验。

3. 参考答案：
药物的相容性（drug compatibility）是指组成药物的各部分之间相互兼容，不发生物理、化学或微生物学相互作用的能力，是药物稳定性的重要组成部分。

（赵明智）

第十九章 中药材及其制剂分析概论

一、选择题
A型题（最佳选择题）
1. 参考答案：C
答案解析：略。
2. 参考答案：B
答案解析：略。
3. 参考答案：B
答案解析：略。
4. 参考答案：D
答案解析：略。
5. 参考答案：C
答案解析：《中国药典》用 HPLC 或 HPLC-MS 测定药材、饮片及制剂中的黄曲霉毒素（以黄曲霉毒素 B_1、黄曲霉毒素 B_2、黄曲霉毒素 G_1、黄曲霉毒素 G_2 的总量计）。

B型题（配伍选择题）
[1～4]
参考答案：1. A　2. C　3. B　4. D
答案解析：略。

[5～7]
参考答案：5. C　6. E　7. C
答案解析：略。

X型题（多项选择题）
1. 参考答案：ABCD
答案解析：略。
2. 参考答案：ACD
答案解析：《中国药典》中附子、附子饮片和制草乌中的双酯型生物碱均采用 HPLC 法进行了限量检查，并规定以新乌头碱（$C_{33}H_{45}NO_{11}$）、次乌头碱（$C_{33}H_{45}NO_{10}$）和乌头碱（$C_{34}H_{47}NO_{11}$）

的总量计，分别为不得过 0.020%、不得过 0.010% 和不得过 0.040%。
3. 参考答案：ABCDE
答案解析：略。
4. 参考答案：AD
答案解析：略。
5. 参考答案：ABCE
答案解析：气相色谱法为中药制剂分析的常规分析方法之一，主要用于测定药材和饮片、制剂中的含挥发油的含量及其他挥发性组分的含量；还可用于中药提取物及中药制剂中的含水量或含醇量测定。
6. 参考答案：ABCDE
答案解析：略。

二、简答题
1. 参考答案：
超声提取法、回流提取法、连续回流提取法、萃取法、水蒸气蒸馏法、超临界流体萃取法、高速逆流色谱法等。
2. 参考答案：
①单味制剂没有选择余地，直接选取单一药味进行鉴别；中药复方制剂应该按照君、臣、佐、使依次选择药味。②当药味较多时，应首选君药、臣药、贵重药、毒性药进行鉴别研究。③凡有原粉入药者，应该做显微鉴别；有显微鉴别的，可同时进行其他方法的鉴别。④原则上处方中的每一药味均应进行鉴别研究，选择尽量多的药味制定在标准中，但最少也要超过处方的 1/3 药味。

（赵明智）

第二十章 生物制品分析

一、选择题

A 型题（最佳选择题）

1. 参考答案：A

答案解析：本题考查热原检查的基本内容。《中国药典》规定，热原检查以家兔法作为实验基准方法。

2. 参考答案：A

答案解析：本题主要考查生物质品纯度检查方法。生物制品纯度检查方法包括电泳法、高效液相色谱法。

3. 参考答案：C

答案解析：本题主要考查《中国药典》相关知识。《中国药典》三部收载生物制品相关质量标准。

4. 参考答案：A

答案解析：本题主要考查电泳法的分析特点。电泳法适用于带电离子类药物的分析。

5. 参考答案：B

答案解析：本题主要考查三联疫苗的具体含义。三联疫苗是由三种病原体制成的一种疫苗。

6. 参考答案：C

答案解析：本题主要考查三价疫苗的具体含义。三价疫苗是由同一种类的三个毒株制成的一种疫苗。

7. 参考答案：B

答案解析：本题考查过敏性实验内容。采用异体蛋白为原料制成的治疗制剂如治疗血清和代人血浆，需检查其中的过敏原的去除是否达到允许限度，一般用豚鼠进行试验。热原检查用的是家兔，异常毒性与特异性毒性检查用小鼠和豚鼠。

8. 参考答案：E

答案解析：本题主要考查生物制品物理性状检查内容。生物制品物理性状检查内容包括外观、真空度、溶解速度及装量。

9. 参考答案：E

答案解析：本题考查真空度检查的内容。冻干制品如果有真空度，应出现蓝紫色辉光。

10. 参考答案：B

答案解析：热原检查用的是家兔，异常毒性与特异性毒性检查用小鼠和豚鼠。

11. 参考答案：E

答案解析：本题考查生物制品效力测定试验内容。生物制品效力测定试验包括免疫力试验、活菌数和活病毒滴度测定、血清学试验。

12. 参考答案：D

答案解析：本题考查外源性 DNA 残留量的测定知识。一切有可能引入外源性 DNA 的制品均需检测，上述五种制品中，D 项必须检测。

13. 参考答案：A

答案解析：本题考查外源性 DNA 残留量的检查方法。外源性 DNA 残留量的检查方法为 DNA 探针杂交法、荧光染色法。

14. 参考答案：D

答案解析：本题考查对上述两种鉴别方法的了解情况。A、B 和 E 可采用的是免疫双扩散法，而 C 和 E 可采用免疫电泳法，狂犬病疫苗采用酶联免疫法鉴别。

15. 参考答案：A

答案解析：本题考查对生物制品概念的理解。根据所采用的材料、制法或用途，将生物制品分为以下几类：疫苗类、抗毒素及抗血清类、血液制品、重组 DNA 制品及诊断制品。

B 型题（配伍选择题）

[1～5]

参考答案：1. B 2. A 3. D 4. C 5. E

答案解析：本题考查常见方法的英文缩写。高效毛细管电泳，HPCE；聚丙烯酰胺凝胶电泳，PAGE；酚试剂法，Lowery；十二烷基硫酸钠-聚丙烯酰胺凝胶电泳，SDS-PAGE；免疫印迹法，Western-blot。

[6～7]

参考答案：6. B 7. E

答案解析：本题考查对生物制品常见的检查方法的熟悉程度。凯氏定氮法是药典采用的测定蛋白质含量的常见方法；热原检查为家兔法；免疫电泳法是人血浆白蛋白的鉴别方法；重组乙型肝炎疫苗的鉴别采用的是酶联免疫；分子排阻色谱法是测定生物大分子分子量的一种方法。

[8～10]

参考答案：8. D 9. B 10. E

答案解析：本题考查对生物制品检查内容的熟悉程度。真空封口的冻干制品，应测定真空度，瓶内应出现蓝紫色辉光；采用异体蛋白为原料制成的治疗制剂如治疗血清和代血浆等，需要检查其中的过敏原的去除是否达到允许限度，检查异体蛋白；无菌检查用于检查药典要求无菌的生物制品、医疗器械、原料、辅料及其他品种是否无菌；病毒类疫苗原液应进行支原体检查。

X 型题（对项选择题）

1. 参考答案：ABCDE

答案解析：本题考查生物制品常用的鉴别试验。生物制品常用的生物学方法鉴别试验包括免疫双扩散法、免疫电泳法、免疫印迹法、免疫斑点法、酶联免疫法。其他还可利用化学法和物理法进行鉴别。

2. 参考答案：ABCD

答案解析：本题考查生物制品安全检定的内容。生物制品安全检定的内容包括过敏性物质的检查，杀菌、灭活和脱毒检查，残余毒力和毒性物质的检查，外源性污染的检查。

3. 参考答案：ABCE

答案解析：本题考查蛋白质含量测的方法。除 D 外其他均是蛋白质含量测定的方法。

4. 参考答案：ABC

答案解析：本题考查生物制品质量检测的内容。生物制品质量检测的内容包括理化检定、安全检定、效力检定。

5. 参考答案：ABCE

答案解析：本题考查防腐剂和灭活剂的使用。硫柳汞、三氯甲烷、甲醛、苯酚是 4 种常用的防腐剂，甲醇不作为防腐剂使用。

6. 参考答案：ABCDE

答案解析：本题考查疫苗类药物的种类。

7. 参考答案：ABCD

答案解析：本题考查生物制品质量控制全过程。

8. 参考答案：ABCDE

答案解析：本题考查生物制品的种类。

9. 参考答案：ABCD

答案解析：本题考查生物制品安全性检查的对象。生物制品安全性检查的对象包括半成品、成品、菌毒种和主要的原材料。

10. 参考答案：ABC

答案解析：对提纯的蛋白质制品如白蛋白、丙种球蛋白或抗毒素，在必要时需测定其单体、聚合体或裂解片段的分子量及分子大小；提纯的多糖疫苗需测定多糖体的分子量大小及其相对含量。常用的方法有凝胶层析法、SDS-PAGE 法和超速离心分析法。

二、简答题

1. 答案解析：

（1）作用：生物制品可用于人类疾病的预防、治疗和诊断。

（2）生物制品有以下种类：①疫苗；②抗血清和抗毒素；③诊断制品；④血液生物制品；⑤细胞因子及重组 DNA 产品；⑥其他制品。

2. 答案解析：

物理检查（外观、真空度、溶解度、装量）、蛋白质含量测定、分子量或分子大小测定、蛋白质纯度检查、防腐剂和灭活剂含量测定、其他理化项目、水分含量测定、酸碱度和氯化钠测定等。

3. 答案解析：

以供试品与特异性抗体结合后，抗体再与酶标抗体特异性结合，通过酶学反应的显色，对供试品的抗原特异性进行检查。

（李　霁）